U0259124

临床实用内科学

诊疗要点

孙云晖 主编

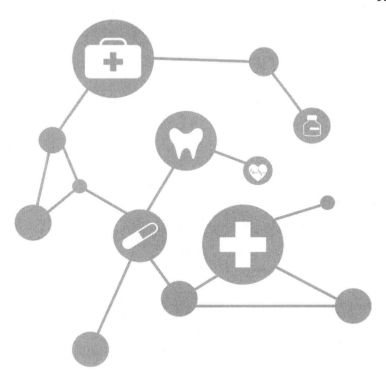

中国纺织出版社有限公司

图书在版编目（CIP）数据

临床实用内科学诊疗要点 / 孙云晖主编. -- 北京：中国纺织出版社有限公司, 2022.8

ISBN 978-7-5180-9934-4

Ⅰ. ①临…　Ⅱ. ①孙…　Ⅲ. ①内科—疾病—诊疗　Ⅳ. ①R5

中国版本图书馆CIP数据核字（2022）第189074号

责任编辑：范红梅　　责任校对：高　涵　　责任印制：王艳丽

中国纺织出版社有限公司出版发行

地址：北京市朝阳区百子湾东里A407号楼　邮政编码：100124

销售电话：010 — 67004422　传真：010 — 87155801

http://www.c-textilep.com

中国纺织出版社天猫旗舰店

官方微博 http://weibo.com/2119887771

三河市宏盛印务有限公司印刷　各地新华书店经销

2022年8月第1版第1次印刷

开本：787×1092　1/16　印张：13.75

字数：332千字　定价：78.00元

凡购本书，如有缺页、倒页、脱页，由本社图书营销中心调换

编 委 会

前　言

　　内科学是临床医学的基础，内容范围涉及广泛，整体性强，主要研究人体各系统、器官疾病的病因、诊断与防治，是临床医学其他学科的基础，并与各临床学科之间有着密切的联系。为更好地治疗内科疾病，缓解医患关系，减轻患者经济负担，提高患者生活质量，本书作者参考大量国内外文献资料，结合国内临床实际情况，编写了本书。

　　本书首先介绍了临床心搏呼吸骤停的抢救，然后详细介绍了内科常见病的病因、诊断、鉴别诊断、实验室检查、临床表现及治疗等内容。本书的作者均已从事内科专业多年，具有丰富的临床经验和深厚的理论功底。希望本书能为医务工作者处理相关问题提供参考，本书也可作为医学院校学生和基层医生学习之用。

　　在编写过程中，由于作者较多，写作方式和文笔风格不一，再加上时间有限，难免存在疏漏和不足之处，望广大读者提出宝贵的意见和建议，谢谢。

编　者
2022 年 6 月

目　录

第一章　心搏呼吸骤停基础与抢救流程 ·· 1
　　第一节　心搏呼吸骤停的原因 ··· 1
　　第二节　心搏呼吸骤停的病理生理变化 ·· 3
　　第三节　心搏呼吸骤停的临床表现 ·· 11
　　第四节　心搏呼吸骤停的抢救流程 ·· 13

第二章　脑水肿与颅内压增高 ··· 17
　　第一节　发病机制与病理生理变化 ·· 17
　　第二节　临床表现 ··· 21
　　第三节　监测与检查技术 ··· 24
　　第四节　治疗 ··· 27

第三章　脑血管病 ··· 33
　　第一节　概述 ··· 33
　　第二节　短暂性脑缺血发作 ·· 38
　　第三节　脑梗死 ··· 44
　　第四节　脑出血 ··· 54

第四章　呼吸道感染性疾病 ··· 63
　　第一节　急性上呼吸道感染 ·· 63
　　第二节　急性气管与支气管炎 ·· 69
　　第三节　细菌性肺炎 ·· 72

第五章　支气管哮喘 ··· 77
　　第一节　发病原因与发病机制 ·· 77
　　第二节　临床表现 ··· 90
　　第三节　诊断与鉴别诊断 ··· 96
　　第四节　治疗 ·· 106

第六章　动脉粥样硬化和调脂治疗 ·· 116
　　第一节　发病原因与发病机制 ··· 116
　　第二节　临床表现与诊断 ·· 122
　　第三节　治疗 ·· 124

第七章　心肌梗死……………………………………………………………… 133

　　第一节　病理与临床分型………………………………………………… 133

　　第二节　临床表现………………………………………………………… 136

　　第三节　诊断与鉴别诊断………………………………………………… 143

　　第四节　治疗……………………………………………………………… 148

第八章　上消化道大出血……………………………………………………… 172

　　第一节　发病原因与发病机制…………………………………………… 172

　　第二节　临床表现与诊断………………………………………………… 173

　　第三节　治疗……………………………………………………………… 176

第九章　胃癌…………………………………………………………………… 182

　　第一节　发病原因与病理分期…………………………………………… 182

　　第二节　临床表现与诊断………………………………………………… 186

　　第三节　治疗……………………………………………………………… 189

第十章　重症急性胰腺炎……………………………………………………… 194

　　第一节　发病原因与发病机制…………………………………………… 194

　　第二节　临床表现与诊断………………………………………………… 196

　　第三节　治疗……………………………………………………………… 199

第十一章　缺铁性贫血………………………………………………………… 202

　　第一节　人体铁的代谢…………………………………………………… 202

　　第二节　发病原因与发病机制…………………………………………… 206

　　第三节　临床表现与诊断………………………………………………… 207

　　第四节　治疗……………………………………………………………… 210

参考文献………………………………………………………………………… 211

第一章

心搏呼吸骤停基础与抢救流程

　　心搏骤停系指心脏泵血功能的突然停止。偶有自行恢复，但通常会导致死亡。猝死（SD）指突然发生、出乎意料的意外死亡。凡因意外暴力、交通事故、电击、溺水或采用剧毒物品等所致的突然死亡，均不包括在此范围。心脏性猝死（CSD）系指由于心脏原因所致的突然死亡。可发生于原来有或无心脏病的患者中，常无任何危及生命的前期表现，突然意识丧失，在急性症状出现后 1 小时内死亡。91% 以上的 CSD 是心律失常所致，但某些非心脏意外的情况（如心脏破裂、肺栓塞等）也可于 1 小时内死亡。

第一节　心搏呼吸骤停的原因

　　导致心搏呼吸骤停的原因众多，其中以心脏血管疾病引起者最为多见，因此，在心肺复苏（CPR）过程中了解导致心搏呼吸骤停的原因极为重要。一方面进行 CPR，一方面可针对原发病因做某些紧急的处置，以提高复苏成功率。

一、心脏血管疾病

　　在一定条件下，各种心脏疾病均有可能发生心搏骤停，其中最常见的是冠心病，约占80%，其他心脏血管疾病约占 20%，具体多发疾病如下。

　　1. 冠状动脉粥样硬化性心脏病

　　急性心肌缺血、心肌梗死、心脏破裂、附壁血栓形成、心功能不全、冠状动脉栓塞。

　　2. 非粥样硬化性冠状动脉病

　　冠状动脉口狭窄、冠状动脉口栓塞、风湿性冠状动脉炎、冠状动脉结节性多动脉炎、先天性冠状动脉畸形、冠状动脉中层钙化。

　　3. 主动脉疾病

　　主动脉粥样硬化动脉瘤、夹层动脉瘤、梅毒性主动脉瘤、主动脉发育异常（先天性主动脉狭窄、动脉导管未闭、马方综合征）。

　　4. 心内膜疾病

　　感染性心内膜炎、心瓣膜病、二尖瓣脱垂。

　　5. 心肌疾病

　　原发性心肌疾病（梗阻性肥厚型心肌病、扩张型心肌病、克山病、孤立性心肌病）；继发性心肌疾病（病毒性心肌炎、风湿性心肌炎、白喉心肌炎、心肌结节病、心肌淀粉样变）。

6. 心脏肿瘤

心房黏液瘤、心脏间皮瘤、心脏转移性肿瘤。

7. 其他

高血压心脏病、脂肪心、心包疾病、肺动脉栓塞、心脏传导系统疾病、遗传性 Q-T 间期延长。

二、非心脏血管疾病

1. 意外事件

如严重创伤（特别是心脏贯通伤）、电击伤、溺水、窒息、自缢。

2. 各种原因引起的中毒

如 CO 中毒、有机磷农药中毒、灭鼠药中毒、工业毒物吸入或误食、严重食物中毒等。

3. 各种原因所致严重休克

如严重感染中毒性休克、过敏性休克、严重失血性休克等。

4. 酸碱失衡与电解质紊乱

严重酸中毒、高钾血症、低钾血症等。

5. 药物致恶性心律失常

洋地黄、锑剂、氨茶碱、乌头碱、闹洋花等以及奎尼丁、普鲁卡因胺、双异丙吡胺、胺碘酮等许多抗心律失常药引起的恶性心律失常。

6. 其他

某些脑血管意外及急性坏死性胰腺炎。

三、其他原因

1. 手术及其他临床诊疗技术操作致心搏呼吸骤停

（1）心包或胸腔穿刺、小脑延髓池穿刺。

（2）心导管检查、心血管造影。

（3）嗜铬细胞瘤摘除术、胸腔手术，特别是心脏手术。

（4）在体外循环心脏直视手术后，往往可因电解质紊乱，呼吸、通气受阻，心脏压塞，药物不良反应（如鱼精蛋白过敏）等因素引起心搏呼吸骤停。

2. 迷走神经受刺激致反射性心搏呼吸骤停

（1）气管造口，气管插管，咽喉、气管、支气管吸引，过强刺激咽喉部等引起的咽心反射。

（2）压迫双侧眼球和（或）双侧颈动脉窦引起角膜心脏反射或窦弓反射，特别是老年人或原有心动过缓者易发生反射性心搏骤停。

（3）胸、腹部手术，如牵拉肺门或肠系膜时。

（4）其他：如胆心反射，对宫颈、会阴、阴道等处进行检查时如刺激过强，也偶可发生反射性心搏骤停。

3. 麻醉意外

麻醉意外和手术过程中发生的心搏骤停，年龄 20 岁以上者多见，且年龄越大发生率越高，尤以全身情况不良者较多见。文献统计，全身情况良好者心搏骤停的发生率为 1∶3 296；不良者为 1∶202。患者原有心脏病者发生率是无心脏病者的 5 倍，尤其如主动脉狭窄、主动脉瓣关闭不全、梗阻性肥厚型心肌病等。

（孙云晖）

第二节　心搏呼吸骤停的病理生理变化

一、循环系统

1. 心脏的病理生理变化

要维持心脏的活动需要消耗大量的能量，而且心肌细胞膜上的 Na^+-K^+-ATP 酶、$Ca^{2+}-Mg^{2+}-ATP$ 酶也要消耗大量的 ATP。心搏呼吸骤停后，因冠状动脉无灌流，心肌细胞完全缺氧，迅速由有氧代谢转为无氧代谢（糖酵解），糖酵解时生成的 ATP 仅相当于有氧代谢的 1/19，远不能满足心肌的需要，而心肌的能量储备很少，只够心脏跳动数十次，故心肌完全缺氧，心肌细胞能量很快耗竭，心脏活动就难以维持。糖酵解时产生大量的乳酸，因冠状动脉循环停止，乳酸又不能及时随血液清除，造成心肌细胞内代谢性酸中毒。在心脏停搏的动物模型测定心肌内二氧化碳分压明显增高，致使细胞内 pH 进一步降低。心肌细胞内酸中毒，H^+ 和 Ca^{2+} 与肌钙蛋白竞争结合，抑制肌纤蛋白和肌凝蛋白的横桥联结，严重抑制心肌收缩力；心肌细胞内酸中毒，降低心肌的室颤阈值，导致顽固性室颤，给心脏复苏造成很大困难。

心肌细胞完全缺氧，还会导致细胞内、外电解质紊乱。心肌细胞膜生理功能的维持，有赖于 Na^+-K^+-ATP 酶功能的正常。ATP 缺乏使 Na^+-K^+-ATP 酶功能障碍，致使细胞内 K^+ 外逸，造成心肌细胞外高钾，这种高钾状态常是心脏不能复跳和复苏过程中心脏再度停跳的原因之一；Na^+-K^+-ATP 酶功能障碍，还可导致细胞外 Na^+ 及水进入细胞内造成细胞水肿，时间过长将严重威胁细胞的生存，而且细胞质内线粒体水肿将进一步影响能量的生成。心肌完全缺氧、$Ca^{2+}-Mg^{2+}-ATP$ 酶功能下降，以及因细胞内 Na^+ 增高促使 Na^+-Ca^{2+} 交换，细胞外 Ca^{2+} 大量进入细胞内，可致线粒体损伤、溶酶体溶解，严重抑制细胞功能甚至死亡。

有研究发现，心搏骤停后期（20 分钟），心肌 M 胆碱能受体密度增加，且随心搏骤停时间的延长而逐渐增加，因此认为，心搏骤停后期应用 M 受体拮抗剂对心肺复苏可能有益。

由于缺氧导致冠状动脉循环的毛细血管内膜损伤，毛细血管通透性增加、液体外渗、红细胞凝集、微血栓形成，致使恢复循环后心肌灌流不足，给复苏造成困难。

缺氧还可导致心脏传导系统损伤，诱发严重心律失常或传导阻滞。

2. 血管的病理生理变化

心搏呼吸骤停后，血管平滑肌细胞因缺氧致使能量耗竭，体内过多的酸性代谢产物对血管平滑肌有直接作用，而且缺氧及酸中毒时血管平滑肌细胞对儿茶酚胺的反应性也大为减弱，致使血管平滑肌张力减退，外周血管阻力降低，造成复苏后低血压状态。缺氧、酸中毒及高凝状态可造成血管内皮损伤，内皮损伤又可诱发血小板凝集及血栓形成，易并发弥散性血管内凝血（DIC）。

3. 胸外按压的病理生理变化

胸外按压是心肺复苏时建立人工循环最为简便和有效的方法，正确操作时，收缩压可达 80～100 mmHg。何忠杰等的研究表明，按压力量是维持收缩压的主要因素，而按压频率是维持舒张压的主要因素。关于胸外按压的机制，近年来的研究认为，心搏骤停时间短时，可能心泵机制占主导作用，随着心搏骤停时间的延长，二尖瓣乳头肌 ATP 逐渐耗竭，按压时二尖瓣不能关闭，胸泵或左心房泵机制逐渐起主导作用。

4. 复苏时不同剂量肾上腺素对循环的影响

李树岩等研究认为，大剂量肾上腺素（0.1～0.2 mg/kg）对复苏时血流动力学的恢复优于标准剂量肾上腺素，能提高心肺复苏的初期成功率，但可加重机体的心肌缺血和损伤程度，对复苏后心脏产生不利影响。研究表明，大剂量肾上腺素并不能提高人体最终的存活率。

二、呼吸系统

心搏骤停与呼吸骤停可互为因果。若呼吸停止在先，因心肌严重缺氧，心跳在 3～5 分钟内随即停止；若心搏骤停在先，则呼吸中枢因缺血、缺氧而受到严重抑制，在心跳停止 20～60 秒内呼吸也随即停止。

1. 通气变化

在心搏呼吸骤停的开始，因肺泡氧分压（PaO_2）比静脉血氧分压（PvO_2）高，而肺泡气二氧化碳分压（$PaCO_2$）比静脉血二氧化碳分压（$PvCO_2$）低，故气体交换仍然存在，氧由肺泡内向血液内弥散，二氧化碳（CO_2）则由静脉血向肺泡内弥散。有人测定，CO_2 由血液向肺泡内弥散的量是氧由肺泡向血液弥散量的 1/10，结果肺泡内气体总量逐渐减少，肺泡内形成负压。如果呼吸道通畅，呼吸道内气体则进入肺泡，这样就产生了没有呼吸运动的通气弥散呼吸。通气弥散呼吸仅在心搏呼吸骤停后维持约 2 分钟，而且气体交换量很少，交换后的血液也不能很快回到心脏。随后通气完全停止，如不能尽早施行心肺复苏，给予有效的通气，肺泡内就不能进行有效的气体交换，机体缺氧进一步加重。CO_2 因不能从肺内排出，体内 CO_2 迅速积聚，造成严重呼吸性酸中毒。

2. 呼吸道防御功能降低

正常呼吸道通过气管、支气管黏膜上皮的纤毛运动，清除进入呼吸道的微小粉末颗粒以及微生物；呼吸道黏膜上皮细胞尚可分泌一些分泌型 IgA 抗体；吞噬细胞、肺泡上皮细胞的吞噬功能，都可防止病原微生物的入侵。心搏呼吸骤停后，气管、支气管黏膜上皮细胞缺氧，能量生成急剧减少，纤毛运动减弱或停止，清除粉末及微生物的功能降低。另外，呼吸道分泌的 IgA 减少，同时肺泡缺氧也大幅削弱了吞噬细胞及肺泡上皮细胞的吞噬功能。上述因素的存在大幅降低了呼吸道的防御功能，易发生细菌甚至条件致病菌的感染。因此，心肺复苏后应予抗生素治疗。

3. 肺泡表面活性物质生成减少

肺泡上皮有少量Ⅱ型肺泡细胞分泌一种单分子磷脂的表面活性物质，降低肺泡表面张力，防止肺泡萎陷。心搏呼吸骤停后，由于缺氧，Ⅱ型肺泡细胞功能受到明显影响，致使肺泡表面活性物质生成减少，肺泡易于萎陷，从而导致肺不张及急性呼吸窘迫综合征

（ARDS）。

4. 肺循环阻力增加

心搏呼吸骤停后，肺循环阻力急剧增加，主要与下列因素有关。

（1）缺氧：肺小动脉对缺氧极其敏感。一旦缺氧，肺小动脉平滑肌发生持续痉挛，使肺循环阻力增加。

（2）CO_2 分压升高及酸中毒：心搏呼吸骤停后，静脉血 CO_2 分压明显升高，加上缺氧造成的代谢性酸中毒，血液中 H^+ 明显升高，增加了肺小动脉对缺氧的敏感性，使肺循环阻力进一步增加。

（3）交感神经功能亢进及血中儿茶酚胺增加：心搏呼吸骤停后因机体处于高度应激状态，交感神经功能亢进，肾上腺释放大量儿茶酚胺。此外，抢救时使用大剂量肾上腺素，兴奋肺动脉及肺小动脉上的肾上腺素能受体，引起肺血管收缩、肺循环阻力增加。肺循环阻力增加，导致心肺复苏时及复苏后心排血量减少或形成肺动脉高压，增加复苏的难度。

5. 肺毛细血管通透性增加

心搏呼吸骤停后，由于缺氧、酸中毒等因素可造成肺毛细血管内皮细胞及基底膜损伤，毛细血管的通透性增加，易并发肺水肿。

6. 并发急性肺水肿

心搏呼吸骤停后，由于肺泡表面活性物质生成减少、肺毛细血管通透性增加、肺循环阻力增加，加上 CPR 时高能量反复多次电击、胸外心脏按压、误吸、补液过多、应用升压药等诸多因素，常易并发急性肺水肿。Nagel 报道的 2 228 例心搏呼吸骤停患者在 CPR 失败后尸检表明，46% 有肺水肿。CPR 后并发急性肺水肿，使复苏后期处理更加困难。

三、脑

脑是耗氧大、需能多的器官。正常成人脑重约占体重的 2.2%，而脑血流量约占心搏血量的 15%，静息时脑耗氧量约占全身总耗氧量的 20%。脑组织内用于离子转运、合成代谢（如神经介质）和神经冲动传递的能量 85% ~ 95% 来源于从血液中摄取葡萄糖和氧进行生物氧化。脑组织内糖原、氧和 ATP 的储备很少，完全阻断脑血流 10 秒就可把残存于毛细血管内的氧耗尽，2 分钟就能把储备的葡萄糖耗尽。所以，脑（尤其是大脑皮质）对缺氧非常敏感。

1. 能量生成减少或耗竭

心搏呼吸骤停后，由于缺血、缺氧，脑细胞很快由有氧氧化转为无氧酵解，ATP 生成大量减少；此外，由于脑内储备的糖原和葡萄糖很快耗竭，血液内葡萄糖向细胞内转运速度又减慢，糖酵解速度大幅减慢，ATP 生成更少。ATP 是维持脑细胞功能及生存的基础，一旦能量耗竭，脑细胞将受到严重的损害。如缺血、缺氧时间过久（8 ~ 10 分钟）就可导致脑细胞不可逆性损害。

2. 脑内酸中毒

由于脑缺血、缺氧，有氧氧化不能进行而转为糖酵解供能。糖酵解生成大量乳酸，造成乳酸性酸中毒。实验研究证明，完全性脑缺血 2 ~ 3 分钟后，脑中乳酸浓度即达最高值，组织 pH 降为 6.0 ~ 6.5。脑内酸中毒不仅严重抑制脑细胞功能，造成神经系统功能紊乱，还可造成细胞内溶酶体破裂释放出大量强力水解酶，导致细胞死亡。

脑内乳酸的最高水平取决于脑内糖水平。因此，脑缺血前及复苏后用葡萄糖液，可使脑内葡萄糖水平升高，乳酸生成也增多，加重脑内酸中毒，使脑缺血性损伤更加严重。故有人提出，心肺复苏后早期不用葡萄糖液可能会有效防止脑损害发生，并认为用葡萄糖代谢抑制剂——脱氧葡萄糖可以阻止循环恢复后的脑内酸中毒。刘峰等研究认为，高血糖促使心肺复苏后脑组织大量中性粒细胞浸润是加重脑缺血再灌注损伤的重要因素。

3. 细胞内、外电解质异常

心搏呼吸骤停后，脑缺血、缺氧，能量生成减少或耗竭，导致细胞膜上的离子泵功能衰竭，Na^+、K^+、Ca^{2+}、Cl^- 等不能逆浓度梯度转运，从而导致细胞内外电解质异常。

（1）细胞内 Na^+ 升高：由于 ATP 缺乏，细胞膜上 Na^+-K^+-ATP 酶功能障碍，大量 Na^+ 向细胞内转移，水随 Na^+ 进入细胞内，导致脑细胞水肿，影响细胞的正常功能。

（2）细胞外 K^+ 升高：细胞膜上的 Na^+-K^+-ATP 酶功能障碍，一方面细胞外 Na^+ 向细胞内转移，另一方面细胞内 K^+ 向细胞外转移，导致细胞外高钾。细胞内外 K^+ 梯度减少，将影响脑细胞的膜电位，从而使脑细胞的功能下降。

（3）细胞内 Ca^{2+} 急剧升高：正常细胞外 Ca^{2+} 比细胞内高 4 000~10 000 倍，这种浓度梯度的维持必须由两组依赖 ATP 的离子泵参与。心搏呼吸骤停后，脑细胞缺血、缺氧，细胞内 ATP 生成迅速减少，糖酵解生成的 ATP 很少，细胞维持 Ca^{2+} 梯度的功能随之降低。脑缺氧 1~2 分钟后，细胞外 Ca^{2+} 趋于平衡。一方面，细胞外 Ca^{2+} 大量进入脑血管平滑肌细胞，使脑血管痉挛，心肺复苏后的脑组织仍处于无灌流状态，加重脑组织缺血、缺氧。另一方面，脑细胞内 Ca^{2+} 明显升高，会激活磷脂酶 A2，分解膜上的磷脂成分产生大量游离脂肪酸（FFAs），膜磷脂的分解破坏了膜结构和功能；大量的 FFAs 能抑制线粒体功能，参与脑水肿的发生。线粒体功能丧失和细胞膜损伤是脑不可逆损害的主要特征。此外，Ca^{2+} 在心肺复苏后脑再灌注损伤中也起重要作用。鉴于 Ca^{2+} 在心搏呼吸骤停及复苏后脑损伤发生机制中的重要作用，有人提出在脑复苏中应用钙通道阻滞剂治疗，能有效防止因细胞内 Ca^{2+} 升高所引起的脑损伤，保护脑功能。

（4）细胞内 Cl^- 升高：正常时细胞外 Cl^- 较细胞内高约 100 倍。心搏呼吸骤停后，由于缺血、缺氧，细胞膜损伤，膜的通透性增加，细胞外 Cl^- 随 Na^+、Ca^{2+} 一起进入细胞内，这在脑细胞水肿的发生机制中可能起一定作用。

4. 脑内游离脂肪酸蓄积

脑组织中含有大量磷脂。当心搏呼吸骤停后，因缺氧不能进行有氧氧化，磷脂分解，产生大量 FFAs，导致脑内 FFAs 蓄积。一方面，大量 FFAs 可进一步损伤生物膜（细胞膜、细胞器膜等），加重脑损伤；另一方面，FFAs 中的主要成分——花生四烯酸在 CPR 后低灌注时，将代谢为前列腺素、血栓素 A_2（TXA_2）、白细胞介素及脂质过氧化物，在脑再灌注损伤中起重要作用。

5. 乙酰胆碱合成减少

乙酰胆碱是脑内重要的神经介质。乙酰胆碱是由胆碱与乙酰辅酶 A 在胆碱乙酰化酶催化下合成的，而乙酰辅酶 A 由丙酮氧化脱羧与辅酶 A 结合形成，所以，乙酰胆碱的合成与丙酮酸氧化有密切关系。心搏呼吸骤停后，由于大脑缺血、缺氧，丙酮酸不能氧化脱羧与辅酶 A 结合形成乙酰辅酶 A，因而乙酰胆碱生成减少，脑功能发生障碍。

6. 兴奋性神经递质增加

心搏呼吸骤停后，脑内兴奋性神经递质大量释放，其中主要是谷氨酸和天冬氨酸。兴奋性神经递质增加可介导神经组织坏死，且有神经毒性。兴奋性神经递质增加导致缺血性损伤的机制目前尚不清楚。

7. 脑微循环障碍

心搏呼吸骤停后，其一，由于缺血、缺氧导致血管内皮细胞损伤，加上循环骤停后血液黏滞度和凝固性增加，血小板聚集性增加，易形成微血栓，加重脑组织缺血、缺氧；其二，缺血、缺氧导致大量 Ca^{2+} 进入血管平滑肌细胞，血管平滑肌痉挛，脑血管收缩，加上毛细血管周围的星形胶质细胞肿胀压迫毛细血管，使管腔变形狭窄，从而使脑血流量进一步减少；其三，心搏呼吸骤停后发生脑水肿，致颅内压升高，使复苏后脑灌注压（动脉压和颅内压之间的压力差）降低。因此，CPR 后上述诸多因素的共同作用使脑血流量不能很快得以改善，增加了脑复苏的困难。

8. 脑水肿

心搏呼吸骤停后，缺血、缺氧，脑细胞能量生成减少，细胞膜上的离子泵功能衰竭，大量 Na^+、Cl^- 进入细胞内，水也随之进入细胞内，导致脑细胞水肿。细胞内 Ca^{2+} 急剧升高，膜磷脂破坏产生大量 FFAs，加上线粒体肿胀，线粒体合成 ATP 功能严重受损，形成恶性循环。

由于缺血、缺氧、酸中毒，脑毛细血管内皮细胞损伤，通透性增加，大量液体渗入脑组织，导致间质水肿。如毛细血管损伤严重，加上心搏骤停后可能发生 DIC，脑内可有弥散性、小灶性出血，从而加重脑损害。

心肺复苏后脑再灌注损伤在脑水肿的发生机制中也起重要作用，其中，以自由基与脑水肿的关系最为密切。

脑水肿使心肺复苏后患者神志恢复较慢，如脑水肿严重还可使颅内压升高形成脑疝，带来不良后果。

脑的病理生理变化，尤其是脑损伤的程度，是目前影响心肺脑复苏成功率的重要因素。因此，在复苏时如何保护脑功能是心肺脑复苏研究的重要课题。

许国根等对心肺复苏患者脑氧代谢监测表明，第 1～6 天脑氧代谢波动明显者复苏成功率高，无明显波动者复苏成功率低，因此认为脑氧代谢测定是判断心搏骤停患者预后的有效方法。

四、肾脏

心搏呼吸骤停后，对肾脏功能的影响较大，易并发急性肾功能衰竭。

1. 肾血流量急剧减少

心搏呼吸骤停后，由于肾脏血流急剧减少乃至停止，肾小球滤过压急剧降低或消失，肾小球滤过率降低或滤过停止，导致肾前性肾功能衰竭。此时，肾脏结构尚未遭到严重损害。另外，心搏骤停后，肾入球小动脉压力急剧下降，刺激近球旁器细胞大量分泌肾素，使血液中的血管紧张素明显升高。有研究证明，肾内尚有独立的肾素血管紧张素系统（RAS），近球旁器的肌上皮样颗粒细胞不仅含有肾素，同时含有血管紧张素 II（AT-II）和血管紧张素 I（AT-I）。心搏骤停后，近曲小管和髓襻重吸收 NaCl 的功能降低，到达远曲小管的

NaCl 升高，加上肾入球小动脉压力急剧下降，均刺激近球旁器细胞大量分泌肾素和 AT-Ⅱ，从而使肾小球毛细血管内 AT-Ⅱ 明显增加，引起肾小球毛细血管强烈收缩，使肾小球滤过率进一步下降，导致肾功能衰竭。

2. 肾小球毛细血管内皮细胞损伤，滤过膜通透性增加

心搏呼吸骤停时间稍长，因缺血、缺氧、酸中毒及高凝状态，可造成肾小球毛细血管内皮细胞损伤，促使血小板及红细胞聚集或并发 DIC 造成播散性肾小球毛细管微血栓形成，导致肾功能进一步损害；此外，缺血、缺氧、细胞内酸中毒及细胞水肿不仅造成肾小球毛细血管内皮细胞损伤，同时也可损伤肾小囊上皮细胞及基膜，滤过膜受损，通透性增加，血液中的大分子蛋白质甚至细胞等有形成分均可通过膜，加上尿量生成减少，大分子蛋白质及有形成分在肾小管内形成管型甚至堵塞肾小管，加重肾小管损害。

3. 急性肾小管坏死及大量管型

缺血、缺氧时间较长，造成肾小管上皮细胞能量耗竭、细胞内酸中毒、细胞水肿，严重威胁细胞的生存乃至急性肾小管坏死；缺血、缺氧导致肾小球滤过膜受损，通透性增加，大量蛋白质及有形成分通过滤过膜后进入肾小管，加上大量肾小管上皮脱落，形成蛋白质及细胞管型，加重肾小管损害；大量管型堵塞肾小管后，可使肾小囊压力升高，肾小球的有效滤过压进一步降低，即使在有效循环恢复后也不能很快改善。这些都将导致心搏呼吸骤停及心肺复苏后急性肾功能衰竭。

4. 肾髓质的渗透压梯度受损

肾小管髓襻升支粗段对 Cl⁻ 的主动重吸收是建立肾髓质渗透压梯度的主要动力。心搏骤停后，肾小管上皮细胞缺氧，能量生成减少或耗竭，导致对 Cl⁻ 的主动转运发生障碍，从而造成肾髓质的渗透压梯度减少消失，严重影响肾脏的浓缩功能。

总之，心搏呼吸骤停后，肾脏的变化主要是由上述诸因素导致的急性肾功能衰竭。如骤停时间短，早期肾功能衰竭是可逆的；如骤停时间长，则会造成不可逆的肾功能损害。急性肾功能衰竭又可导致水和电解质紊乱，加重酸中毒和氮质血症形成，给复苏后期处理增加困难，是复苏成功后患者死亡的重要原因之一。所以，心肺复苏要尽早施行，尽快恢复有效循环，促进肾功能的恢复。

五、血液

心搏呼吸骤停后血液的病理生理变化非常复杂，有许多问题目前尚不清楚，有待进一步研究。

1. 有效成分的变化

心搏呼吸骤停后，由于严重酸中毒，红细胞膜的通透性增加，Na^+、Ca^{2+} 进入细胞内，使红细胞膨胀，变形性降低，不易通过毛细血管，易被脾脏破坏，发生血管外溶血；缺血、缺氧还可导致大量有核红细胞被破坏，红系定向干细胞损伤；白细胞膜通透性增加，大量 Ca^{2+} 进入细胞内，促使溶酶体破裂，释放大量的水解酶，引起细胞自溶；缺氧、酸中毒尚可导致白细胞吞噬能力减弱（不能有效产生 H_2O_2），淋巴细胞抗体生成减少，机体免疫功能下降，易发生全身性感染；缺氧、酸中毒又可致血小板内花生四烯酸生成增多，在环氧化酶作用下形成血栓素 A_2，促使血小板聚集，形成微血栓。许国根等研究发现，CPR 患者外周血中血小板膜糖蛋白显著增多，血小板处于高激活状态，且器官功能损害越严重，血小板

的活性越高，易发生 DIC。

2. 血液流变学异常

已有实验证明，心搏呼吸骤停复苏后全血黏度、血浆黏度均增高，红细胞变形能力下降，红细胞电泳时间延长。心肺复苏后如能维持正常血流动力学及通气，及时纠正酸中毒及电解质紊乱，上述变化可逐渐趋向正常。心肺复苏后血液流变学异常的机制与红细胞内钙增加、酸中毒、微血栓形成及血浆纤维蛋白原增加有关。

3. 凝血异常

心搏呼吸骤停后，由于血流停止，血液在微循环中淤滞，血黏度增高，大量血小板聚集，加上毛细血管内皮损伤，易发生 DIC。动物实验和临床研究均证明，心搏呼吸骤停后血小板计数明显减少，凝血酶原时间延长，纤维蛋白降解产物增加，抗凝血酶Ⅲ减少，凝血因子Ⅱ、Ⅴ、Ⅷ、Ⅸ等均有不同程度的减少。以上变化与循环停止的时间密切相关，如预先给予肝素抗凝治疗，则上述变化明显减轻或不发生。

六、机体代谢

心搏呼吸骤停后，由于完全缺氧，对机体代谢产生严重影响。

1. 能量生成障碍

机体进行新陈代谢需要大量的能量。这些能量必须依靠吸入的氧将体内的糖、脂肪和蛋白质等进行氧化分解产生。在正常情况下，主要由糖经过氧化分解为丙酮酸，再经氧化脱羧变为乙酰辅酶 A 进入三羧酸循环，彻底氧化分解为 CO_2 和 H_2O 后生成大量的 ATP 供能，这一过程中需要消耗大量的氧。

心搏呼吸骤停后，由于完全缺氧，机体迅速由有氧氧化转为无氧酵解，其产生的 ATP 量很少，仅相当于有氧氧化时的 1/19，且这种无氧代谢至多能维持 4～6 分钟，远远不能满足机体的需要，机体原来储备的少量 ATP 亦迅速耗竭。能量耗竭将严重威胁细胞的生存。另外，因能量耗竭，细胞膜上的 Na^+-K^+-ATP 酶的功能障碍，细胞膜对 Na^+、K^+ 通透性增加，大量 Na^+ 进入细胞内，引起细胞及细胞器的水肿，线粒体肿胀严重影响 ATP 的合成。因此，如缺氧时间较长，细胞及线粒体已发生肿胀，在恢复有效循环及供氧后一段时间内，细胞内 ATP 生成仍有障碍，增加复苏后期治疗的困难。

2. 严重酸碱平衡紊乱

（1）静脉血酸血症：心搏呼吸骤停后，机体因缺氧迅速由有氧氧化转为无氧酵解。糖酵解时产生大量乳酸，造成细胞内乳酸性酸中毒。随着缺氧的加重及时间的延长，细胞内乳酸向细胞外转移，进入静脉系统，引起严重的代谢性酸中毒。

缺氧导致代谢性酸中毒，机体为了保持酸碱平衡，体内缓冲系统动用碱贮备进行缓冲。血浆中碳酸氢盐缓冲系统（HCO_3^-/H_2CO_3）占主导地位，代谢性酸中毒时，H^+ 与 HCO_3^- 结合生成 H_2CO_3，这时降低静脉血中 H^+ 对维持正常的 pH 起到重要作用。如循环呼吸功能正常，缓冲后产生的 H_2CO_3 进入红细胞内，在碳酸酐酶作用下分解成 CO_2 和 H_2O，CO_2 经血液带至肺，随呼吸排出体外。但在心搏呼吸骤停时，血液循环中断，呼吸停止，缓冲后产生的大量 CO_2 在静脉内蓄积，血液中 CO_2 分压急剧升高，生物膜对 CO_2 自由通透，细胞内 CO_2 分压也随之升高，从而造成细胞内、外呼吸性酸中毒。

代谢性酸中毒加呼吸性酸中毒，使静脉血 pH 急剧下降。因此，心搏呼吸骤停后，短时间内静脉系统就发生严重的酸中毒。但是，心肺复苏时，在未能恢复有效循环及通气前使用大量的 NaHCO₃ 治疗酸中毒，将产生大量的 CO_2，使呼吸性酸中毒进一步加重。目前认为，在心肺复苏的早期使用大量 NaHCO₃ 弊多利少，纠正酸中毒最有效的措施是迅速恢复有效血液循环，保证充分的肺泡通气。

（2）动脉血碱血症：心搏呼吸骤停后，组织灌流极低。由于乳酸等酸性物质可储备于组织内，随循环时间延长，使酸性物质转运到动脉侧的速度受限，可使动脉血酸碱状态保持相对正常。CPR 时心排血量稍增加，少量血可流入肺组织，组织中聚集的 CO_2 可部分进入肺，若 CPR 后及时建立了通气，使肺通气/血流增加，导致过度通气，CO_2 排出增多，动脉血出现低碳酸性碱血症。

因此，CPR 早期酸碱失衡的特征是"动静脉矛盾"，即动脉血碱血症合并静脉血酸血症。

（3）动脉血酸血症：CPR 时有两种情况可出现动脉血酸血症。一是长时间 CPR，组织未能恢复良好的血液灌流，乳酸大量产生，即使在严重灌流不足的情况下，乳酸仍能缓慢通过肺组织到达动脉系统，导致动脉代谢性酸中毒，如果同时伴有通气不足，则可能产生高碳酸血症，此种混合性酸中毒表明病理变化严重，预后较差。二是心肺复苏成功，组织灌流改善，毛细血管加强对酸性产物的输送，使动脉血较快地酸化，$PaCO_2$ 升高，pH 降低，是 CPR 显效的标志，随着循环恢复和通气的改善，此种酸中毒很快得到纠正。呼气末 CO_2（$PetCO_2$）间接反映 $PaCO_2$，可用于 CPR 时的动态监测。

3. 电解质平衡紊乱

心搏呼吸骤停后，由于缺氧、酸中毒、能量耗竭，导致细胞膜受损、离子转运障碍，发生电解质紊乱。

（1）高钾、低钠及低氯血症：心搏呼吸骤停后，能量耗竭，Na^+-K^+-ATP 酶功能障碍，细胞内 K^+ 向细胞外转移，细胞外 Na^+ 向细胞内转移，Cl^- 也随 Na^+ 向细胞内转移，将致严重的高钾、低钠、低氯血症。高血钾对心肌产生严重抑制作用，低血钠会加重高血钾对心脏的毒性，使心脏复苏非常困难。

（2）低钙血症：心搏呼吸骤停后，细胞膜上的 Ca^{2+}-ATP 酶功能发生障碍，导致细胞外 Ca^{2+} 向细胞内转移，引起低钙血症。低钙血症的发生与心搏骤停时间及开始复苏的早晚有关。心搏骤停时间长，复苏开始晚，低血钙发生率高；反之，则低血钙发生率低。目前认为，常规方法测定的血钙是总钙水平（包括结合钙及离子钙），不反映血离子钙水平。院外患者由于缺氧时间长，血离子钙水平大多降低，而院内心搏骤停患者复苏开始早，缺氧时间短，血离子钙水平大多正常。

心搏骤停后，Ca^{2+} 向细胞内转移，将严重影响细胞的功能。心肌细胞内 Ca^{2+} 升高，兴奋收缩偶联作用增强，心脏舒张不完全甚至停止于收缩状态，即"石头心"。Ca^{2+} 还干扰线粒体内能量的生成，激活细胞内某些蛋白质及脂肪酶活性，是导致细胞死亡的重要因素。

（3）血镁异常：心搏骤停后血镁的改变目前尚不完全清楚。心搏骤停后血镁可以升高、降低或正常，而血镁水平与心搏骤停患者的预后密切相关。

4. 糖、脂肪、蛋白质代谢异常

心搏呼吸骤停后，糖、脂肪、蛋白质代谢的变化主要表现为分解代谢加速而合成代谢减慢。由于机体完全缺氧，糖的有氧氧化不能进行，有氧氧化对糖酵解的抑制作用解除，因此糖酵解作用加强。因糖酵解时产生的 ATP 减少，机体通过神经体液调节，糖酵解进一步加速，肝糖原分解增强，以补充消耗的血糖。此外，心搏呼吸骤停后，由于机体的应激反应，体内肾上腺素、去甲肾上腺素、糖皮质激素、胰高血糖素、生长激素分泌将大量增加，胰岛素分泌则受抑制，这样使糖异生加强，增加血糖来源，尽可能维持机体能量的需要。由此可见，心搏呼吸骤停后，不仅血乳酸浓度急剧升高，血糖浓度也会升高。

心搏呼吸骤停后，由于严重的应激反应，脂肪分解加速，生成大量的脂肪酸和甘油。由于机体缺氧，脂肪酸和甘油不能进一步氧化，甘油可经糖异生途径转变成葡萄糖，但游离脂肪酸则在体内蓄积，加重脑损害。

严重应激后，蛋白质分解代谢加强，血中氨基酸浓度增加，心肺复苏恢复有效循环后，血中氨基酸部分从尿中排出，出现负氮平衡。

5. 血清淀粉酶升高

CPR 后血清淀粉酶升高的原因，可能与胰腺缺血再灌注损伤和原发疾病有关。

七、全身炎症反应综合征

全身炎症反应综合征（SIRS）是机体遭受严重打击后的一种超常应激反应，是导致多器官功能障碍综合征（MODS）的重要原因。

心搏呼吸骤停、心肺复苏是强烈的病理刺激，会产生细胞因子、黏附分子的变化，有可能导致 SIRS。

心肺复苏后，因缺血再灌注损伤，机体启动了炎症反应系统，如激活中性粒细胞、吞噬细胞，引起花生四烯酸和前列腺素等产物释放和氧自由基的产生，并刺激单核细胞释放炎性介质，如肿瘤坏死因子（TNF）、白细胞介素-1（IL-1）等；内皮细胞受损时也会释放炎性介质，如 IL-8。机体为了保证促炎因素不具有破坏作用，很快出现抗感染反应。如果缺血再灌注损伤重，则促炎介质（TNF-α、IL-1β、IL-8 等）和抗感染介质（IL-10 等）均会在循环中出现，提示微循环不能控制最初的损害，促炎介质可以补充中性粒细胞、淋巴细胞、血小板及凝血因子的作用，刺激产生一个代偿性炎性反应。此时，临床症状体征很少，器官功能较好，内环境保持稳定。

如果进一步发展，细胞因子（如 TNF-α、IL-1β、IL-8、IL-10 等）大量释放，但促炎反应强于抗感染反应，发生 SIRS。临床表现为低血压、体温不正常；进行性内皮功能不全使微血管通透性增加，体液外渗、血小板聚集、阻滞微循环导致血流分布异常；组织缺血、再灌注损伤、热休克蛋白激活凝血系统、C 蛋白、S 蛋白，抑制通道受损，血管收缩和舒张异常，导致血管扩张，加剧液体外渗，血流分布紊乱，发生休克。如果患者代偿，抗感染、促炎反应均增多，会产生免疫抑制，进一步发展会导致 MODS。

（毕蔓茹）

第三节　心搏呼吸骤停的临床表现

心搏骤停或心脏性猝死（CSD）的临床过程可分为 4 个时期：前驱期、发病期、心脏停搏期和死亡期。

一、前驱期

许多患者在发生心搏骤停前有数日或数周，甚至数月的前驱症状，诸如心绞痛、气急或心悸的加重，易于疲劳，以及其他主诉。但这些症状并非 CSD 所特有。有资料显示 50% 的 CSD 者猝死前 1 个月内曾求诊过，但其主诉常不一定与心脏有关。在医院外发生心搏骤停的存活者中，28% 在心搏骤停前有心绞痛或气急的加重。前驱症状仅提示有发生心血管病的危险，而不能预测 CSD 的发生。

二、发病期

发病期即导致心搏骤停前的急性心血管改变时期，通常不超过 1 小时，典型表现包括：长时间的心绞痛或急性心肌梗死的胸痛，急性呼吸困难，突然心悸，持续心动过速或头晕目眩等。若心搏骤停瞬间发生，事前无预兆，则 95% 为心源性并有冠状动脉病变。从心脏性猝死前数小时或数分钟内常有心电活动的改变，其中以心率增快和室性期前收缩的恶化升级为最常见。猝死于心室颤动者，常先有一阵持续的或非持续的室性心动过速。这些以心律失常发病的患者，在发病前大多清醒并在日常活动中，发病期（自发病到心搏骤停）短。心电图异常大多为心室颤动。另有部分患者以循环衰竭发病，在心搏骤停前已处于不活动状态甚至已昏迷，其发病期长。

三、心搏骤停期

意识完全丧失为该期的特征。如不立即抢救，一般在数分钟内进入死亡期，罕有自发逆转者。

1. 一般临床表现

（1）突然意识丧失、昏迷（多在心搏骤停 10～20 秒出现或伴有全身性抽搐），面色由开始苍白迅速呈现发绀。

（2）颈动脉搏动消失，触扪不到搏动（立即出现）。

（3）心音消失（立即出现）。

（4）血压测不出（立即出现）。

（5）呼吸骤停或呼吸开始抽泣样，逐渐缓慢继而停止（立即或延长至 60 秒后停止）。

（6）双侧瞳孔散大（30～40 秒后出现）。

（7）四肢抽搐（40 秒可出现或始终不出现）。

（8）大小便失禁（60 秒后出现）。

以上各条以突然意识丧失、昏迷、发绀和颈动脉搏动消失而触扪不到为最重要，且应以此考虑为心搏骤停，并即进行 CPR，以争取抢救时间。

2. 术中及术后心搏骤停的及时发现

（1）麻醉师发现：在手术过程中，及时发现心搏骤停应是麻醉师的重要职责。诊断依据：①如手术中已安置有心电监护仪，应及时发现示波屏上有无心室波群消失代之以室颤波或心室静止或缓慢低幅非典型心室波；②立即观察患者面部肤色是否发绀，如发绀则应立即触扪颈动脉是否消失，如消失即可诊断心搏骤停，应立即进行 CPR。如患者未置心电监测仪，则以突然听不到心音，再看面部及触扪不到颈动脉搏动即可诊断，应及时进行 CPR，再听不到心音则更证实。

（2）手术者发现：在胸部手术时，直观发现心脏突然停搏即可诊断；在腹部手术时，发现大血管搏动突然消失，应即考虑心搏骤停，而检查面色发绀、颈动脉搏动消失即可诊断。

（3）术后心搏呼吸骤停的发现：在重大手术、体外循环心内直视手术后，尤其是患者手术前病情危重、手术过程中生命体征很不平稳者，在手术后宜警惕有发生心搏呼吸骤停的可能。由于现在这类患者手术后大多进入重症监护病房，对其连续进行生命体征的监测，故很容易作出心搏呼吸骤停的判断。

3. 心电图诊断

心搏骤停的心电图特点如下：①为心室颤动波或室性心动过速；②心室静止，心电图呈一水平直线或仅有 P 波而无 QRS 波群；③心电机械分离，心电图呈现缓慢、低幅而宽的不典型心室波，但不能引起心室收缩活动。

4. 注意事项

在及时诊断和紧急抢救心搏骤停时，重点注意如突然出现意识丧失、昏迷、全身发绀、颈动脉搏动消失，就应该诊断心搏骤停，立即进行 CPR。并且应该注意以下 4 点：①不要等待静听心音有无才开始抢救；②不要等待以上诊断心搏骤停的各项临床诊断依据均具备才开始抢救；③不要等待心电图证实才开始抢救；④创伤所致者更不应等待静脉或动脉输血。

因为各项依据出现有先有后，心音消失和血压为零虽是立即出现，但有时对一些肥胖患者、肺气肿患者或心音原来低钝者，即使心搏存在有时也不易很快听清，如对心搏骤停的患者花较多时间来判断心音是否存在，则势必延缓分秒必争的抢救时间；同样，测量血压有无也要花不少时间，故同样不能等待去仔细测量血压。应尽快诊断和尽快抢救的重要依据是突然意识丧失、昏迷、发绀和颈动脉搏动消失。

四、生物学死亡期

心室颤动或心室停搏，如在初 4~6 分钟未予心肺复苏，则预后很差，在初 8 分钟内未予心肺复苏，除非在低温等特殊情况下，否则几无存活可能。从统计资料来看，目击者立即施行心肺复苏术和尽早除颤是避免生物学死亡的关键。心脏复苏后住院期死亡的最常见原因是中枢神经系统的损伤。缺氧性脑损伤和继发于长期使用呼吸器的感染占死因的 60%。低心排血量占死因的 30%。而由于心律失常的复发致死者仅占 10%。急性心肌梗死时并发的心搏骤停，其预后还取决于为原发性抑或继发性，前者心搏骤停发生时血流动力学无不稳定，而后者系继发于不稳定的血流动力学状态。因而，原发性心搏骤停如能立即予以复苏，初期成功率应可达 100%；而继发性心搏骤停的预后差，初期复苏成功率仅约 30%。

（王　爽）

第四节　心搏呼吸骤停的抢救流程

本节主要包括成人心脏病急性发作、室颤和（或）无脉搏室速（VF/VT）、无脉搏的心电活动（PEA）和心脏停搏的抢救流程（图 1-1 ~ 图 1-4）。

一、成人心脏病急性发作

抢救成人心脏病急性发作时，首先应观察患者有无反应，其次判定患者有无呼吸和脉搏，其抢救流程如图1-1所示。

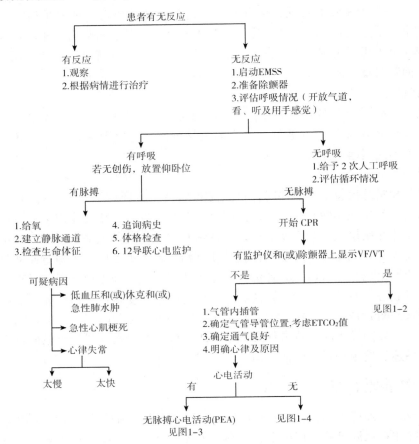

图1-1　成人心脏病急性发作的抢救流程

二、室颤及无脉性室速

心搏呼吸骤停患者如心电图或除颤器显示为 VF/VT，则一方面继续 CPR，另一方面应尽速进行除颤（图1-2）。

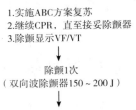

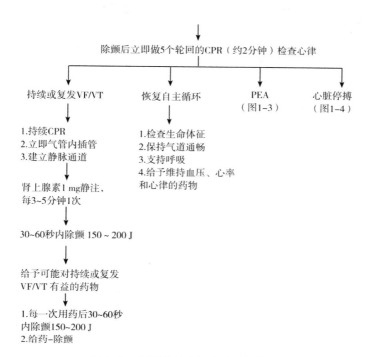

图1-2　室颤及无脉性室速的抢救流程

三、无脉搏心电活动

心搏骤停患者如为无脉搏的心电活动，包括电机械分离（EMD）、假性 EMD、心室自身节律、心动过缓型心停搏和除颤后心室自身节律，抢救主要是继续 CPR 和治疗各种可能的原因，其抢救流程如图 1-3 所示。

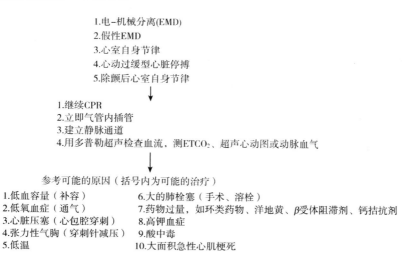

图1-3　无脉搏心电活动的抢救流程

四、心脏停搏

心脏停搏的 CPR 效果最差，除作 CPR 和治疗各种可能的原因外，应考虑立即给予经皮起搏等，其抢救流程如图 1-4 所示。

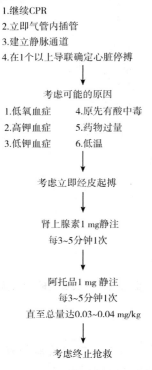

1.继续CPR
2.立即气管内插管
3.建立静脉通道
4.在1个以上导联确定心脏停搏

考虑可能的原因

1.低氧血症　　4.原先有酸中毒
2.高钾血症　　5.药物过量
3.低钾血症　　6.低温

考虑立即经皮起搏

肾上腺素1 mg静注
每3~5分钟1次

阿托品1 mg 静注
每3~5分钟1次
直至总量达0.03~0.04 mg/kg

考虑终止抢救

图 1-4　心脏停搏的抢救流程

（陈　洁）

第二章

脑水肿与颅内压增高

脑水肿（BE）是指各种原因所致的脑组织细胞内液（ICF）和/或细胞外液（ECF）增多造成的脑容积增加。脑水肿引起脑组织肿胀，产生压力梯度，达到一定的程度就会出现颅内压增高，严重者导致脑疝。颅内压（ICP）增高是指颅内压（侧脑室压）超过 20 mmHg，并持续 5～10 分钟。颅内压增高除可由脑水肿造成外，还可由颅内占位、脑血容量增多、脑脊液容积增多等所致。

第一节 发病机制与病理生理变化

一、脑水肿

脑水肿可以几种不同的形式出现，不是一个单一的病理过程或临床疾病。根据脑水肿的发生机制可分为血管源性脑水肿、缺血性脑水肿、间质性脑水肿、渗透性脑水肿、细胞毒性脑水肿、代谢性脑水肿等。

（一）血管源性脑水肿

血管源性脑水肿的主要特点是脑组织容积增加，系血—脑屏障破坏、通透性增加所致。液体和血浆大分子物质从血液漏出到细胞外液而引起脑水肿。大多数血管源性脑水肿的水肿液积聚于受损侧大脑半球的脑白质。水肿液为富含蛋白的混合液体，包括血浆成分、正常 ECF 成分及组织损伤的产物。导致血—脑屏障通透性增高的相关因素包括：血管内皮转运系统代谢受损，新生血管缺乏血—脑屏障的结构特征，脑内皮细胞结构受损导致紧密连接开放、胞饮作用增强和细胞破裂等。氧自由基可影响血—脑屏障的通透性。缺血时兴奋性谷氨酸溢出，引起一氧化氮（NO）释放，后者可破坏血—脑屏障，使其通透性增高。除自由基外，蛋白酶也可影响脑血管通透性。基质金属蛋白酶（MMP）可通过破坏围绕血管的细胞外基质而间接影响毛细血管的通透性。水通道蛋白（AQP）是具有水选择性的细胞膜转运蛋白，可以增加细胞膜对水的通透性，其中 AQP4 在脑水肿的发生发展中起着重要作用。

血浆成分从受损区进入 ECF 可引起局部受损区的脑血流量下降，同时 ECF 容积的增加也升高了局部脑组织的压力，从而造成局部脑微循环障碍。因此，血管源性脑水肿最初的损害是局部脑组织缺血。此外，尚可导致一系列继发性损伤，如病侧大脑皮质局灶性糖利用率明显下降，对侧大脑皮质和双侧皮质下结构和脑白质也有一定程度的降低。从受损血管内漏

— 17 —

出的生物活性物质如前列腺素和儿茶酚胺被认为与脑内葡萄糖代谢降低有关，自由基、溶酶体酶和脂肪酸等则可导致神经胶质细胞肿胀，毒性产物也可通过增加脑内毛细血管通透性而引起或加重血管源性脑水肿。

　　脑水肿达到一定程度可导致颅内压增高。颅内容积和颅内压的增高可导致脑内结构移位，甚至脑干受压，出现高血压、心动过缓和心搏呼吸停止。总之，当水肿所致的局部占位效应足够大且发展迅速时，都会无一例外地引起脑组织的代谢损伤和缺血。

（二）缺血性脑水肿

　　与血管源性脑水肿大部分存在于脑白质不同，缺血性脑水肿最初产生于大脑皮质。在缺血性脑水肿的早期阶段，主要是以细胞内水盐增多为特征（细胞内水肿），此时血—脑屏障尚保持其完整性。然而，随着脑血流量的持续减少，可引起细胞损伤，包括毛细血管内皮细胞受损，导致血—脑屏障改变、通透性增加、血浆蛋白外漏，进而出现血管源性脑水肿（细胞外水肿）。一般来说，缺血性脑水肿的产生是由缺血本身所致，血—脑屏障的改变是结果而不是原因。

　　缺血性脑水肿产生的主要原因是缺血后细胞能量代谢障碍所致细胞膜上 Na^+-K^+-ATP 酶的受损。Na^+ 不能被泵出膜外，导致细胞内 Na^+ 累积，渗透压增高，致使水分从 ECF 进入 ICF 引起细胞肿胀。从 ECF 移出的水分又被从脑血管内移入的水分所代替，最终的结果是，ICF 水分增多而 ECF 水分相对保持不变，因而脑组织水含量的增加是绝对的增加。

　　细胞内水肿出现于急性缺血后数分钟到数小时，此时脑血流量下降，大脑皮质电活动减弱，水分和钠盐进入细胞内，而钾溢出细胞外，细胞内钙超载，最终可出现细胞死亡。然而，对于已完全阻断的缺血脑组织并不会有脑水肿的发生，因为在这种完全没有脑血流的情况下，并没有额外的液体能流入到缺血脑组织。但是，当血流再通至原先完全或不完全阻断的脑组织时，仍可出现脑水肿，称缺血后水肿，系血流再通时水分从血管内移至细胞外液所致。若缺血时程过长或缺血后的脑循环仍有不足，则会出现水肿加重，此时已有血—脑屏障的破坏，出现血管源性脑水肿（缺血后数小时至 2~5 天），如不能控制，则引致明显颅高压。缺血性脑水肿与缺血后兴奋性谷氨酸释放所致的神经毒性作用有关。谷氨酸可引发钙超载、NO 等自由基的释放、黏附分子的表达等一系列的机体反应。研究表明，脑梗死后 6 小时内血中谷氨酸的含量与梗死面积具有高度相关性，即谷氨酸含量越高，提示梗死面积可能越大。有人对脑缺血时各种生化指标与 CT 影像学早期表现的关系进行了研究，发现 CT 表现为低密度灶，但无占位效应时，与谷氨酸的升高具有相关性，而血清细胞因子和 MMP-9 浓度的升高则与 CT 上脑水肿的程度具有相关性，当占位效应导致中线移位时，与 MMP-9 高度相关。

　　总之，缺血性脑水肿的发生发展过程较为复杂，简言之可分为两个阶段。第一个阶段是水分和钠盐移入脑皮质 ICF，此时血—脑屏障尚未受损，若缺血能及时纠正，脑血流及时恢复，此过程是可逆的；若缺血时间过长，脑循环不能充分重建，则会进入第二阶段，此时出现持续性脑损害，血—脑屏障受损，发生不可逆的血管源性脑水肿。

（三）渗透性脑水肿

　　当血浆渗透浓度低于脑组织渗透浓度时，水分就会顺着渗透梯度从血液移至 ECF，形成渗透性脑水肿。此时血—脑屏障应是完好无损的，否则就不会有渗透梯度形成。导致渗透性脑水肿的原因有两个方面：一是血浆渗透浓度下降，病因包括抗利尿激素分泌异常、静脉输入过多低渗液体、特发性颅内压增高、尿毒症患者血液透析不当以及心理障碍患者强迫性大量饮水等；二是血浆渗透浓度正常而脑组织渗透浓度增加，最常见于脑内出血，因血肿溶解时可释放蛋白进入脑组织 ECF，增加了其渗透浓度，从而吸引水分跨过血—脑屏障进入血肿周围，形成血肿周围水肿。

高渗盐水和利尿药可提高血浆渗透浓度，使其远大于脑组织的渗透浓度，使脑组织 ECF 容积减少，从而逆转渗透性脑水肿的发生发展过程。

（四）间质性脑水肿

又称脑积水性脑水肿。系脑脊液或淋巴排出道阻塞，使脑脊液渗入脑室周围白质。星形胶质细胞对间质性脑水肿尤为敏感，易出现选择性细胞肿胀，并逐渐出现萎缩和死亡。在缺血性脑血管疾病患者中，有时可继发于大面积小脑梗死、脑脊液通路阻塞引起的急性脑积水，导致颅内压增高。

（五）细胞毒性脑水肿

本节中所述的细胞毒性脑水肿是指神经毒性因子直接作用于脑实质，导致脑细胞能量代谢障碍，从而使所有细胞成分（包括神经元、神经胶质细胞或血管内皮细胞）肿胀、细胞膜性结构受损、转移功能障碍、通透性增加，最终使水分大量聚积于细胞内而引起脑水肿。许多因素可导致细胞毒性脑水肿的发生，如铜中毒、铅中毒、异烟肼中毒、苯海索（抗胆碱药）中毒、二硝基苯酚中毒、氰化氢中毒、六氯酚中毒等。其中铜和异烟肼中毒易引起星形胶质细胞选择性细胞肿胀，苯海索和六氯酚中毒的水肿液易聚积在髓内裂缝，而氰化氢中毒所致的脑水肿则更易出现于轴突。

（六）代谢性脑水肿

脑细胞内代谢物质的异常贮积可致细胞内代谢性脑水肿，易导致神经元萎缩和死亡。常见于神经遗传代谢病，如半乳糖血症、黏多糖贮积症、糖原储积症、尼曼—皮克病、GM2 神经节苷脂储积症等。

二、颅内压增高

颅内压增高是因颅内容物（脑组织、脑脊液、脑血容量）的体积增加，和/或颅内有占位性病变引起。颅内压增高的原因有很多，包括脑组织容积增大（脑水肿）、脑血容量增多、脑脊液增多、颅内占位性病变以及颅腔狭小等。颅内容物体积增加所导致的脑水肿和颅内压增高可迅速进展，严重者导致脑疝发生。

（一）正常颅内压

颅腔（包括与之相连的脊髓腔）是一个基本密闭的骨性体腔，其内有脑组织、脑脊液和血液。成年人颅腔容积约为 1 600 mL，脑组织平均约为 1 400 mL，约占颅腔容积的 87.5%。单位时间内潴留在脑血管内的血液约为 60 mL，但因颅内血容量变动较大，可占颅腔总容积的 2%~11%，平均约 4%。脑脊液在脑室、脑池和蛛网膜下腔共约 140 mL，约占颅腔容积的 9%。

颅内压是指颅腔内容物对颅腔壁上所产生的压力，它是由液体静力压和血管张力变动的压力两个因素所组成的，通过生理调节，维持着相对稳定的正常颅内压。正常人的颅内压是以侧脑室内液体的压力为标准测定，正常范围在 70～200 cmH$_2$O，当侧脑室压力超过 20 mmHg，并持续超过 5～10 分钟以上时则称为颅内压增高。ICP 超过 25～30 mmHg 时将是致命性的打击。在脑室和椎管相通时，侧卧位腰椎穿刺的脑脊液压力与其基本相等，因此临床上也常以此压力表示颅内压。成人正常值为 60～200 cmH$_2$O（0.6～1.96 kPa），女性可稍低，超过 200 cmH$_2$O（1.96 kPa）则视为颅内压增高。小儿颅内压增高的标准（CSF 直接测定法）一般为：新生儿 >80 cmH$_2$O（0.78 kPa），婴幼儿 >100 cmH$_2$O（0.98 kPa），3 岁以上儿童 >200 cmH$_2$O（1.96 kPa）。

（二）颅内压增高的发生机制

颅腔虽是一个不能伸缩的容器，其内脑组织、血液及脑脊液的体积也都不能被压缩，但在一定范围内仍可相互代偿。首先，颅腔空间有一定的代偿能力，正常人的颅腔容积较这 3 种内容物的总体积要大 8%～15%；其次，在有限范围内，3 种内容物可以互为置换，以保持颅内容积恒定，即如果其中一种成分的体积增加，相应另外两种成分的体积则减少，称为 Morno-Kellie 理论。在脑组织、血液和脑脊液这 3 种成分中，脑组织的可压缩性最小。在正常生理情况下，脑组织体积相对较恒定，颅内压的调节就在脑血流量和脑脊液间保持平衡。

可以用压力—容积反应曲线进一步说明这个问题。如图 2-1 所示，当病程初期（Ⅰ期），脑组织体积的增加相对较小时，颅内压并不立即升高或升高幅度很小，因为此时增加的容积可以通过颅腔中脑脊液向椎管腔内流动、轻度的脑组织变形以及有限度的硬脑膜皱褶伸展（大脑半球以及小脑之间的大脑镰）进行代偿。若脑体积进一步增加（Ⅱ期），颅内血液尤其静脉及硬脑膜静脉窦内血液体积则减少，同时脑脊液的生成速度减慢，以进一步发挥有限的代偿作用，但此时颅内压升高已较前明显，颅腔的顺应性已下降。随着病情的进展（Ⅲ期），这种缓冲作用逐渐耗尽，代偿机制失去作用，此时只要脑体积有轻微的增加，都会导致颅内压急骤升高。

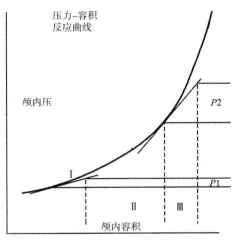

图 2-1　压力—容积图

颅内压的逐渐增高将导致脑灌注压下降（脑灌注压 = 平均动脉血压-颅内压），而脑灌注压的下降则导致脑血流量的下降，从而使脑组织出现缺血性损害。广泛而严重的脑组织缺血将导致脑死亡，脑疝也可对脑组织形成机械性损伤。

脑梗死和颅内血肿所致的颅内压增高不同之处在于，梗死引起的脑水肿是在脑梗死之后才发展起来的，故其导致的颅内压增高比颅内血肿所导致的要晚一些。无论哪种情况，都有一个颅腔内的高压区，形成不同部位间的压力差，易于引起脑组织的移位而发生脑疝。这些脑疝均可使脑干受压和移位，加重脑脊液循环障碍，导致病情急剧恶化而死亡。一旦由于颅内压增高引起脑组织移位，死亡率将超过50%。

（廖　强）

第二节　临床表现

脑水肿与颅内压增高的临床表现并不恒定，局限或程度较轻的脑水肿在临床上脑功能损害的表现较轻或无症状，对病情一般不会造成大的影响；严重脑水肿可导致颅内压增高，出现局灶或广泛脑损害的表现，包括各种形式的脑疝及延髓型呼吸循环衰竭等。脑水肿和颅内压增高是急性脑卒中患者1周内死亡的主要原因。

一、颅内压增高的一般症状

典型表现为头痛、呕吐、视神经盘水肿（颅内压增高"三联征"）和意识障碍。

1. 头痛

是最常见和最早出现的症状。头痛多位于额颞部，也可牵涉到枕部及后颈部。性质多为胀痛、搏动样疼痛或爆裂样痛，通常在用力动作、平卧或侧卧头低位时加重。头痛特点为持续性疼痛、阵发性加剧，且多在下半夜和清晨加重、痛醒，这可能与睡眠中颅内压较高有关。

2. 呕吐

典型表现为没有恶心先兆并与饮食无关的喷射性呕吐，常发生在清晨空腹时，或出现剧烈头痛时，有时头位改变可诱发。小脑梗死时呕吐多见。

3. 视神经盘水肿

是颅内压增高最重要而可靠的客观体征，常在ICP升高后48小时内出现。凡伴有颅内压增高的病变皆可能引起视盘水肿，但并不是所有的颅内压增高都有此征，其发生与颅内压增高的发生发展速度和时间有关。眼底检查可见视神经盘隆起及其局部边缘模糊甚至消失、颜色发红，视网膜反光增强，眼底小静脉怒张、小动脉痉挛。

4. 意识障碍

系大脑皮质受损，或因脑疝及脑干受压等破坏了网状结构上行激活系统所致，表现为躁动不安、嗜睡，甚至昏迷等意识障碍。全脑颅内压增高不明显的患者，其意识水平的下降与中线移位的程度有明显的关系，而与下行性疝无关，其机制可能与脑干的扭曲、广泛大脑半球功能障碍或组织移位造成的压力使血管移位有关。有研究显示，中线偏移4~6mm可引起嗜睡，中线移位6~8mm可引起昏睡，而中线移位大于8.5mm可导致昏迷。

颅内压增高中小儿患者的症状表现常不典型，因此容易误诊和漏诊。临床上常常仅有易激惹、喂食困难和呕吐，有时甚至仅以嗜睡为唯一表现。新生儿可能会出现前囟门紧张或隆起，慢性颅内压增高也可见双眼呈落日征。

二、颅内压增高所致神经系统受损表现

颅内压增高可通过弥漫性脑缺氧、继发性脑干轴性移位、局部血管或脑神经受牵拉或挤压、脑疝直接压迫脑组织等，出现相应的神经系统症状和体征。

（一）脑神经麻痹

（1）动眼神经麻痹，可表现为瞳孔扩大、缩小或大小不等，常为脑疝发生的早期征象。

（2）一侧或两侧展神经麻痹，较常见，但多无定位意义。

（3）三叉神经功能障碍，引起眼周围分布区和眼后的疼痛、角膜反射减弱或消失、面部感觉障碍等。

（二）脑疝

当颅内压增高超过一定的代偿能力时，脑组织受挤压并向邻近阻力最小的方向移动，若被挤入硬膜或颅腔内生理裂隙，即为脑疝形成。疝出的脑组织可压迫周围重要的脑组织结构，当阻塞脑脊液循环时，ICP 进一步升高，危及生命安全。临床上根据症状发生的部位及疝出组织的不同分为多种类型（表 2-1）。

表 2-1　脑疝综合征

综合征	机制	临床发现
经天幕下行侧（钩回疝）	内侧颞叶及钩回经切迹挤向下	同侧瞳孔扩大或眼肌麻痹 偏瘫（对侧或同侧） 去大脑姿势 不同水平的觉醒受损 瞳孔扩大常先于意识下降
经天幕下行（两侧中央疝）	间脑及中脑向下移位	中等大小瞳孔、昏迷或意识水平下降先于瞳孔改变 去皮质姿势 陈—施呼吸 尿崩症
经天幕上行	天幕下占位病变向上突入	恶心、呕吐、呃逆 凝视不协调或眼肌麻痹 进行性昏睡 突然呼吸停止
大脑镰下扣带回	大脑镰下扣带回移位	瞳孔小、有反应 对侧腿无力
扁桃体	小脑扁桃体移位到枕大孔下压迫延髓及上颈髓	高血压、心动过缓、呼吸慢、昏迷、呼吸停止

1. 小脑幕切迹疝

最多见。为颞叶占位性病变或弥漫性脑水肿等导致的部分颞叶经小脑幕切迹向下疝出或脑中线结构经其向下疝出。动眼神经、大脑后动脉、中脑及其血管可受到严重挤压，主要表现为：

（1）瞳孔改变：常为重要体征之一，系动眼神经受压所致。一般都从一侧开始，如病变发展会累及另一侧。开始可能表现为瞳孔缩小，如病变继续发展则瞳孔散大、光反应消失，并迅速出现双侧瞳孔散大和固定。有时可见瞳孔忽大忽小，为即将发生脑疝的先兆或重度颅内压增高引起脑干压迫的征象。

（2）颈强直：被认为是此疝的特征性表现，也常是其早期表现。

（3）呼吸节律不齐：表现为过度通气、双吸气、叹息样呼吸、呼吸暂停甚至呼吸停止等中枢性呼吸衰竭。

（4）其他：可见意识障碍、偏瘫等。早期出现双侧巴氏征阳性常提示有脑干受累。

2. 枕骨大孔疝

因小脑病变导致小脑扁桃体疝入枕骨大孔，阻塞了枕骨大孔并压迫延髓，导致延髓、后组脑神经和血管受压，故又称小脑扁桃体疝。多见于小脑梗死，也可见于小脑幕切迹疝的晚期。主要表现有：

（1）呼吸衰竭：因延髓生命中枢受压、缺血所致，发展迅速时可引起呼吸突然停止。

（2）瞳孔改变：系脑干受压急性缺氧，损害了动眼神经所致。

（3）颈强直和疼痛：表现为严重的枕下痛及颈项强直。

（4）脑神经受损：如迷走和舌咽神经受损可致吞咽困难、声嘶、呕吐、缓脉等。

（5）其他：可出现意识障碍、锥体束征、肌张力及各种反射消失等。此类型脑疝最严重，发展最迅速，可因迅速压迫脑干在瞬间出现呼吸停止而死亡。

3. 大脑镰疝

又称扣带回疝，系扣带回从大脑镰下缘疝入对侧，使胼胝体受压并向下移位。易发生在大脑镰前 2/3，可因大脑前动脉、胼胝体边缘动脉、胼胝体周围动脉受压而阻塞，引起大脑半球内侧面后部梗死或软化。一侧扣带回疝无神经功能障碍，严重时因一侧或双侧的大脑前动脉的分支——胼胝体周围支受压，使其供血发生障碍而导致一侧或双侧下肢轻瘫，以及排尿、排便功能障碍等。若脑干未受损，则头眼反射和前庭眼反射可保留，若病情进展也可出现去皮质强直甚至去大脑强直。

三、呼吸和循环障碍

颅内压增高发展急速时，呼吸和循环功能障碍明显且发展迅速。典型表现为库欣反射：高血压、心动过缓、呼吸节律的改变。

1. 呼吸障碍

常见。增高的颅内压、继发性脑干轴性移位，以及脑疝压迫等，可引起各种形式的呼吸障碍。多表现为频率改变，先深而慢，随后出现周期性呼吸，也可浅而快，过度换气也不少见。

2. 循环改变

脉搏及心率先慢（50～60 次/分）而后快，血压先升而后降，系延髓中枢衰竭的表现。

3. 其他

可有体温调节障碍等，表现为早期轻度发热，随病情进展可呈持续性高热，最后随呼吸衰竭而下降，直至低温状态。

四、内脏并发症

严重颅内压增高可因下丘脑和脑干功能障碍出现内脏并发症。常见有上消化道出血、应激性溃疡、神经源性肺水肿、急性肾衰竭、尿崩症、脑性失盐综合征等。上述内、外科 ICU 的临床并发症又可引起脑水肿、ICP 上升（表 2-2）。

表 2-2 内、外科 ICU 中引起 ICP 上升的临床情况

系统	临床情况
心脏	心脏停搏后缺氧性脑损伤引起脑水肿 心脏梗死手术后心脏性栓塞卒中
肺	急性肺疾病引起肺压上升，增加右→左心脏分流，导致较高危险矛盾性栓塞 严重高碳酸血症加剧 ICP
胃肠道	急性肝衰竭引起脑水肿
肾	严重低钠血症引起脑水肿 顽固性高血压脑病
内分泌	糖尿病性酮中毒所致脑水肿
感染	原发性或继发性 CNS 感染
风湿病性	狼疮性大脑炎、Behcet 病及其他自身免疫病引起脑水肿
血液病性	血凝病或血小板减少引起自发性颅内出血 高凝障碍所致硬膜窦血栓形成或动脉血栓形成
肿瘤性	原发性或继发性肿瘤引起局灶占位效应或阻塞性脑积水 软脑膜转移引起 CSF 流出受阻
其他	颈内静脉插管后颈动脉夹层引起前循环卒中 中心静脉插管相关颈内静脉血栓形成所致中心静脉淤滞 损伤或颈部手术操作后椎动脉夹层所致的小脑卒中

（孙　黎）

第三节　监测与检查技术

在当今医学科技高度发展的时代，有效的脑水肿与颅内压增高的床旁连续监测显得尤为重要，虽然临床观察上 Glasgow 昏迷评分（GCS）非常有用，但仍希望能有客观的监护仪器。目前诊断颅内压增高唯一可靠的方法是 ICP 的直接测量，但其有创性限制了其广泛应用。CT 和 MRI 有助于早期发现脑水肿，卒中后数小时，在 CT 和 MRI 上就可以显示脑水肿征象，但无法进行床旁连续监测。近年来陆续出现了一些新的无创性脑水肿和颅内压增高的床旁监测技术，但由于种种缺憾均无法大规模应用。

一、有创 ICP 监测技术

目前，此类技术均需要进行外科手术在颅骨上实施造口术以放置监测探头，因而属有创性操作，其最大的不良反应就是有招致继发感染的潜在危险，可能反而对疾病转归不利。因

此，虽然本技术已应用了 20 年，但对是否常规进行有创性 ICP 监测仍存在争议，只有当监测的目的在于指导内科治疗和判断外科减压时，才被认为是合理的。一般来说，对头部创伤或其他颅内占位性病变引起的颅内结构移位的年轻患者可进行 ICP 监测及脑脊液引流，而对患者检测并不具有特别的作用。总的来说，安置有创 ICP 监测仪的适应证是：①头部影像学检查显示有颅内占位性病变或脑池消失，提示有颅内压明显升高征象；②患者意识水平下降，GCS≤8 分；③病情进展迅速，需行重症监护和治疗；④暴发性肝衰竭伴 3 级或 4 级肝性脑病；⑤巴比妥诱导的昏迷；⑥多发性创伤使用神经肌肉阻滞药者。有创 ICP 监测的方法及其优点和缺点见表 2-3。

表 2-3 有创 ICP 监测分类

ICP 监测	优点	缺点
脑室造口引流	最精确，ICP 监测的"金标准" 可排出脑脊液以降低 ICP 可将药物直接注入脑脊液 能对颅内压力容积进行测定	5 天后感染的危险增加 有出血的危险 需定期重新调零、定期冲洗 若脑室受压，可能操作有难度
脑实质光纤传感器	感染的风险低 比蛛网膜下腔和硬膜外传感器更精确	不能排出脑脊液 5 天后可因"漂移"而使精确性下降 光纤探头可能脱出
蛛网膜下腔栓	感染的风险低 相对易于操作	不能排出脑脊液，不能注入药物 易于出错 易于堵塞，易于移位
硬膜外光纤	最不容易出现感染 较脑室造口引流术更少出现惊厥和出血 最适用于有凝血障碍的患者	不能注入药物 传感器必须与硬膜非常贴近，且与之相平行 易于出现故障，出现"漂移"和移位

二、无创性脑水肿和颅内压床旁检测技术

1. 经颅多普勒超声（TCD）

本方法可通过床旁测定脑血流的相关指标间接反映 ICP 的变化。其中搏动指数（PI）可代表收缩期血流（反映血压）和舒张期血流（反映脑血管阻力，主要是 ICP）之间的相关关系。但是，有时 TCD 的结果可能导致对 ICP 的错误判断，而且血管直径的细微改变可能使 TCD 计算得出的血流速度发生较大变化。

经颅彩色超声双向声谱图（TCCS）根据颅内静脉流速的变化与 ICP 的改变具相关性的原理，进行颅内静脉血流变化的连续监测，可以预测是否有 ICP 增高。有报道认为，利用此静脉 TCCS 系统监测基底静脉和直窦的流速可对卒中后脑水肿致中线移位的患者提供辅助检查手段。具体来说，卒中后脑水肿越重，则中线移位越明显，此时若基底静脉的流速越来越低，提示发生脑疝的可能性越大、预后越差；而直窦的血流在中线移位 1.5 cm 以内时流速逐渐加快，当中线移位在 1.5 cm 以上时，则其流速也逐渐降低。本方法的优点在于：无创性、连续性、可床旁进行，特别是对于需重症监护，不宜搬动进行头部 CT 或 NIRI 检查的患者。

2. 生物电阻抗法检测脑水肿

生物电阻抗（EI）是反映生物组织、器官、细胞或整个生物机体电学性质的物理量，其测定原理主要为：将低于兴奋阈值的微弱直流和交变电流施加于生物组织后，测量其表面的电位差来间接测量 EI。在硬膜外或脑表面放置电极测定脑 EI 能灵敏地反映脑组织水分的迁移与总量的变化，因而可用于检测脑水肿的变化。也有人提出电场"异物扰动"概念，即根据电磁场的基本原理，如果在头颅表面向颅内注入电流，颅内就会形成一个相对稳定的电流场，但当场中导电物质的结构和几何形状发生改变时（如出现血肿或水肿），会使电流场发生改变，从而对电流场产生扰动，这个扰动必然会引起电流场的重新分布，通过 EI 的测量就可以了解其组织生理和病理状态。本方法是一种新的无创脑水肿检测技术，具有无创性、床旁即时性、简单、成本低廉、安全性强等特点，若能广泛开展于临床，将是对目前临床上缺乏有效的床旁脑水肿无创检测技术的一个很好的补充。神经病学研究所通过该系统对100 余例脑卒中患者的脑水肿进行了检测，并与头颅 MRI-DWI 或 FLARE 及 CT 相比较，发现脑出血患者血肿侧脑阻抗值与血肿周围组织水肿体积呈正相关；脑梗死患者的病侧脑阻抗值亦与病灶体积呈正相关，提示水肿体积愈大，脑阻抗值就愈高。脑 EI 的连续监测也为脱水剂的使用与否提供了理论依据：对于脑出血的早期，当血肿侧 EI 值低于对侧时，此时由于血肿占优势，水肿并不严重，故除非有严重的颅内压增高或脑疝，否则应不用或慎用甘露醇；而当血肿侧 EI 值开始高于对侧，说明血肿周围组织水肿占优势，此时则应积极脱水治疗。总之，无创脑阻抗法检测脑水肿可有效补充头颅 CT 或 MRI 不能进行床旁实时连续监测的不足，从而指导脑水肿和颅内压增高的治疗。不过，本检测系统对位于中线（如脑干）或靠近中线的病灶不敏感，对体积 15～20 mL 甚至更小的病灶也不敏感。

三、影像学检查

1. 颅骨 X 线平片

有助于观察是否有颅骨骨折，间接提示颅内脑组织病变。

2. CT 或 MRI

可发现颅内相应的病理改变（如肿瘤、出血等），对查找颅内压增高的病变部位、性质和严重程度有重要意义。ICP 增高时 CT 或 MRI 可表现为脑沟回消失、脑室受压变小、中线移位等。中线移位的程度可通过测量松果体或透明隔的侧移尺度来表示。凡是发现第四脑室消失或在后颅窝出现任何占位灶，均属临床急症，须紧急处理。其中 CT 检查快捷、方便、应用更广，但 MRI 发现病变较 CT 更敏感，特别对后颅窝病变和颅内微小病变更具诊断意义，且 MRI 上脑水肿的出现早于 CT，水肿在 T_2 加权成像上显示为白色高信号，代表细胞毒性或血管源性水肿引起的水肿组织，在 T_1 加权成像上为等信号或低信号暗区。MRI 弥散加权成像（DWI）对检测脑水肿最为敏感，在病后数分钟即可发现脑水肿。当 CT 和 MRI 均正常时，必要时须行 MR 静脉成像（MRV）以排除脑静脉系统阻塞性疾病。

有学者研究了大脑中动脉脑梗死的患者在临床症状出现的最初 6 小时之内 CT 变化的预后意义，发现了两个很强的"死亡预报因子"：大脑中动脉供血区 50% 以上出现低密度改变和局部脑水肿征（沟回消失、侧脑室受压）。虽然只有中度的敏感性（61%），但其特异性高达94%。这些 CT 表现与其有占位效应的脑水肿，由脑疝所致的死亡具有相关性。

四、脑脊液检查

腰椎穿刺可直接测定 ICP，但颅内压增高时腰椎穿刺检查脑脊液应特别慎重，以免因人为制造压力梯度而诱发脑疝甚至导致死亡。一般认为后颅窝占位性病变导致的颅内压增高，不宜行腰椎穿刺检查。对怀疑颅内压明显增高者，应先用脱水剂，腰椎穿刺测压后不放脑脊液，仅将测压管内脑脊液送检。必要时可行侧脑室穿刺取脑脊液，同时还能缓解颅内压增高症状。脑脊液检查内容包括常规、生化、细菌学和细胞学检查等，对明确颅内压增高症的病因有一定帮助。

（武育卫）

第四节 治疗

一、一般治疗

1. 体位

头位抬高 30°有利于静脉回流，从而降低脑血流量和 ICP。体位降压平均可降低颅内压 0.8 kPa（6 mmHg），维持 6 小时左右而后又逐渐回升至原水平。但值得注意的是，抬高头位在降低脑血流量的同时也有降低 CPP 的危险，当 CPP 下降到使脑血流量达到缺血的临界水平时，可激活脑内血管舒张因子，反而会增加 ICP，加重病情。因此，头位抬高的利弊必须权衡，在 CPP < 70 mmHg 时建议将头置于水平位置，条件许可应根据 ICP 的监测结果来进行调整。侧卧位有利于排痰，避免头颈部位置过于扭曲。保持安静，避免用力屏气排便，以防颅压突然变动而诱发脑疝。

2. 营养

保证足够的营养供应。清醒患者给予普通饮食；昏迷时间长或不能由口进食者应给予鼻饲流质饮食；频繁呕吐者应暂禁食，以防引起吸入性肺炎，可酌情给予静脉输液及静脉营养。禁食超过 3 天者应给予补钾。有肝功能衰竭或肾衰竭的患者应给予特殊的饮食成分。

3. 对症处理

（1）镇静：患者由各种原因引起的紧张、挣扎等，可以通过升高胸膜腔内压、颈静脉压而使 ICP 增高。交感神经兴奋引起的高血压和心动过速也可引起颅内压增高。因此，在进行其他治疗之前，躁动不安者须尽快给予镇静药，有惊厥者须及时止惊处理。这是控制颅内压的首要步骤之一。

（2）血压管理：降低动脉血压可以降低 ICP。但目前研究认为，血压升高是机体维持足够 CPP 的代偿反应，故不主张积极降压治疗。对于重度弥漫性脑水肿，应保持平均动脉血压在正常范围内。在有监测条件的情况下，应使 CPP 维持于 70 ~ 120 mmHg；如果 CPP > 120 mmHg，ICP > 20 mmHg，则可以使用短效的降血压药；若 CPP < 70 mmHg，则应使用升压药如多巴胺［从 2 μg/（kg·min）开始逐渐加量］。应避免使 CPP < 70 mmHg，这样可以引起脑缺氧及反射性脑血管扩张，反而加重 ICP 的升高，尤其对于老年患者或既往有高血压病史者，降压更应谨慎。

（3）液体疗法：液体疗法的原则是"边补边脱"，保持轻度脱水的状态，目的在于保证脑灌注，及时补充能量，应尽可能避免过度脱水引起低血容量，因低血容量可以导致 CPP 的下降，从而造成脑组织进一步缺氧缺血。应使用等渗溶液，避免使用低渗液体，如 5% 葡萄糖溶液、0.45% 氯化钠溶液等可加重脑水肿。避免血清的低渗状态（渗透压小于 280 mmol/L），保持轻微的高渗状态（渗透压 300 mmol/L）有利于减轻脑水肿。

（4）其他：①吸氧，保持呼吸道通畅，必要时气管内插管或气管切开，进行人工通气；②积极处理发热，发热可增加脑血流量，从而升高颅内压。有研究认为，卒中后发热与病死率和致残率的明显增高有关。常用对乙酰氨基酚（扑热息痛）和冰毯降温处理，也可考虑使用吲哚美辛；③积极防治感染，预防继发呼吸道感染，减少肺炎的发生；④保持水、电解质、酸碱平衡，尽量维持血压、血糖、血气等在正常范围，及时处理尿潴留和便秘等。

二、降颅内压药治疗

1. 20% 甘露醇

是目前应用最广的高渗性脱水剂，可有效、快速降低颅内压，但不应预防性使用。

（1）作用机制：①使血浆渗透压迅速增高，在血—脑屏障良好的情况下，形成血液与脑组织液及血液与脑脊液之间的渗透压差，从而促使脑组织液体（包括 ECF 和 ICF）转移至血管内，最终由尿排出；②血渗透压的升高反射性地减少脑脊液的产生，而吸收量暂时增加，使脑脊液容积下降；③降低血黏度，短暂性的升高脑血流量，从而反射性的刺激脑血管收缩，使脑血容量减少而降低颅内压；④清除组织中的羟自由基。离体实验显示，甘露醇可阻止绝大部分 N-甲基-D-天冬氨酸受体的氧化活性，但并不增加由黄嘌呤/黄嘌呤氧化酶所产生的超氧化物阴离子和过氧化物的数量。

（2）用法：通常建议应用小剂量甘露醇以避免电解质紊乱，常用 0.25 ~ 1 g/kg，30 ~ 40 分钟内滴完。一般 10 分钟即可起效，20 ~ 60 分钟达到高峰，3 ~ 6 小时作用消失。使血浆渗透压较前上升 10 mmol/L 时，甘露醇的疗效较佳。大量动物及临床研究显示，甘露醇在连续多次用药（一般在 5 次以上）后，其降压作用明显衰减，但停用一段时间后再使用又恢复疗效。因此在多次使用该药后，应注意与其他降压措施交替使用。

（3）不良反应：理论上认为，甘露醇会加重脑组织移位，因为它可能只能从正常组织中脱水。但一项前瞻性研究发现，伴有脑组织移位的脑梗死给予甘露醇 1.5 g/kg，给其做系列 MRI 检查并未发现中线移位有改变。甘露醇常见不良反应有以下几点：①充血性心力衰竭：为机体突然吸收大量组织水分使血容量骤然增多，加重心脏负荷所致；②水电解质紊乱：甘露醇有强烈的利尿、利钠、排钾、排钙、排镁等作用，故可导致脱水、低钾血症、低钙血症等；③可有反跳现象。随着甘露醇部分通过血—脑屏障入脑，脑组织渗透压也跟着逐渐增高，可导致水分从血浆逆转流向脑内，使其含水量再度增高，颅内压回升，出现所谓"反跳"现象；④长期、大剂量使用可导致肾功能损害。接受渗透性脱水治疗时，应定期监测血清渗透压，控制其在 300 mmol/L。而对于由血浆低渗所致的渗透性脑水肿来说，控制液体入量和保持水电解质的平衡才是更为有效的治疗措施。

2. 甘油

为高渗性脱水剂，有 50% 制剂。

（1）作用机制：主要机制与甘露醇类似，均是通过药物的高渗性，改变组织间的渗透压而发挥其降压作用。其他尚可改善脑代谢及脑血流量、增加脂质合成，以及提高心钠素的水平。甘油在代谢中不需要胰岛素参与，对糖尿病患者尚有抗酮体作用。甘油降颅内压的开始时间与高峰时间均比甘露醇稍迟，但降压的持续时间较甘露醇持久；而且，甘油的降压作用较为温和，当其透过血—脑屏障时可以被脑组织代谢，因而无明显反跳现象，故常与甘露醇交替使用。

（2）用法：维持时间可长达 24 小时。但静脉内滴注甘油可能诱导溶血，因此滴注时速度不能太快。口服：50% 甘油每次 1.5 ~ 2 mL/kg，6 ~ 8 小时一次，可较长期使用，极少出现不良反应，也很少会出现反跳现象，可用于轻症颅高压、颅高压恢复期，或与甘露醇交替使用。但口服甘油常常使患者难以耐受。

（3）不良反应：静脉使用时，浓度过高或滴注速度过快，可出现溶血、血尿，甚至肾衰竭。口服甘油可致腹泻，故有腹泻者慎用。另外，糖尿病患者需慎用。

3. 呋塞米

为高效利尿性脱水剂。特别适用于颅内压增高并发心力衰竭、肺水肿、肾衰竭者。与甘露醇联合应用可延长作用时间和减少不良反应的发生。

（1）作用机制：通过增加肾小球滤过率，抑制肾小管对 Na^+、K^+、Cl^- 等的重吸收而利尿；抑制 Na^+ 进入水肿的脑组织、减少脑脊液的产生而降低颅内压。

（2）用法：每次 20 ~ 40 mg，肌内或静脉注射。静脉注射后 5 分钟起效，1 小时内发挥最大效能，维持 2 ~ 4 小时。

（3）不良反应：相对较少，以水电解质紊乱最多见，如低钠、低钾、低钙、低镁等，个别长期应用者偶可导致听力减退或肾功能损害。

4. 20% 人血清蛋白

作用机制、用法及不良反应如下。

（1）作用机制：20% 清蛋白可显著且较持久地提高血浆胶体渗透压，能缓慢地吸收脑组织水分进入血管内，可减轻脑水肿和降低颅内压。同时可使血容量增加，血液黏度降低，有助于增加脑能量，改善脑循环，尤其适用于脑水肿伴低清蛋白血症或休克患者。有研究报道，清蛋白有抗自由基的作用，它能与血液中金属离子（如 Fe^{2+}、Fe^{3+}）相结合，阻止它们对脂质过氧化物的催化作用，也可直接与氧化剂发生作用，减少自由基的损害。本药单独使用效果并不明显，若与高渗性脱水剂或利尿药合用，则可起到缓慢而持久的脱水与降颅内压效果。

（2）用法：人血清蛋白每天 10 ~ 20 g，静脉滴注，可连用 3 ~ 5 天。

（3）不良反应：较少，并发心力衰竭者慎用。

5. 高渗盐水

（1）作用机制：高渗盐水可使血浆渗透压迅速增高，形成血液与脑组织液及血液与脑脊液之间的渗透梯度，从而促使脑组织液体转移至血管并排出体外。高渗盐水有双重利尿作用，一是直接使尿钠增多，二是间接通过心钠素的释放起作用。此外，高渗盐水可减轻脑低灌注和血管痉挛现象。目前越来越多的文献提及使用高渗盐水治疗脑水肿和顽固性颅高压，一般用于甘露醇疗效不佳或甘露醇引起急性肾衰竭的患者。高渗盐水降颅内压效果明确，且较甘露醇更不易引起反跳现象。现已不主张使用高渗葡萄糖来进行脱水治疗，因高渗葡萄糖液不仅容易出现反跳现象，而且可出现脑内乳酸酸中毒和血糖增高，从而加重脑组织损害。

（2）用法：7.5% 或 10% NaCl 每次 1.5 ~ 5 mL/kg，或 23.4% NaCl 每次 0.5 ~ 2 mL/kg

静脉滴注，时间大于 30 分钟。一般认为给予 3% NaCl 可能起不到迅速降低颅内压的目的。高渗盐水应间隔多长时间重复使用尚无统一规定，须进一步研究。一项小样本（22 例）的对卒中后颅高压甘露醇治疗无效的患者的研究显示，单次给予 10% NaCl 75 mL 静脉滴注后，所有患者 ICP 均至少下降 10% 以上，在开始静脉滴注后 35 分钟左右达到最低水平，此后 ICP 逐渐回升，持续 4 小时，脑灌注压则缓慢上升，对平均动脉压（MAP）无明显影响，也未发现有特殊的不良反应。

（3）不良反应：高渗盐水的潜在危害是由于血钠浓度的快速改变导致的惊厥和脑桥中央髓鞘溶解症，但目前尚无引起脑桥中央髓鞘溶解症的报道。其他可能的不良并发症包括心力衰竭、肺水肿、肾功能不全、溶血和凝血异常等。

6. 巴比妥类药物

（1）作用机制：可降低脑代谢率和耗氧量，加强 Na^+-K^+-ATP 酶的功能，降低全身动脉压，使脑血容量减少，清除氧自由基，从而减轻或逆转血管源性脑水肿的形成，在高剂量时可降低脑容量和 ICP 等。常用大剂量苯巴比妥治疗，称为"苯巴比妥昏迷"疗法。也可选用硫喷妥钠。高剂量的苯巴比妥治疗并不是标准治疗方法的一部分，只是在上述各种治疗方法均告无效时的一种选择。

（2）用法：临床试验表明，苯巴比妥钠静脉注射，每次 3～5 mg/kg，负荷量为 5～20 mg/kg，维持量为 1～4 mg/kg，使苯巴比妥的血药浓度 ≤60 mg/dL；硫喷妥钠的负荷量为 20 mg/kg。应达到使脑电图呈爆发抑制（此时神经细胞代谢仅够维持其生存需要）、机体各种神经反射减弱或消失的状态，才能够有效降低其他治疗无效的脑水肿和颅内压增高。使用本疗法时必须进行气管内插管和机械通气，并需静脉营养，同时应连续进行如下监测：脑电图、血气、血压、中心静脉压以及 ICP 测定。

（3）不良反应：本疗法最容易出现的并发症是低血压，故治疗中常需给予升压药；肠梗阻也是常见并发症之一。此外，虽然苯巴比妥疗法确实能防止患者因顽固性颅内压增高而死亡，但其总体预后并不一定理想。有研究显示，苯巴比妥可使部分患者出现血管过度收缩，从而引起脑缺血导致预后不良。

7. 皮质类固醇激素

激素可改善血—脑屏障的功能，降低毛细血管通透性，减少脑脊液生成，改善脑微循环，稳定溶酶体膜等，同时又有强烈的抗炎、抗渗出、抗过敏、抗毒、抗休克等作用，故可用于脑水肿和颅内压增高的治疗。但是，激素并不常规用于所有类型的脑水肿。激素对肿瘤和脓肿周围水肿、硬膜下血肿、细菌性脑膜炎和结核性脑膜炎等引起的血管源性脑水肿有效，对中毒和过敏引起的脑水肿也有效，但对闭合性脑外伤和脑出血无效，而且用于缺血性脑卒中和脑外伤时可能加重病情，因为激素可增加脑组织氧耗、引起血糖增高和乳酸堆积。临床试验已经对常规剂量或大剂量激素的使用进行了评价，发现它并不能改善卒中后的转归。同时，由于不良反应大，易致感染，卒中患者应避免使用皮质类固醇激素。此外，激素对渗透性脑水肿和间质性脑水肿（脑积水）的治疗作用也不明显。常用药物为地塞米松，应在发病 24 小时内给药，剂量每次 8～32 mg，酌情重复使用。激素的不良反应在此不再赘述。

由于激素存在较严重的不良反应，有学者因而提出使用非激素类抗炎症药物来代替激素。此类药物在治疗全身炎症性疾病中疗效肯定，且比较安全，能为大多数患者所耐受，如吲哚美辛（消炎痛）、布洛芬等。实验研究显示，非激素类抗炎药可通过减轻脑血管通透性而治疗血管源性脑水肿，且其降低程度与地塞米松相似。一项临床试验显示，静脉注入30～50 mg 吲哚美辛可降低脑外伤患者的脑血流量和 ICP，从而改善 CPP，但目前此观点尚无大规模临床研究证实。

三、过度换气

过度换气是治疗急性颅内压增高症的急救措施之一。

1. 作用机制

（1）过度换气可使肺泡与血液中的二氧化碳分压下降，使细胞外液 H^+ 浓度也下降，导致低碳酸血症，从而使脑小动脉收缩，几乎可以立即引起脑血流量的下降，使脑容积缩小，ICP 降低。

（2）过度换气增加了呼吸的负压，使中心静脉压下降，促进脑静脉血回流至心脏，可减少脑血容量。

（3）减少脑脊液的生成。

（4）防止高碳酸血症引起的血—脑屏障功能障碍。

2. 方法

将潮气量提高到 12～14 mL/kg，使二氧化碳分压降低，一般当二氧化碳分压降低 15～20 mmHg 时，30 分钟后脑血流量可下降40%。应避免使二氧化碳分压降低。时间以不超过1 小时为宜。当 ICP 已被控制后则应使之缓慢回升，以防突然血管扩张致 ICP 反跳。

3. 不良反应

过度换气时间过长，可导致缺血脑组织的血液灌注减少而引发新的损伤，同时可引起组织内乳酸堆积。过度换气对于脑血流的作用是短暂的，在脑水肿和颅内压增高远未消除时，其作用就已经不复存在。另外，快速撤下正在使用的过度通气会造成颅内压的反跳。这些因素说明，过度换气应该只能作为病情恶化时的一项紧急的临时措施，必须用另一种或几种可明确控制脑水肿和颅内压的治疗方法来补充。而且，在颅内压增高的晚期，血管反应性完全消失时，此治疗方法无效。

四、亚低温疗法

1. 方法

常采用亚低温治疗，即目标温度达到 32～34 ℃。在已做的研究中多通过使用低温毯来降温，也有使用冰水洗胃来降低脑的温度，整个躯体的降温效果优于单纯的头部降温，但在低温治疗时要注意使用药物以防寒战发生。

2. 不良反应

温度过低或持续过久易发生心律失常、肺炎、血压下降、高凝状态等。最近一项大规模随机对照试验显示，亚低温疗法虽可降低脑外伤患者的 ICP，但总体预后并未改善。

五、手术治疗

1. 脑脊液分流术

对于脑积水不能解除的患者，特别是动脉瘤性蛛网膜下腔出血或小脑肿胀所致的急性脑积水，给予脑脊液分流术是非常必要的，能迅速降低 ICP；对于有些难治的特发性颅内压增高，也可考虑使用脑脊液分流术；对于严重颅脑外伤的患者，本方法的有效性尚有争议。

2. 开颅减压术和/或部分脑组织切除术

对于脑肿瘤、脓肿和硬膜下血肿患者，移除肿块可明显减轻脑水肿和颅内压增高；较大的小脑梗死可行后颅窝开颅减压和/或直接切除部分小脑，以解除脑干压迫。最近，去骨瓣减压术开始应用于大脑半球大面积梗死的患者。该手术使水肿的脑组织膨胀至颅腔外，从而逆转脑组织移位并降低颅内压。但去骨瓣减压术仍有大量问题有待解决：病例选择、最佳的手术时机、优势半球梗死的患者是否更应该采取这种积极的治疗措施、是否能改善预后等。对于急性缺血性脑水肿，到目前为止，还没有随机对照试验证据支持将手术减压用于急性缺血性卒中患者脑水肿的治疗，尚需要随机对照试验证据来精确评价手术减压的作用。

（谢　屹）

第三章

脑血管病

第一节　概述

脑血管病（CVD）是指各种原因导致脑血管损害从而引起的脑组织病变。急性发病并迅速出现脑功能障碍的脑血管疾病称为急性脑血管病，又称脑卒中或脑血管意外，多表现为突然发生的脑部受损征象，如意识障碍、局灶症状和体征。

一、脑部血液供应及其特征

脑的血管系统大体可分为动脉系统和静脉系统。动脉系统又可分为颈动脉系统和椎—基底动脉系统，颅脑的血液供应主要来自颈前的两根颈总动脉和颈后的两根椎动脉（图3-1）。脑血管的最大特点是颅内动脉与静脉不伴行。

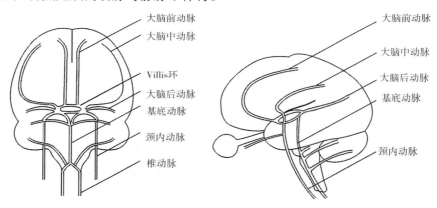

图3-1　脑的主要供血动脉

（一）颈动脉系统（前循环）

颈动脉系统包括颈总动脉、颈外动脉和颈内动脉及其分支（图3-2）。

颈总动脉，左右各一根，分别提供一侧颅脑的供血。右侧的颈总动脉起自头臂干动脉，左侧的颈总动脉直接起自主动脉弓。双侧颈总动脉在气管两侧向上走行，在甲状软骨略上水平分为颈内动脉和颈外动脉，在颈部可以触摸到颈总动脉及其分叉部。

颈外动脉在其经过途中发出9个分支。向前3支：甲状腺上动脉、舌动脉和面动脉。向后 3 支：胸锁乳突肌动脉、枕动脉和耳后动脉。向内 1 支：咽升动脉；向上 2 支：上颌动脉与颞浅动脉。颈外动脉分支供应头皮、颅骨、硬膜及颌面部器官，颈内动脉则向上走行穿颅骨进入颅内，分支供应垂体、眼球及大脑等。

颈内动脉的主要延续性分支为大脑前动脉和大脑中动脉，此外还有眼动脉、脉络膜前动脉等。颈动脉系统主要供应大脑半球前 3/5 的血液，故又称为前循环。颈内动脉包括颈内动脉颅外段和颈内动脉颅外段，颈内动脉颅外段没有分支，但通常不是笔直的，而是有一定的弧度。在颅外段的起始处有梭形膨大，为颈动脉窦，是压力感受器，可调节血压。在颈总动脉分叉处后壁上，有一扁椭圆形小体借结缔组织附于壁上，是颈动脉体，可感受血液中的 O_2 和 CO_2，调节呼吸。

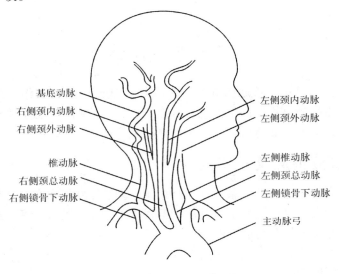

图 3-2　颈部血管

大脑前动脉于视交叉外侧、嗅三角后方，以近乎直角的方向自颈内动脉发出，向中线走行，直至大脑纵裂，后在胼胝体上方折向后走行。左右大脑前动脉由前交通动脉相连。大脑前动脉皮质支供应大脑半球内侧面、额叶底面的一部分和额叶、顶叶上外侧面的上部，中央支供应内囊前肢、部分膝部、尾状核、豆状核前部等。

大脑中动脉是颈内动脉的直接延续，在颈内动脉的分支中最为粗大。大脑中动脉在视交叉外下方向横过前质质进入大脑外侧沟，再向后外，在岛阈附近分支。大脑中动脉皮质支供应大脑半球上外侧面的大部分和岛叶，中央支供应尾状核、豆状核、内囊膝和后肢的前部。

脉络膜前动脉从颈内动脉或大脑中动脉主干向下发出，沿视束下面向后行，经大脑脚与海马旁回沟之间进入侧脑室下角，终止于脉络丛。供应外侧膝状体、内囊后肢的后下部、大脑脚底的中 1/4 及苍白球等。

（二）椎—基底动脉系统（后循环）

椎—基底动脉系统的主要来源血管为椎动脉，左右各一。

右侧椎动脉发自头臂干动脉，左侧椎动脉发自左锁骨下动脉。椎动脉逐节穿过颈椎横突孔向上走行，至颅骨和第一颈椎之间进入颅内。两侧的椎动脉入颅后汇合形成基底动脉。椎动脉主要分支有脊髓前、后动脉和小脑后下动脉。小脑后下动脉供应小脑下面后部。

基底动脉在脑干的前方向上走行，至大脑半球的底部分叉为双侧的大脑后动脉。主要分支有：①小脑下前动脉，供应小脑下部的前部；②内听动脉，供应内耳迷路；③脑桥动脉，供应脑桥基底部；④小脑上动脉，供应小脑上部。

大脑后动脉在脑桥上缘，由基底动脉发出，绕大脑脚向后，沿海马旁回的沟转至颞叶和枕叶内侧面。皮质支供应颞叶的内侧面、底面和枕叶。中央支供应背侧丘脑、内侧膝状体、下丘脑和底丘脑等。

（三）脑动脉的侧支循环

1. 脑底动脉环

（1）Willis环（大脑动脉环）：位于脑底面下方、蝶鞍上方，下视丘及第三脑室下方，灰结节、垂体柄和乳头体周围，由前交通动脉、两侧大脑前动脉始段、两侧颈内动脉末段、两侧后交通动脉和两侧大脑后动脉始段吻合而成（图3-3）。将颈内动脉和椎—基底动脉相互联系，继而将前后循环以及左右两侧大脑半球的血液供应相互联系，对调节、平衡这两大系统和大脑两半球的血液供应起着重要作用。当某一动脉血流减少或被阻断时，血液借此得以重新分配和平衡。

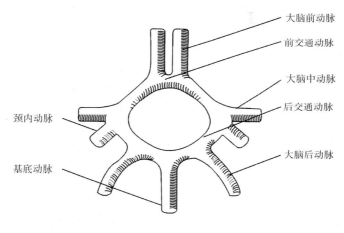

图3-3 Willis环

（2）延髓动脉环：延髓动脉环为左右椎动脉与脊髓前动脉共同构成。因脊髓前动脉细小，代偿潜能不大。

2. 软脑膜内吻合

在大脑半球软膜内，大脑前动脉、大脑中动脉、大脑后动脉皮质支末梢存在着丰富的侧支吻合。吻合网呈带状分布，位于3条大脑动脉供血的交错区。

在小脑表现为一侧小脑上动脉、小脑下前动脉和小脑下后动脉分支之间存在着广泛吻合。两侧对应的小脑动脉之间也存在着丰富的吻合。

此外，大脑前动脉胼胝体动脉和大脑后动脉的胼胝体背侧动脉于胼胝体背侧也有侧支血管吻合，称胼周吻合。

3. 脑内动脉吻合

大脑各动脉的中央支从脑底进入脑的深部，供应基底节、后脑、内囊等部位，各中央支之间存在侧支血管吻合，但这些吻合血管属于微动脉吻合和前毛细血管吻合，不足以建立有效的侧支循环，临床上某中央支突然闭塞常表现出相应的功能障碍。若闭塞形成缓慢，可发展侧支循环起到一定的代偿功能。

4. 颈内动脉和颈外动脉分支间的吻合

头皮、颅骨、硬膜和脑的动脉系统既相对分隔，又存在着广泛的吻合。在正常情况下，这些吻合血管的血流量很小。当某些血管狭窄或闭塞时，这些吻合血管则起到一定的代偿作用，是调节脑部血液分配的另一重要途径。如颈内动脉分出的眼动脉与颈外动脉分出的颞浅动脉相吻合，大脑前、中、后动脉的皮质支与脑膜中动脉相吻合（图3-4）。

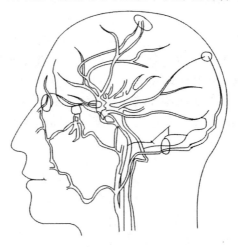

图3-4 颈内动脉和颈外动脉分支间的吻合

5. 颈内动脉与基底动脉间的胚胎遗留血管

在人类胚胎早期，颈内动脉系和椎—基底动脉系之间有原始三叉动脉、原始耳动脉和原始舌下动脉等，这些动脉有的可保留到出生后。

（四）静脉系统

脑静脉多不与动脉伴行，其管壁较薄且无瓣膜。大脑的静脉分为浅深两组，浅组收集脑浅层的血液；深组收集脑深部实质内的血液。两组静脉经硬脑膜静脉窦最终回流至颈内静脉。

浅组分为3组：大脑上静脉有6~12条，引流大脑半球上外侧面和上内侧面的血液，入上矢状窦，其中以中央沟静脉（Golando 静脉）和上吻合静脉（Trolard 静脉）较为粗大；大脑中静脉有浅深之分，大脑中浅静脉引流外侧裂附近的静脉血注入海绵窦，大脑中深静脉引流脑岛的血液注入基底静脉，大脑中浅静脉还借上吻合静脉（Trolard 静脉）注入上矢状窦，借一些吻合支与大脑下静脉相连；大脑下静脉有1~7条，引流半球上外侧面、内侧面和下面的血液，注入海绵窦、横窦、岩上窦和基底静脉。

深组主要有3个大干：大脑大静脉（Galen 静脉）由两侧大脑内静脉合成一条粗短的深静脉干，最后注入直窦；大脑内静脉由透明隔静脉和丘脑纹状体静脉汇合而成，位于第三脑室顶部两侧的脉络丛内，左右各一，收集胼胝体、透明隔、尾状核、豆状核、丘脑、侧脑室和第三脑室脉络丛的血液；基底静脉又称 Rosenthal 静脉，由大脑前静脉和大脑中深静脉汇合而成，最后注入大脑大静脉。

人的硬脑膜静脉窦可分为后上群与前下群。后上群包括上矢状窦、下矢状窦、左右横窦、左右乙状窦、直窦、窦汇及枕窦等；前下群包括海绵窦、海绵间窦和左右岩上、岩下窦、左右蝶顶窦及基底窦等。

二、脑血管病的分类

临床常见的急性脑血管病，主要是动脉血管的病变，分为两大类：缺血性脑血管病和出血性脑血管病。前者依据发作形式和病变程度分为脑梗死和短暂性脑缺血发作；后者根据出血部位不同，主要分为脑出血和蛛网膜下腔出血。静脉血管的病变以静脉窦血栓形成较常见。

三、脑血管病的危险因素

与脑血管病发生有密切因果关系的因素称为危险因素，其可以是一种疾病或生理状态。脑血管病的危险因素又可分为可干预和不可干预两种，其中可干预的危险因素根据证据强度的不同，又分为证据充分的可干预危险因素、证据不充分或潜在的可干预危险因素。

不可干预的危险因素系指不能控制和治疗的危险因素，包括：①年龄，这是最重要的独立危险因素。如55岁以后，每增加10岁，脑血管疾病发病率增加1倍以上；②性别，男性脑血管疾病的危险度较女性高；③低出生体重；④人种/种族，如黑种人脑血管疾病的发生率明显高于白种人。亚洲人群脑血管病发病率也相对较高；⑤遗传，家族中有脑血管疾病的子女发生脑血管疾病的可能性明显升高。

证据充分的可干预的危险因素包括：①高血压，血压和心血管病的风险呈线性相关，且独立于其他危险因素；②吸烟，吸烟导致脑血管疾病的危险性与吸烟的量呈正比，最高可达不吸烟人群的6倍，戒烟可以降低脑血管病的危险性；③糖尿病，系脑血管病常见的独立危险因素，糖尿病患者发生缺血性脑血管病的危险性是普通人群的2~3倍；④心房颤动，心房颤动可以单独增加卒中的风险3~4倍；⑤其他心脏事件，其他类型心脏病也可能增加血栓性卒中的危险，包括扩张型心肌病、瓣膜性心脏病（如二尖瓣脱垂、心内膜炎、瓣膜修复），以及先天性心脏缺陷（如卵圆孔未闭、房间隔缺损、房间隔动脉瘤）；⑥血脂异常，系脑血管病的重要危险因素；⑦无症状颈动脉狭窄，当狭窄程度加重或发生血流动力学改变时，则可发生缺血性脑血管病；⑧镰状细胞病，20岁镰状细胞病患者卒中的发生率至少为11%，其中相当一部分是通过大脑磁共振发现的"静息"卒中。幼童时期卒中的发生率最高；⑨绝经后激素疗法，绝经后如大量使用激素治疗，卒中危险性升高约40%；⑩饮食和营养，钠的摄入量多伴随卒中危险性增高。同时钾摄入量的增多伴随卒中危险性降低。增加水果和蔬菜的摄入量与降低卒中的危险性之间存在着剂量效应方式；⑪缺乏锻炼，体育锻炼被证实对卒中能够起到有益的作用，体育活动的部分保护效应可能是通过降低血压，控制心血管疾病其他危险因素，控制糖尿病等机制发挥作用。

证据不充分或潜在可干预的危险因素包括：①代谢综合征，代谢综合征能够预测冠心病、心血管疾病（包括冠心病和卒中）以及因此产生的死亡率。然而，并没有关于卒中特异性危险方面的充分证据；②酗酒，长期、轻中度地饮用葡萄酒可以降低卒中的危险度，而重度饮酒会增加其危险度；③药物滥用，包括可卡因、苯丙胺、二醋吗啡，与卒中的危险性增加有关；④口服避孕药，与卒中危险性的相关性不高，一些女性特别是既往有血栓病史，可能表现出高危险性；⑤睡眠呼吸紊乱和一系列其他卒中危险因素相关，对心血管事件不利并且独立作用于卒中危险性。有效地治疗呼吸睡眠暂停综合征可以降低血压，有可能预防卒中；⑥偏头痛，在年轻女性中偏头痛和卒中之间存在关联；⑦高同型半胱氨酸血症，流行病学和前瞻性研究表明血浆同型半胱氨酸水平和卒中之间存在正相关；⑧高脂蛋白 a，脂蛋白 a 类似低密度脂蛋白微粒，可以促进动脉粥样硬化的形成；⑨脂蛋白相关性磷脂酶 A_2 升高，脂蛋白相关性磷脂酶 A_2 是一种与人血浆中的低密度蛋白相关的钙依赖性血清脂肪酶。脂蛋白相关性磷脂酶 A_2 在血浆中水平升高会导致心血管意外的增加，也可能是卒中的危险因素；⑩高凝状态，缺血性卒中的年轻女性患者血中抗磷脂抗体浓度较高。大量的病例对照研究并没有发现其他遗传性血液高凝状态和卒中的关系；⑪炎症，在动脉粥样硬化性心血管疾病病理生理学机制中，炎症反应所起的作用正在研究中；⑫感染，尽管在冠状动脉及颈动脉的斑块中发现了多种细菌，但使用抗生素治疗并未被证实可以降低卒中发生的风险。

（周　辉）

第二节　短暂性脑缺血发作

随着影像学的进展，对短暂性脑缺血发作（TIA）的认识已由关注其临床症状持续时间转变到关注其引起组织学损害的过程。2009 年美国卒中协会发布了 TIA 的新定义为：脑、脊髓或视网膜局灶性缺血所致的、未伴发急性梗死的短暂性神经功能障碍。TIA 的诊断均是回忆性诊断。支持 TIA 诊断的临床特点有：症状突然出现、发病时即出现最大神经功能缺损、符合血管分布的局灶性症状、发作时表现为神经功能缺损、可快速缓解。神经影像学检查有助于排除其他发作性疾病，而且神经影像学的发展，特别是弥散、灌注加权的 MRI，已经从基本上改变了对于 TIA 病理生理学的理解。

传统"基于时间"的 TIA 概念起源于 20 世纪 50 年代，1956 年 Fisher 在第二次普林斯顿脑血管病会议上，认为 TIA 可以持续几小时，一般为 5 ~ 10 分钟；1964 年，Acheson 和 Hutchinson 支持使用 1 小时的时间界限；Marshel 建议使用 24 小时概念；1965 年，美国第四届脑血管病普林斯顿会议将 TIA 定义为"突然出现的局灶性或全脑神经功能障碍，持续时间不超过 24 小时，且排除非血管源性原因"。美国国立卫生研究院（National Institute of Health，NIH）脑血管病分类于 1975 年采用了此定义。然而，随着现代影像学的进展，基于"时间和临床"的传统定义受到了诸多质疑。研究表明，大部分 TIA 患者的症状持续时间不超过 1 小时。超过 1 小时的患者在 24 小时内可以恢复的概率很小，而且一些临床症状完全恢复的患者的影像学检查提示已经存在梗死。美国 TIA 工作组在 2002 年提出了新的 TIA 概念："由于局部脑或视网膜缺血引起的短暂性神经功能缺损发作，典型临床症状持续不超过 1 小时，且在影像学上无急性脑梗死的证据。"2009 年 6 月美国心脏病协会（American Heart Association，AHA）／美国卒中协会（American Heart Association，ASA）在 *Stroke* 杂志上发表指南，提出新的 TIA 定义：脑、脊髓或视网膜局灶性缺血所致的、未伴发急性梗死的短暂性神经功能障碍。在此定义下，症状持续的时间不再是关键，是否存在梗死才是 TIA 与脑卒中的区别所在。

纵观前后三次概念的修改，对 TIA 的认识已由关注其临床症状持续时间转变到关注其引起组织学损害的过程。与 1965 年 TIA 的定义比较，2002 年的定义强调了症状持续时间多数在 1 小时内，并且增加了影像学是否有脑梗死的证据。2009 年最新的 TIA 定义则完全取消了对症状持续时间的限制，是否存在脑组织的梗死是 TIA 和脑卒中的唯一区别，同时提示不论 TIA 的临床缺血过程持续多久，都有可能存在生物学终点。从 3 次定义的变化中不难看出，症状持续时间在诊断中的比重不断下降，从 24 小时到 1 小时，直到现在笼统地描述为"短暂性神经功能缺损"；此外，积极提倡对 TIA 患者进行影像学检查以确认有无脑梗死并探讨其病因的重要性不断得到强化。

一、病因和发病机制

目前短暂性脑缺血的病因与发病机制尚未完全明确。一般认为，TIA 病因与发病机制常分为 3 种类型：血流动力学型、微栓塞型和梗死型。

血流动力学型 TIA 是在动脉严重狭窄的基础上，血压波动导致的远端一过性脑供血不足引起的，血压低的时候发生 TIA，血压高的时候症状缓解，这种类型的 TIA 占很大一部分。

微栓塞型又分为心源性栓塞和动脉—动脉源性栓塞。动脉—动脉源性栓塞是由大动脉源性粥样硬化斑块破裂所致，斑块破裂后脱落的栓子会随血流移动，栓塞远端小动脉，如果栓塞后栓子很快发生自溶，即会出现一过性缺血发作。心源性栓塞型 TIA 的发病机制与心源性脑梗死相同，其发病基础主要是心脏来源的栓子进入脑动脉系统引起血管阻塞，如栓子自溶则形成心源性 TIA。血流动力学型与微栓塞型 TIA 的临床鉴别要点见表 3-1。

表 3-1 血流动力学型与微栓塞型 TIA 的临床鉴别要点

临床表现	血流动力学型	微栓塞型
发作频率	密集	稀疏
持续时间	短暂	较长
临床特点	刻板	多变

此外随着神经影像技术的进展，国外有学者提出了梗死型 TIA 的概念，即临床表现为 TIA，但影像学上有脑梗死的证据。据此，将 TIA 分为 MRI 阳性 TIA 和 MRI 阴性 TIA，早期的磁共振弥散加权成像（DWI）检查发现，20% ~ 40% 临床上表现为 TIA 的患者存在梗死灶。对于这种情况到底应该怎样临床诊断，是脑梗死还是 TIA，目前还不是十分清楚，多数人接受了梗死型 TIA 这一概念。但根据 TIA 的新概念，只要出现梗死灶就不能诊断 TIA。

血管痉挛学说认为，在传统的观念中，血管痉挛学说是 TIA 的病因之一。但是目前没有资料支持血管痉挛学说。

二、临床表现

因为 TIA 是血管事件，因此其临床表现也符合血管分布区。前循环包括颈内动脉、大脑中动脉、大脑前动脉，以及血管分支，前循环 TIA 临床表现见表 3-2。黑矇提示颈内动脉的分支眼动脉功能异常。感觉或运动功能障碍，伴有失语或失认，提示皮质受累。计算困难、左右混乱、书写困难，也提示皮质受累。相反，只有感觉或运动障碍，没有失语和失认时，提示皮质下小血管病。肢体抖动 TIA 是前循环 TIA 不常见的一种形式，是颈动脉闭塞性疾病和腔隙性梗死的先兆，被认为是前循环缺血的表现，表现为简单、不自主、粗大不规则的肢体摇摆动作或颤抖，可以只累及手臂，也可以累及手臂及腿，有时被误认为是抽搐。

表 3-2 前循环 TIA 的临床表现

动脉	穿支	症状
ICA		严重狭窄可以导致"肢体抖动型 TIA"和分水岭梗死(临床表现可有变异)±MCA 症状
	眼动脉	黑矇
	M_1:近端 MCA	左 M_1:完全性失语,右侧面部及上肢瘫痪重于下肢,右侧偏身感觉缺失,右侧同向性偏盲
		右 M_1:左侧忽略,左侧面部及上肢瘫痪重于下肢,左侧偏身感觉缺失,左侧同向性偏盲
MCA	M_2 上干分支	左 M_2 上干:运动性失语,左侧面部及上肢瘫痪重于下肢
		右 M_2 上干:左侧忽略,左侧面部及上肢瘫痪重于下肢
	M_2 下干分支	左侧 M_2 下干:感觉性失语,右侧偏身感觉缺失,轻微无力
		右侧 M_2 下干:左侧偏身感觉缺失,轻微无力,对侧
ACA		对侧偏瘫,下肢重于上肢和面部,失禁
	感觉运动综合征(丘脑内囊区域)	对侧运动和感觉缺失
小血管病	纯运动综合征(位置变异)	对侧偏瘫
(腔隙性)	纯感觉综合征(位置变异)	对侧感觉缺失
	震颤性轻偏瘫综合征(位置变异)	对侧偏瘫,辨距困难(与无力不成比例)

注:ICA:颈内动脉;IVICA:大脑中动脉;ACA:大脑前动脉。

后循环包括椎动脉、基底动脉、大脑后动脉,以及上述血管的分支。大约 20% 患者的大脑后动脉血流来自于前循环。后循环 TIA 的临床表现,见表 3-3。脑神经症状、共济失调、头晕,以及交叉性症状(如一侧面部受累,对侧上肢和下肢受累)提示椎—基底动脉疾病。

表 3-3 后循环 TIA 的临床表现

动脉	穿支	症状
椎动脉	延髓背外侧综合征(Wallenberg 综合征)	眩晕,恶心,呕吐,声音嘶哑,呃逆,同侧 Horner 征,同侧辨距障碍,同侧面部痛觉和温度缺失,对侧上肢/下肢痛觉和温度觉缺失
大脑后动脉	皮质盲	对侧偏盲(伴有右侧同向性偏盲、失读,不伴有失写)
基底动脉	闭锁综合征(当基底动脉完全闭塞时)	症状多变,可包括最小意识状态、视幻觉、辐辏运动障碍、交叉瘫、昏迷
小血管病(腔隙性)	Weber 综合征(中脑)	同侧动眼神经麻痹,对侧肢瘫
	Benedikt 综合征(中脑)	同侧动眼神经麻痹,对侧肢体震颤或辨距不良
	Claude 综合征(中脑)	同侧动眼神经麻痹,对侧无力,震颤和失认
	Millard-Gubler 综合征(脑桥)	同侧眼外展麻痹(展神经),同侧面肌瘫痪(面神经),对侧上肢和下肢瘫痪

既往所称的椎—基底动脉供血不足(VBI)指后循环血流减少引起椎—基底系统缺血或

TIA 引起的症状。通常，晕厥或眩晕症状不能归于 VBI。椎—基底动脉供血不足很少仅出现 1 个症状或体征。VBI 也用于描述锁骨下盗血综合征，由于在发出椎动脉前锁骨下动脉狭窄，导致椎动脉血流反流，引起缺血。椎—基底动脉缺血和梗死最常见的原因是栓塞、动脉粥样硬化（尤其是起始部位）、小血管病（由于高血压）、椎动脉夹层，尤其是颅外段。椎动脉在解剖上变异较大，可以只有 1 个或者以 1 个为主。头部旋转引起的 1 个椎动脉闭塞的缺血症状，称为猎人弓综合征。

临床上，易被误认为是 TIA 的症状如下。

（1）晕厥在美国急诊医师协会的临床策略中，被定义为一种临床综合征，表现为短暂的意识丧失和无法保持姿势紧张，无需通过药物治疗即可自发完全恢复。此定义与欧洲心脏病协会的定义类似，后者的定义为：一个短暂的自限性的意识丧失，通常导致跌倒。发病相对快速，随后的复苏是自发、完整和相对快速的。其基本机制是一个全脑的短暂性缺血。TIA 与之不同，其表现为脑或视网膜的缺血症状。一般来说，晕厥是短暂意识丧失，而无局灶性神经体征或症状，而 TIA 有短暂局灶性神经系统体征和症状，但通常没有意识丧失。需要指出的是，短暂脑缺血发作与晕厥不是 100% 互相排斥。准确病史询问是必要的，缺少前驱症状（如轻度头昏、全身无力、意识丧失前有预判）以及出现脑干功能障碍，有助于 TIA 的诊断。

（2）头昏眼花、眩晕、平衡功能障碍（称为"头晕综合征"）是在急诊中常见的表现。头昏可以是脑干功能障碍的表现，但是不常见。有研究发现，在头晕是唯一症状的患者中，只有 0.7% 的患者最终诊断为卒中或 TIA。因此对于头晕患者，全面的神经科评估是必要的，包括步态的观察，确定有无共济失调。

（3）"跌倒发作"是旧名词，是一个突发事件，无预警的跌倒，可以伴有短暂的意识丧失。多数患者年龄较大，向前跌倒，膝盖和鼻子跌伤。"跌倒发作"原因不详，约 1/4 的患者是由于脑血管病或心脏的原因。

（4）短暂性全面遗忘症（TGA）偶尔会与 TIA 或卒中混淆。患者通常表现为在一段时间内的顺行性失忆，没有意识障碍或个性的改变。患者除了一再盘问周边的环境，在发作期间的其他行为是正常的。此类疾病发病时间通常持续不到 24 小时，但其在发作后，对发作期间的记忆无法恢复。发病机制包括颞叶癫痫、偏头痛、下丘脑缺血。最有力的证据似乎是单侧或双侧海马回的低灌注。

三、诊断

TIA 的诊断多是回忆性诊断。症状持续时间越长，最后诊断是 TIA 的可能性越小。如症状持续几分钟时，在 24 小时内完全恢复从而诊断为 TIA 的可能性近 50%，但是当症状持续 2 小时后，可能性只有 10%。

1. 症状突然出现

通常患者或旁观者可以描述症状出现时他们在做什么，因为 TIA 发生时很少有患者会不确定症状何时开始。

2. 发病时即出现最大神经功能缺损

若患者症状为进展性或由身体的一部分扩散至其他部分，则更支持癫痫（若症状出现急骤，从几秒到 2 分钟）或偏头痛（若症状出现较缓慢，数分钟以上）的诊断。

3. 符合血管分布的局灶性症状

脑循环的部分血液供应异常可以导致局灶性症状，而全面性神经功能障碍，例如意识模糊（排除失语所致表达错误）、晕厥、全身麻木、双眼视物模糊及单纯的眩晕等症状很少见于 TIA 患者，除非伴有其他局灶性症状（表3-2和表3-3）。

4. 发作时为神经功能缺损症状

典型的 TIA 常为"缺损"症状，即局灶性神经功能缺损，如单侧运动功能或感觉障碍，语言障碍或视野缺损。TIA 很少引起"阳性"症状，如刺痛感、肢体抽搐或视野中闪光感等。

5. 可快速缓解

大多数 TIA 症状在 60 分钟内缓解，若症状超过 1 小时仍不缓解则更可能为卒中。

TIA 是一个临床诊断，而脑影像学检查主要是用于排除卒中类似疾病。多种脑部疾病可以引起一过性神经系统症状，而这些疾病很难与 TIA 相区别。头 CT 可以有效地排除其中一些疾病，如硬膜下血肿和某些肿瘤等，而另外一些疾病（如多发性硬化、脑炎、缺氧性脑损伤等）应用 MRI 可以更好地诊断。也有一些卒中类似疾病（如癫痫、代谢性脑病等）无法通过脑影像学检查发现，需要通过病史与其他检查鉴别。

影像学技术的快速发展对于理解 TIA 的病理生理过程贡献很大。现代 TIA 的神经影像评估的目的是：①得到症状的血管起源的直接（灌注不足或急性梗死）或间接（大血管狭窄）证据；②排除其他非血管起源；③确定基本血管机制（大血管粥样硬化、心源性栓塞、小血管腔隙），然后选择最佳治疗；④预后结果分类。

神经影像学的研究，特别是弥散灌注加权的 MRI，已经从基本上改变了对于 TIA 病理生理学的理解。在常规的临床实践中，MRI 可以明确病灶缺血而非其他导致患者缺陷的疾病过程，提高血管狭窄和 TIA 的诊断准确率，并且评估先前存在脑血管损伤的程度。因此，MRI 包括弥散序列，应该被考虑作为一种排查潜在 TIA 患者的优先诊断性检查，包括血管成像、心脏评估和实验室检查在内的其他检查方法应该参照急性卒中。

四、鉴别诊断

TIA 主要与一些发作性的疾病相鉴别。

1. 部分性癫痫

特别是单纯部分发作，常表现为持续数秒至数分钟的肢体抽搐，从躯体的一处开始，并向周围扩展，多有脑电图异常，CT/MRI 检查可发现脑内局灶性病变。

2. 梅尼埃病

发作性眩晕、恶心、呕吐与椎—基底动脉 TIA 相似，但每次发作持续时间往往超过 24 小时，伴有耳鸣、耳阻塞感、听力减退等症状，除眼球震颤外，无其他神经系统定位体征。发病年龄多在 50 岁以下。

3. 心脏疾病

阿—斯综合征，严重心律失常如室上性心动过速、室性心动过速、心房扑动、多源性室性早搏、病态窦房结综合征等，可因阵发性全脑供血不足，出现头晕、晕倒和意识丧失，但常无神经系统局灶性症状和体征，心电图、超声心动图和 X 线检查常有异常发现。

4. 其他

颅内肿瘤、脓肿、慢性硬膜下血肿、脑内寄生虫等也可出现类 TIA 发作症状，原发或继发性自主神经功能不全也可因血压或心律的急剧变化出现短暂性全脑供血不足，出现发作性意识障碍，应注意排除。

五、治疗

（一）TIA 的早期治疗

在 TIA 发作后，应当从最基本的治疗开始，恢复脑的供血不足，包括患者平卧位，不降压治疗，静脉补液等。在一项 69 例患者的试验中，利用 MRI 灌注影像学发现，1/3 存在灌注异常。改变头位的方法简单，但临床上常被忽视，利用 TCD 发现，头位从 30°降到 0°时，大脑中动脉血流速度可以增加 20%。在 TIA 急性期，应慎重降压，因为此时脑的自动调节功能受损，脑的灌注（尤其是靠侧支循环代偿供血区域）直接依赖于全身血压。等渗液体的输入保持足够的血容量。静脉补液时，需要注意患者的心脏功能，在没有已知的或可疑的心力衰竭时，可以先给予 500 mL 的生理盐水，之后再以 100～150 mL/L 静脉滴注。

一旦确诊 TIA 后，应及时给予抗栓治疗。到目前为止，虽然缺乏随机对照试验，证明在 TIA 的 24～48 小时给予抗栓治疗能够改善患者的预后；但是由于缺血性卒中的研究较多，而两者的发病机制类似，因此把这些治疗方法外推至 TIA 是合理的。但是两者存在着两个大的区别。首先，由于大的梗死发生脑出血的概率高，因此推测 TIA 患者的出血风险较少。其次，在早期，TIA 发生缺血性卒中的风险，较完全性卒中复发的风险要高，因此行介入治疗的效果可能更好。

（二）"中国短暂性脑缺血发作专家共识" 建议

1. 积极评价危险分层、高危患者尽早收入院

有关预后的研究结果提示，TIA 患者的处理应越早越好。对于初发或频发脑缺血的患者，症状持续时间 >1 小时，症状性颈内动脉狭窄 >50%，明确有心脏来源的栓子（如心房颤动），已知的高凝状态，加利福尼亚评分或 ABCD 评分的高危患者，应尽早（48 小时内）收入院进一步评价、治疗。

2. 新发 TIA 应按"急症"处理

新近发生（48 小时内）的 TIA 预示短期内具有发生卒中的高度危险，应作为重要的急症处理。

3. 尽早完善各项相关检查

对于怀疑 TIA 患者首先应尽可能行磁共振弥散成像检查，明确是否为 TIA。TIA 患者应该通过快速急救通道（12 小时内）进行紧急评估和检查。如果头颅 CT、心电图或颈动脉多普勒超声未在急诊完成，那么初始的评估应在 48 小时内完成。如果在急诊完成且结果阴性时，可将全面评估的时间适当延长，以明确缺血发生的机制及随后的预防治疗。

（三）"英国急性卒中和短暂性脑缺血发作的诊断与初始治疗指南" 建议

（1）对疑似 TIA 的患者（如 24 小时内就诊时无神经系统症状），应尽快采用已证实的评分系统，如 $ABCD^2$ 评分系统，确定再发卒中的风险。

（2）具有卒中高危风险的疑似 TIA（$ABCD^2$ 评分为 4 分或更高）患者应立即每天服用

阿司匹林 300 mg；症状出现后 24 小时内行专科诊断和检查；一旦诊断明确，即行二级预防，包括寻找个体危险因素。

（3）尽管 ABCD^2 评分为 3 分或更低，频发 TIA（1 周内发作 2 次或更多）患者应按卒中高危险处理。

（4）具有卒中低危风险的疑似 TIA（ABCD^2 为 3 分或更低）患者应立即每天服用阿司匹林 300 mg；尽快行专科诊断和检查，但应在症状发生后 1 周内；一旦诊断明确，即行二级预防，包括探讨个体风险因素。

（5）TIA 患者就诊来迟仍应该治疗（症状消失后 1 周以上），即使卒中风险很低。

AHA/ASA 指南建议，如果患者在卒中发作 72 小时内并且有任何如下症状的患者建议入院：

1）ABCD^2 得分≥3 分。

2）ABCD^2 得分 0~2 分，但不能确定诊断检查工作是否能在 2 天之内完成的门诊患者。

3）ABCD^2 得分 0~2 分并且有其他证据提示患者卒中发作是由于局部病灶缺血造成的。

（张　岘）

第三节　脑梗死

因脑动脉急性闭塞所致的脑组织坏死称为脑梗死。脑梗死不是一类同质性的疾病，因为导致脑梗死的疾病可以完全不相同，譬如心脏疾病、脑动脉自身疾病以及血液系统疾病都可以导致脑梗死。因此，在脑梗死发生之前心脏、脑动脉或血液系统已经有异常改变，尽早发现这些异常改变可更有效地采取预防卒中的措施。在急性脑梗死发生后，也要尽快采取相应检查进行病因学诊断，才能更好地进行急性期治疗和采取更适宜的二级预防措施。

一、病理生理机制

1. 造成脑组织缺血损伤的血管壁及血管内病理

造成脑组织缺血损伤的血管壁及血管内病理改变包括动脉粥样硬化、小动脉玻璃样变（又称小动脉硬化）、其他原因的血管壁改变以及血栓形成。颅外颈部动脉的粥样硬化好发于主动脉弓、颈内动脉起始处、椎动脉起始和锁骨下动脉起始处。颅内动脉粥样硬化好发于大脑中动脉、颈内动脉虹吸、椎动脉颅内段、基底动脉和大脑后动脉起始处。发出穿支的载体动脉的粥样斑块可堵塞穿支动脉。穿支动脉口也可发生微小粥样斑块并会堵塞穿支动脉。高血压引起的脂质玻璃样变或纤维玻璃样变主要累及穿支动脉，造成中膜增生和纤维样物质沉积，致使原本很小的管腔更加狭窄。还可以有其他原因导致的血管壁改变，如外伤性或自发性血管壁撕裂引起的动脉夹层、动脉炎、肌纤维营养不良（内膜与中膜过度增生）、烟雾病（内膜层状增厚中层变薄）、感染等。

血栓形成发生在血管壁和血管内，损伤血管的表面可继发血栓形成，如上述提到的动脉粥样硬化性、动脉夹层、动脉炎、肌纤维营养不良、烟雾病、感染等所致的动脉病变处都可继发血栓形成；血管明显狭窄或收缩会继发血栓形成（极度狭窄处血流紊乱，可引起血流缓慢，尤其在系统性低灌注时，局部血流更加缓慢，更易导致血栓形成）；血管局部扩张也会导致血栓形成（局部扩张处血流缓慢）；凝血系统改变可继发血管内血栓形成（红细胞增多症、血小板增多症或全身高凝状态)。

动脉粥样硬化性血管损害是最常见的血管壁损害类型,其基本损害是大中型动脉内膜局部呈斑块状增厚,由于动脉内膜积聚的脂质外观呈黄色粥样,因此称为动脉粥样硬化。脑动脉粥样硬化的进展是一个动态的病理过程,从内中膜增厚、粥样斑块形成、血管重塑、斑块破裂、斑块表面或腔内血栓形成、斑块体积间断增加至最终形成重度狭窄。动脉粥样硬化斑块有稳定和易损斑块两种类型,易损斑块是指将会变成"罪犯斑块"的斑块。颈动脉易损斑块的病理特点主要包括薄纤维帽、大脂核、斑块表面溃疡、破裂、血栓形成、斑块内出血、炎症浸润等。管腔狭窄、大脂核以及斑块内新生血管床形成可能是颅内动脉粥样易损斑块的病理特点。

2. 导致脑组织损伤的心脏病理

心脏的很多疾病都有导致脑栓塞的风险,临床上称作心源性栓塞或心源性卒中。心源性栓塞是来源于心脏的栓子或经过心脏异常分流的栓子随血流进入脑循环阻塞脑动脉而导致梗死。这些可能已经存在的心脏疾病包括:①心律失常,特别是心房颤动和病态窦房结综合征;②心脏瓣膜疾病,特别是二尖瓣狭窄、人工心脏瓣膜、感染性心内膜炎和非细菌性心内膜炎;③心肌疾病或心内膜病,特别是心肌梗死、心内膜炎和扩张性心肌病;④心内病变,如黏液瘤、左心室室壁瘤、左心室附壁血栓;⑤右向左分流,特别是房间隔缺损和卵圆孔未闭,来源于深静脉的栓子可经此通道进入体循环引起反常栓塞。

3. 导致脑组织缺血损伤的机制

导致脑组织缺血损伤的机制有栓塞及低灌注。栓塞可来源于心脏(心源性)和动脉(动脉源性)。心脏的栓子脱落后随血循环进入到脑动脉,栓塞了脑部的某一条或多条动脉导致脑组织损伤。起源于大动脉的栓子,如主动脉弓、颅外颈部动脉、颅内大动脉的栓子,顺血流脱落到远端堵塞脑部的一条或多条动脉导致脑组织损伤。栓塞还可来源于静脉系统,但静脉系统的血凝块常在心脏有右向左分流,如房间隔缺损或卵圆孔未闭时才有可能入脑。由于栓塞而堵塞的脑动脉本身可以没有病变,如心源性栓塞堵塞了右侧大脑中动脉导致大面积梗死,被栓塞的大脑中动脉本身没有病变。如由于颈内动脉或大脑中动脉粥样硬化斑块表面形成的血栓、斑块碎片、胆固醇结晶等脱落,堵塞了同侧大脑中动脉分支导致该分支供血区梗死,被堵塞的这条大脑中动脉分支本身没有病变。还有一些比较少见的栓子,如空气、脂肪、肿瘤细胞等进入心脏然后栓塞到脑动脉。不同大小、性质和来源的栓子可堵塞不同动脉。来源于心脏的大栓子可栓塞颅外大动脉,来源于心脏或外周血管中形成的较小栓子,以及来自于主动脉弓和颈动脉的较小栓子常栓塞颅内主干动脉和/或其分支,如大脑中动脉、大脑前动脉、大脑后动脉、椎动脉和基底动脉。最常栓塞的动脉是大脑中动脉及其分支。来源于颅内主干动脉如大脑中动脉、椎动脉和基底动脉的较小栓子可栓塞其远端的分支动脉。更微小的栓子可栓塞小穿支动脉、眼动脉及视网膜动脉。

低灌注性脑缺血包括两种:一种是系统性低灌注,即全身灌注压下降导致脑组织的血流减少,常见的原因为心脏泵衰竭(心肌梗死或严重心律失常)和低血压。另一种是颈部或颅内大动脉严重狭窄或闭塞后低灌注导致的脑缺血。动脉支配的交界区低灌注更明显,因此,低灌注梗死常发生在上述区域,称为分水岭梗死。

在动脉粥样硬化性狭窄导致脑梗死的发病机制中,斑块不稳定导致的动脉到动脉栓塞较单纯低灌注导致的梗死更常见。一些发生在分水岭区的梗死灶,还有可能是微小栓子栓塞与低灌注协同作用所致。

对于颈内动脉起始和椎动脉颅外段病变而言，斑块表面的血栓形成会加重狭窄程度，继而可能导致完全闭塞。颈动脉粥样硬化血栓形成性狭窄或闭塞有以下几个特点：①如果斑块碎片或血栓形成不脱落，而且 Willis 环侧支代偿良好的话，则不出现梗死灶；②如果斑块碎片或血栓形成不脱落，但 Willis 环侧支代偿不好，在血压下降等诱发血流灌注不足因素存在的情况下，可能会导致分水岭梗死；③如果斑块碎片或血栓形成脱落至远端，则可能导致该动脉供血区域内各种梗死类型的发生，包括皮质、区域性梗死，以及分水岭区梗死或多发梗死。椎动脉病变梗死的发病机制类似颈内动脉颅外段。

对于颅内大动脉而言，譬如大脑中动脉，斑块表面形成的血栓会加重狭窄程度，继而可能导致完全闭塞。大脑中动脉粥样硬化血栓形成性狭窄或闭塞有以下几个特点：①如果斑块碎片或血栓不脱落，也没有堵塞穿支动脉，而且皮质软脑膜侧支代偿良好，供应穿支动脉区的新生侧支血管丰富，整个大脑中动脉供血区经历了长时间缺血耐受，因此，即使完全闭塞，在其供血区也可以不出现梗死灶；②如果斑块碎片或血栓不脱落，也没有堵塞穿支动脉，但侧支代偿不够丰富，在血压下降等诱发血流灌注降低因素存在的情况下，可能会导致分水岭区梗死；③如果血栓形成堵塞穿支动脉口，则造成穿支动脉区梗死灶；④如果斑块碎片或血栓脱落到远端，则可能导致该动脉供血区域内各种梗死类型的发生，包括皮质、区域性梗死，以及分水岭区梗死或多发梗死。基底动脉病变梗死的发病机制类似大脑中动脉。

4. 脑组织缺血损伤的组织病理

（1）梗死灶病理改变：当局部脑组织血流下降时，受累脑组织能否存活取决于缺血的程度、持续时间和侧支循环的代偿能力。动物实验提供了以下脑缺血阈值：CBF 降至 20 mL/（100 g·min）脑组织时脑电活动开始受到影响，降至 10 mL/（100 g·min）脑组织以下时，细胞膜与细胞正常功能受到严重影响，降至 5 mL/（100 g·min）脑组织以下时，神经元会在短时间内死亡。脑组织缺血后会发生一系列代谢改变，钾离子到细胞外，钙离子进入细胞内并导致线粒体功能衰竭，缺氧导致的氧自由基生成可使细胞内或细胞膜中的脂肪酸发生过氧化。缺氧还会使葡萄糖发生无氧代谢，从而导致乳酸堆积而引起酸中毒，进一步损伤细胞的代谢功能。此外，缺血脑组织中兴奋性神经递质活性增高加大细胞死亡风险。上述代谢改变引发恶性循环，最终使神经元损伤程度不断加重甚至死亡。当达到某一个阈值时，即使缺血脑组织得到富含氧气和葡萄糖的血液再灌注，缺血脑组织损伤也是不可逆的了。在某些情况下，缺血程度不足以引起神经元坏死，但有可能引起细胞凋亡。

某一动脉供血区血流量下降发生脑缺血后，在供血区域内的不同部位缺血程度不同。血流量最低部位缺血损伤最严重，成为梗死核心。而在梗死核心的周围，由于侧支循环的存在和建立，血流量尽管已经降低到可能导致脑细胞膜电衰竭，但未达到神经元死亡的阈值，此区域称为"缺血半暗带"。

（2）影响缺血事件严重程度有以下因素：血管堵塞的速度、侧支代偿能力、责任动脉或被栓塞动脉内局部变化、血糖、血氧含量、全身灌注情况等。①如果血管闭塞（无论颅外还是颅内动脉）是逐渐缓慢形成的，则往往已建立丰富的侧支循环，接受其供血的脑组织可能不发生严重缺血。如果血管堵塞是突然的，尤其是颅内动脉突然堵塞，往往导致其供血区严重缺血；②Willis 环侧支代偿不足（先天发育不良或参与代偿的动脉有病变）、皮质软脑膜侧支建立不好以及穿支小动脉代偿不足（侧支不足或小动脉玻璃样变）会影响缺血程度；③无论责任动脉壁（如动脉粥样硬化或动脉夹层）的血栓形成还是来自于近心端（心源性或动脉源性）的血栓栓塞，都可能沿管腔向近端或远端进一步生长，尤其是血栓栓塞不会一直黏附于血管壁，血栓会溶解，如果顺血流继续脱落到远端则造成更多血管床的缺血，进一步生长的血栓还有可能堵塞了潜在的侧支都加重缺血程度。管腔突然被堵塞还可能引起反应性血管痉挛进一步加重狭窄程度；④高血糖会对缺血脑组织造成损伤，但低血糖也会增加脑细胞死亡的风险；⑤低氧血症可使脑损害加重；⑥全身灌注不足，如心力衰竭、低血容量以及血黏度增高均可能降低脑血流量。

二、临床表现

从症候学角度出发，急性脑梗死可以导致运动障碍（如偏瘫）、语言功能障碍（包括各种类型的失语以及构音障碍）、感觉异常、共济失调、头痛、眼动障碍、视物异常、眩晕、不自主运动、癫痫和意识障碍等。急性起病的上述症状需要警惕脑梗死的可能性。反复脑梗死或者慢性期患者可以出现痴呆、精神行为异常及步态异常等症状。

与其他非血管性疾病不同的是，脑梗死的临床表现多数符合血管分布区特点。以下分别从不同供血动脉梗死角度出发，以血管解剖综合征形式描述脑梗死的症状。

1. 大脑中动脉供血区梗死

（1）皮质支梗死：完全的皮质支闭塞的典型表现为突发起病的偏侧面瘫及肢体瘫痪（上肢重、远端重）、偏身感觉障碍，优势半球可出现失语（混合型失语或者运动型失语）、格斯特曼综合征（左右失认、手指失认、失算和书写困难），非优势半球可出现视空间障碍。此外可以出现对侧偏盲、象限盲或者凝视障碍等。根据受累分支不同，上述症状可以单独或者合并出现。

（2）豆纹动脉梗死：又称深穿支动脉梗死，豆纹动脉主要的供血区域包括内囊前肢的上半部、整个内囊和放射冠的上半部、外囊、豆状核以及尾状核头和体的上半部分。因此相应的穿支闭塞可以导致以下腔隙综合征的表现，如纯运动偏瘫、偏身感觉运动障碍、构音障碍—手笨拙综合征、构音障碍—面瘫综合征，少见的还有失语、偏侧忽视以及结构性失用等，后者有时与皮质支梗死不好鉴别，一般来说出现这些症状往往提示病灶范围较大。如果病变位于尾状核，还可以出现舞蹈症等不自主运动。

2. 大脑前动脉供血区梗死

肢体瘫痪是 ACA 梗死最常见的症状，下肢突出，上肢症状相对轻，一般不出现面瘫。如果 ACA 的分支 Heubner 动脉梗死累及尾状核头，壳核以及内囊前部时，临床症状也可以面瘫和上肢瘫痪突出，不同于常见的 ACA 梗死。也可出现偏身感觉异常，此外皮质分支受累尚可以表现额叶的部分症状，如无动性缄默症、精神行为异常、遗忘、病理性抓握现象以及言语障碍等，后者临床上因为无肢体瘫痪等症状，急性起病时常需要与脑炎等其他疾病鉴别。此外 ACA 梗死可以累及旁中央小叶从而导致尿失禁或尿潴留。

3. 脉络膜前动脉梗死

起源及解剖走行和供血区域变异较大，常见供血区域包括视束、视放射、外侧膝状体、内囊后肢的后 2/3、苍白球以及大脑脚的中 1/3 部分。另外也供应侧脑室后角旁的放射冠区域。经典的临床症状三联征包括偏瘫、偏身感觉障碍和同向偏盲，但是多数患者仅表现为上述症状的一部分，临床并无特异性，以不伴失语、意识改变等与 MCA 梗死鉴别。尽管不多见，有时还可以表现为皮质受累的症状。多数脉络膜前动脉梗死临床仅表现单一的腔隙综合征。少见的症状包括偏瘫对侧的上睑下垂，眼球上下视障碍等（累及中脑）。

4. 大脑后动脉及分支梗死

临床症状依赖于 PCA 闭塞部位。PCA 起始部闭塞可以累及中脑、颞顶枕叶及丘脑，临床表现为不同程度的意识改变、不自主运动、动眼神经麻痹，对侧偏瘫、偏身感觉障碍和偏盲，后者如果单独出现似 MCA 梗死，临床需要鉴别。PCA 后交通动脉发出以远闭塞时，临床常无偏瘫出现（因中脑未受累），以此与近端病变鉴别。大脑后动脉远端闭塞累及皮质时最常见的症状是对侧视野缺损，多为同向偏盲，也可为象限盲，症状轻重取决于梗死范围，黄斑区保留，因此视力常不受累。双侧 PCA 梗死临床少见，表现为双侧颞枕叶症状如皮质盲，言语障碍或者认知行为异常等。

丘脑梗死临床常见，血供主要来源于 PCA。外侧丘脑梗死最常见（丘脑膝状体动脉梗死），临床常表现 3 组体征：单纯对侧偏身感觉障碍，症状较轻；偏身感觉（包括深感觉）及运动障碍；症状广泛时可以同时出现异常运动，如舞蹈—手足徐动症及共济失调（累及锥体外系及小脑束），但是认知和行为能力相对保留。丘脑旁中央梗死（丘脑穿动脉供血）临床表现急性起病的意识障碍、精神异常及眼球垂直凝视障碍。脉络膜后动脉梗死常见的症状是累及外侧膝状体所致的视野缺损。

5. 椎—基底动脉及其分支梗死

后循环梗死特征性的临床症状包括眼球垂直运动障碍、复视、脑神经症状及交叉瘫等。急性椎—基底动脉闭塞可表现意识障碍、四肢瘫痪、共济失调、高热及眩晕呕吐等，临床出现上述症状时要高度警惕危及生命的后循环梗死可能。

（1）基底动脉穿支闭塞可以出现中脑或脑桥梗死，中脑旁中央动脉梗死临床常出现动眼神经麻痹或者眼球垂直运动障碍，可表现以下综合征：①Weber 综合征表现为同侧动眼神经麻痹和对侧肢体的偏瘫；②Claude 综合征表现为同侧动眼神经麻痹和对侧小脑症状；③Benedikt综合征表现为同侧动眼神经麻痹和对侧不自主运动（震颤或者舞蹈症）。脑桥旁中央梗死，常累及皮质脊髓束，皮质—桥—小脑束以及皮质—核束，临床表现包括构音障碍—手笨拙综合征、纯运动偏瘫、共济失调性偏瘫、凝视障碍（双眼凝视向偏瘫侧）等。脑桥梗死可出现以下综合征：①Millard-Gubler 综合征表现为同侧外展和面神经瘫痪，对侧偏瘫；②Foville 综合征表现为同侧凝视麻痹、周围性面瘫和对侧偏瘫。针尖样瞳孔是脑桥病变特征性的体征。

（2）基底动脉尖端综合征，1980 年 Caplan 首次报道，基底动脉末端分出双侧小脑上动脉和大脑后动脉。基底动脉尖端综合征临床症状与累及部位（包括中脑、小脑上部、丘脑、颞叶内侧及枕叶）有关，可表现为眼球垂直运动障碍及瞳孔异常，动眼神经麻痹，核间性眼肌麻痹，意识水平下降，病变对侧偏盲或者皮质盲以及严重的记忆障碍。临床上急性出现上述部分症状时需要高度警惕基底动脉尖端综合征的可能性，及时诊断有利于及时治疗。

（3）小脑及其供血动脉梗死。小脑上动脉梗死，常同时合并脑干受累，常见症状包括同侧辨距不良、同侧 Homner 征、对侧偏身痛温觉减退及对侧滑车神经麻痹；小脑前下动脉供应脑桥背侧、小脑和小脑中脚等，可表现为眩晕、呕吐、耳鸣和构音障碍，体格检查可发现同侧面瘫、听力减退、三叉神经感觉障碍、Horner 征、辨距不良和对侧躯干肢体痛温觉减退。小脑后下动脉闭塞综合征，又称延髓背外侧综合征（Wallenberg syndrome），临床最常见表现为眩晕、呕吐和眼球震颤（前庭神经核）、交叉性感觉障碍（三叉神经脊束核及交叉过来的脊髓丘脑束）、同侧 Horner 征（下行的交感神经纤维受累）、饮水呛咳、吞咽困难和声音嘶哑（疑核）、同侧小脑性共济失调。但是临床常见的多为不全延髓背外侧综合征，因为小脑后下动脉解剖变异很多。

三、诊断和鉴别诊断

脑梗死的诊断主要依据临床表现和影像检查两方面。急性起病，迅速达高峰的局灶性神经功能缺损，局灶性病灶符合血管分布特征，头颅 CT 或 MRI（特别是 DWI）未见出血改变，或者出现典型的低密度责任病灶，除外其他疾病，基本可以诊断。头颅磁共振 + 弥散加权成像（DWI）对于早期脑梗死的诊断具有特异性，即 DWI 显示病灶处高信号，相应的表观弥散系数（ADC）值减低的影像特征。因此临床表现不典型，或疑诊后循环脑梗死时，及时的 DWI 成像检查非常必要。

需要分析梗死灶类型及关注受累血管分布，并最终做出脑梗死的病因诊断。梗死灶类型：皮质梗死或区域性梗死、分水岭梗死和穿支动脉区梗死。梗死灶还应区分为单一或多发梗死。头颅 CT 对皮质微小梗死灶以及某些内分水岭区梗死灶不敏感，因此，头颅 CT 仅发现穿支动脉区梗死灶，未必表示其他部位没有梗死灶，因为梗死灶类型和分布对于造成梗死灶的源头及最终的病因诊断很重要。受累血管分布是否仅限于前循环、仅限于后循环或前后循环均累及。受累血管分布不同也往往有提示病变源头的价值。

脑梗死不是一种病，而是由多种疾病导致的综合征，因此，对于每一位脑梗死患者，都应尽可能找到导致卒中的病因。病因学分型中应用最广的依然是 TOAST 分型以及在此基础上的改良分型。脑梗死病因区分为：大动脉粥样硬化性、心源性栓塞、小动脉闭塞、其他病因和病因不明。以下从不同病因学角度出发，分析不同病因导致脑梗死的临床特点、梗死灶分布特点、诊断依据、注意要点等。

1. 大动脉粥样硬化性脑梗死

因主动脉弓和颅内外大动脉粥样硬化性狭窄或粥样硬化斑块不稳定而导致的脑梗死，是缺血性卒中最常见的亚型。以下分别阐述主动脉弓、颈内动脉、大脑中动脉、椎动脉和基底动脉粥样硬化性脑梗死的诊断。

（1）主动脉弓粥样硬化性：主动脉弓相关脑梗死有时容易忽视，临床表现无特异性，有时表现同颈部或颅内动脉粥样硬化性梗死，症状出现在一侧颈内动脉供血区或仅限于后循环，有时表现同心源性栓塞，可同时出现前后循环受累的临床表现。如果影像学检查病灶仅累及单一系统动脉的分布区，如仅累及一侧颈内动脉分布区或仅累及后循环分布区，梗死灶为皮质、流域性或多发梗死，但其近端相应颅内外大动脉未发现能解释病灶的严重狭窄性病变，且已排除心房颤动等心源性栓塞的潜在原因，此时应高度怀疑主动脉弓病变。或者病灶同时累及双侧前循环或前后循环均累及，而且已排除心房颤动等心源性栓塞的潜在原因，此时也应高度怀疑主动脉弓病变。经食管超声、高分辨磁共振及多排 CT 发现主动脉弓粥样硬化易损斑块（斑块≥4 mm，或有血栓形成）可以帮助诊断。研究发现隐源性卒中患者主动脉弓发现溃疡斑块的概率明显高于已知病因的卒中及对照组，提示临床上隐源性卒中患者需要注意主动脉弓的筛查。

（2）颈内动脉粥样硬化性狭窄导致脑梗死：临床可表现为累及该动脉供血区的 TIA 或

脑梗死，临床表现多样，症状与被堵塞的颅内动脉有关，最常见的是累及大脑中动脉供血区的某个或数个分支供血区所导致的症状。影像学上梗死病灶的分布可以是大脑中或大脑前动脉的皮质或流域性梗死、分水岭区梗死（内分水岭、前分水岭或后分水岭）或包括穿支动脉区梗死在内的多发梗死灶。在基底节区（深穿支动脉区）出现孤立梗死灶的情况也有，但相对较少。当同侧 PCA 属于胚胎型时，即 PCA 起源于颈内动脉，病灶尚可位于同侧 PCA 分布区，此时就可能表现为前后循环都有梗死病灶，临床需要注意与心源性栓塞鉴别。此外如果病史中存在偏瘫肢体对侧单眼发作性黑蒙时，需要高度警惕 ICA 狭窄可能，及时的血管评估非常必要。颈动脉超声、CTA、MRA 或 DSA 等检查发现病灶同侧的 ICA 狭窄或有明确的易损斑块，结合上述症状及梗死灶分布基本可以诊断。当病灶仅分布于 MCA 供血区且合并存在同侧 MCA 狭窄时则需要鉴别责任动脉是 ICA 还是 MCA。如果梗死灶仅位于深穿支动脉区，则 MCA 为责任动脉的可能性比较大，如果梗死灶为其他类型，ICA 与 MCA 斑块部位的高分辨磁共振及 TCD 多深度微栓子监测（如果 MCA 狭窄前和狭窄后都有微栓子信号则提示 ICA 是责任动脉，如果仅在狭窄后监测到微栓子信号而狭窄前没有微栓子信号，则 MCA 是责任动脉的可能性更大）可能有助于鉴别，但有时鉴别还是非常困难。

（3）大脑中动脉粥样硬化狭窄导致脑梗死：临床主要表现为该供血区某一分支或某几个分支受累的症状。病灶分布有以下多种可能：基底节区或侧脑室旁的单发梗死灶（穿支动脉区梗死）、半卵圆中心或放射冠的内分水岭梗死，还可以出现前分水岭和后分水岭梗死，也可以出现上述类型混合的多发梗死灶，但一般不会出现包括整个大脑中动脉供血区的大面积脑梗死，以区别于近端栓塞源，如颈内动脉、主动脉弓或心源性所致的大脑中动脉主干栓塞。血管影像检查证实梗死病灶同侧 MCA 粥样硬化性狭窄，结合以上特征可以考虑 MCA 狭窄所致脑梗死。在大脑中动脉粥样硬化性病变所致脑梗死中，穿支动脉孤立梗死灶是一常见类型，未做血管影像检查之前，根据梗死病灶的大小是无法与穿支动脉自身病变所导致的梗死（又称作小动脉闭塞或腔隙性梗塞）鉴别的，因此，即使梗死灶仅发生在穿支动脉区，即使头颅 CT 或 MRI 或 DWI 报告腔隙性梗塞，也不能因此而不做血管检查，因为这样的梗死灶完全有可能是这条深穿支动脉的载体动脉（大脑中动脉）粥样病变所致。另外需要注意的是，当病灶位于内囊后肢外侧时，需要与脉络膜前动脉梗死鉴别。

（4）椎动脉和基底动脉：临床表现为椎动脉或基底动脉的某一分支或数个分支或主干闭塞的症状和体征。影像学病灶符合以下情况：双侧中脑、丘脑，枕叶及颞叶内侧多发梗死；单侧枕叶皮质大面积梗死；单侧或双侧丘脑梗死；单侧或双侧小脑半球梗死、脑桥梗死等。血管检查发现相应的 BA 或 VA 动脉粥样硬化性狭窄可以诊断。但如果仅为一侧椎动脉闭塞，对侧椎动脉和基底动脉都正常，而梗死灶发生在基底动脉供血区，则需要考虑是否为其他源头所致，如主动脉弓或心源性栓塞。与大脑中动脉粥样硬化性狭窄相似，基底动脉粥样硬化性狭窄也可导致穿支动脉孤立梗死灶（脑桥梗死），未做血管影像检查之前，根据梗死病灶的大小是无法与穿支动脉自身病变所导致的梗死鉴别的，因此，即使梗死灶仅发生在脑桥，即使头颅 CT 或 MRI 或 DWI 报告腔隙性梗塞，也不能因此而不做血管检查，因为这样的梗死灶完全有可能是这条深穿支动脉的载体动脉（基底动脉）粥样病变所致。锁骨下动脉狭窄及椎—锁骨下动脉盗血现象的存在有可能会导致后循环 TIA，但不容易导致后循环梗死，当患者发生后循环梗死，但后循环动脉检查如果仅仅发现一侧锁骨下动脉狭窄而椎动脉和基底动脉均正常时，该狭窄动脉未必是导致梗死灶的原因，尚需要进一步查其他源头，如主动脉弓或心源性。

2. 心源性栓塞

因心脏的各种疾病而导致的脑梗死。起病急骤，病情相对重。临床表现为累及一侧前循环、累及一侧后循环或前后循环均累及的相应症状和体征。影像学病灶分布：多为MCA供血区流域性梗死，易出现梗死后出血；皮质多发小梗死灶也可见到；如果出现整个大脑中动脉区域的大面积梗死或双侧半球/前后循环同时出现多发病灶时，要高度怀疑心源性栓塞。如果同时伴其他部位的栓塞，则心源性栓塞的可能性更大。患者既往有心房颤动病史或病后心电图发现心房颤动，根据临床表现及上述梗死灶影像学检查基本可以诊断为心房颤动所致心源性栓塞。心源性栓塞的梗死灶也可仅累及一侧颈内动脉或仅限于后循环分布区，此时需要与颈内动脉系统或后循环系统大动脉病变所致脑梗死鉴别。如果梗死灶的供血动脉无明确狭窄性病变，则倾向于心源性栓塞。由于心源性栓塞除最常见的心房颤动之外还有其他原因，以及心源性栓塞还要与主动脉弓栓塞鉴别，因为两者在梗死灶分布上并无区别，因此当疑诊心源性栓塞时，常规心电图又未发现有心房颤动，此时进行以下检查有助于检出更多潜在的心源性栓塞疾病或主动脉弓病变：心电监测、延长心电监测时间、经胸超声心动图、经食管超声心动图等。

3. 小动脉闭塞

因为小动脉或深穿支动脉自身病变导致的梗死。临床多表现各种类型的腔隙综合征，如偏瘫、偏身感觉障碍、构音障碍—手笨拙综合征及共济失调性轻偏瘫等，影像学病灶单发，常位于MCA、ACA、PCA及BA穿支动脉供血区，如基底节、脑桥和丘脑等，血管检查显示发出该穿支动脉的载体动脉无狭窄或无动脉粥样硬化斑块，可以考虑小动脉闭塞的诊断。颈内动脉狭窄有可能导致同侧基底节孤立梗死灶，椎动脉狭窄也有可能导致脑桥孤立梗死灶，或心源性栓塞也有可能导致上述孤立梗死灶，但这样的机会不大。当临床上反复刻板发作的一侧肢体无力且大血管检查完全正常时，需要警惕内囊或脑桥预警综合征的可能，因为进一步发生内囊单发梗死的概率高。

4. 其他病因

这类疾病的特点是种类繁多，发病率低，治疗上缺少循证医学证据，但却是儿童和青年人卒中的重要原因。由于种类繁多，各种疾病又都有其特殊性，难以一一描述。以下仅对动脉夹层和烟雾病的特点进行简单描述。动脉夹层：急性起病，近期有外伤史，伴头痛或颈痛的局灶性神经功能缺损，尤其无高危因素的青年患者，需要高度警惕夹层所致梗死的可能。颈内动脉夹层常见大脑中动脉分布区梗死，椎动脉夹层常见延髓梗死，多表现延髓背外侧综合征，急性期CTA和DSA可以辅助诊断。烟雾病：儿童、青年和成年人都可发病，血管造影显示双侧颈内动脉末端/大脑中/前动脉狭窄或闭塞，伴颅底烟雾血管形成，临床可表现为缺血也可表现为出血，诊断主要依据特征性的血管影像改变，DSA、MRA和CTA均有助于诊断。

尽管经过了详细的心脏、血管、血液化验等一系列检查，仍然有一部分脑梗死的病因得不到诊断，属于病因不明的脑梗死。

脑梗死急性期需要与其他急性起病，表现类似的疾病进行鉴别，如脑出血、脑肿瘤、脑炎、代谢性脑病等，尤其当临床症状以皮质受累为主时需要注意，如脑梗死以癫痫发作、精神症状或者头痛起病时，有时临床很难与脑炎等疾病鉴别，需要详细询问病史，包括既往史及进一步的影像检查来鉴别。另外心脏疾病如阿—斯综合征，严重心律失常如室上性心动过速、室性心动过速、多源性室性早搏、病态窦房结综合征等，可以因为阵发性全脑供血不足，出现意识丧失有时需要与急性后循环梗死鉴别，后者常常伴有神经系统局灶性症状和体征，进一步行心电图和超声心动图检查有助于鉴别。

四、治疗

（一）急性期的治疗

1. 一般治疗

卒中一般支持治疗的主要目的是尽量维持患者的内环境稳定，为卒中的特异性治疗和卒中康复创造条件。卒中的所有早期治疗可以在卒中单元中进行。目前认为，它是组织化卒中管理较好的形式。常规的一般治疗包括纠正低氧血症、及时处理心脏病变、积极控制感染和体温升高（>38 ℃给予降温）、重视营养支持等。

卒中早期的高血压处理仍没有定论，普遍认为急骤降压有可能加重卒中。作为溶栓前准备，应使收缩压 <180 mmHg、舒张压 <100 mmHg。血压持续升高，收缩压≥200 mmHg 或舒张压≥110 mmHg，或伴有严重心功能不全、主动脉夹层、高血压脑病，可予以谨慎降压治疗，并严密观察血压变化，必要时可静脉使用短效药物（如拉贝洛尔、尼卡地平等）。

约40%的患者存在脑卒中后高血糖，预后不良。在血糖超过 11.1 mmol/L 时给予胰岛素治疗。低血糖可直接导致脑缺血损伤和水肿加重，同样对预后不利。因此，血糖低于2.8 mmol/L 时给予 10% ~20% 葡萄糖口服或注射治疗。

2. 溶栓治疗

从 1995 年 NINDS 实验开始，到 2008 年 ECASS Ⅲ研究，国际上多项随机、双盲、对照研究证实了超早期 t-PA 静脉溶栓治疗（用药量 0.9 mg/kg，最大剂量 90 mg，其中 10% 在最初 1 分钟内静脉注射，其余持续滴注 1 小时）的有效性，时间窗由 3 小时延长到了 4.5 小时。我国"九五"攻关课题"急性缺血性脑卒中 6 小时内的尿激酶静脉溶栓治疗"证实了尿激酶（100 万 ~150 万 U，溶于生理盐水 100 ~200 mL，持续静脉滴注 30 分钟）的治疗作用，并已在国内广泛应用。在有条件的医院，介入动脉溶栓可以将 t-PA 的溶栓时间延长到6 小时，尽管这还需要更大规模的临床研究来验证。溶栓治疗的主要风险是颅内出血，约占6%。溶栓适应证的严格把握有助于减少这一并发症。

3. 抗血小板治疗

多项大样本研究证实了脑卒中后 48 小时内口服阿司匹林（150 ~300 mg/d）的疗效。阿司匹林能显著降低随访期末的病死率或残疾率，减少复发，但会轻度增加症状性颅内出血的风险。对不能耐受阿司匹林者，可考虑选用氯吡格雷等抗血小板治疗。

4. 恶性大面积脑梗死的减压治疗

严重脑水肿和颅内压增高是急性重症脑梗死的常见并发症。对于发病 48 小时内，60 岁以下的恶性大脑中动脉梗死伴严重颅内压增高、外科减压术可以降低死亡率和致残程度。对压迫脑干的大面积小脑梗死患者也可考虑积极外科干预。

5. 其他治疗

多项抗凝治疗的研究发现，它不能降低卒中病死率和致残率，但对于严重偏瘫的患者，抗凝治疗可以用于防治下肢静脉血栓形成和肺栓塞。有关降纤、扩容、神经保护、中医药的卒中治疗研究正在进行，但目前还没有足够的证据支持以上治疗方式可广泛应用于临床。

（二）卒中的二级预防

即卒中复发的预防，应该从急性期就开始实施。卒中二级预防的关键在于对卒中病因的诊断及危险因素的认识，针对不同病因，对不同复发风险的患者进行分层，制订出具有针对性的个体化的治疗方案。

1. 危险因素控制

主要包括以下几种。①对于高血压患者，在参考高龄、基础血压、平时用药、可耐受性的情况下，降压目标一般应该达到≤140/90 mmHg，理想应达到≤130/80 mmHg；②糖尿病血糖控制的靶目标为HbA1c<6.5%，但对于高危2型糖尿病患者要注意血糖不能降得过低，以免增加死亡率；③胆固醇水平升高或动脉粥样硬化性患者，应使用他汀类药物，目标LDL-C水平降至2.07 mmol/L（80 mg/dL）以下或使LDL-C下降幅度达到30%～40%；④戒烟限酒、增加体育活动、改良生活方式。

2. 大动脉粥样硬化患者的非药物治疗

这种卒中是复发率最高的分型。尽管高危因素的药物控制可以降低该类卒中的复发，但是部分内科治疗无效的患者需要考虑介入或者外科干预治疗。主要包括：①症状性颈动脉狭窄70%～99%的患者，可考虑颈动脉内膜剥脱术（CEA），术后继续抗血小板治疗；②对于无条件做CEA时、有CEA禁忌或手术不能到达、CEA后早期再狭窄、放疗后狭窄可考虑行颈动脉支架置入术（CAS）。支架置入术前给予氯吡格雷和阿司匹林联用，持续至术后至少1个月。

3. 心源性栓塞的抗栓治疗

心源性栓塞所致卒中的二级预防基础是抗凝，从传统的口服华法林到凝血酶抑制药，依从性好的患者可以将卒中复发的概率降低2/3。华法林的目标剂量是维持INR在2.0～3.0，而凝血酶抑制药则可以不必检查INR。对于不能接受抗凝治疗的患者，可以使用抗血小板治疗。

4. 非心源性卒中的抗栓治疗

大多数情况均给予抗血小板药物进行二级预防。药物的选择以单药治疗为主，氯吡格雷（75 mg/d）、阿司匹林（50～325 mg/d）都可以作为首选药物；有证据表明氯吡格雷优于阿司匹林，尤其对于高危患者获益更显著，但是会大幅度增加治疗花费。长期应用双重抗血小板药（>3个月），可能会增加出血风险，但对于有急性冠状动脉疾病（如不稳定型心绞痛，无Q波心肌梗死）或近期有支架成形术的患者，可以联合应用氯吡格雷和阿司匹林。

5. 其他特殊情况

一些卒中具有非常见的病因，此类患者需要根据具体病因学进行处理。动脉夹层患者发生缺血性卒中后，可以选择抗凝治疗血小板或抗血小板治疗。常用抗凝治疗的方法为：静脉肝素，维持APTT 50～70秒或低分子肝素治疗；随后改为口服华法林抗凝治疗（INR 2.0～3.0），通常使用3～6个月。药物规范治疗后仍有复发的患者可以考虑血管内治疗或者外科手术治疗。

不明原因的缺血性卒中/TIA合并卵圆孔未闭的患者，多使用抗血小板治疗。如果合并存在下肢静脉血栓形成、房间隔瘤或者存在抗凝治疗的其他指征，如心房颤动、高凝状态，可以华法林治疗（INR 2.0～3.0）。

伴有高同型半胱氨酸血症（空腹血浆水平 $\geq 16\ \mu mol/L$）的卒中患者，每天给予维生素 B_6、维生素 B_{12} 和叶酸口服可以降低同型半胱氨酸水平。尽管降低同型半胱氨酸水平在卒中一级预防中的证据较充分，其是否可以降低卒中复发证据仍需进一步研究。

（三）康复

原则上在卒中稳定后 48 小时就可以由专业康复医生进行。有条件的医院可以在脑卒中早期阶段应用运动再学习方案来促进脑卒中运动功能恢复。亚急性期或者慢性期的卒中患者可以使用强制性运动疗法（CIMT）。减重步行训练可以用于脑卒中后 3 个月后轻到中度步行障碍的患者。卒中后进行有效的康复能够减轻功能上的残疾，是脑卒中组织化管理中不可或缺的关键环节。

（金　凤）

第四节　脑出血

近年来，我国脑卒中的发患者数不断增加，根据 1991—2000 年世界卫生组织 MONICA 方案对我国 15 组人群（每组包括 10 万人口）脑卒中事件的监测，脑出血年发病率由 20 世纪 90 年代初期的 98.5/10 万逐渐上升至 2000 年的 138.2/10 万，排除年龄增长因素，结果也十分惊人。

中国人出血性卒中的比例远高于欧美人群，据"九五"研究结果，中国人出血性卒中约占全部卒中的 32.9%，而在欧美人群仅占 10%～15%，其中自发性脑出血（SICH）是最为常见的出血性卒中类型，占出血性卒中总数的 70%～80%，而且随着年龄的增长，发病率不断增高，与长期高血压及高龄患者脑血管淀粉样变有关。其中大约 50% 为深部出血，35% 为脑叶出血，10% 为小脑内出血，6% 为脑干出血。

脑出血对社会生产力破坏极大，严重威胁人群的健康。其中自发性脑出血预后甚差，发病 30 天内的死亡率为 35%～52%，且 50% 的死亡发生在发病 48 小时内。据美国对 67 000 例脑内出血患者的调查结果表明：发病 6 个月后仅 20% 的患者具有独立的生活能力。

一、病因和发病机制

脑内出血的原因较多，最常见的是高血压。其他病因包括：脑动脉粥样硬化，血液病（白血病、再生障碍性贫血、血小板减少性紫癜、血友病、红细胞增多症和镰状细胞病等），以及动脉瘤、动静脉畸形、Moyamoya 病、脑动脉炎、硬膜静脉窦血栓形成、夹层动脉瘤、脑梗死继发脑出血、抗凝或溶栓治疗等。脑淀粉样血管病是脑出血的罕见原因，本病在老年患者（平均年龄 70 岁）中最常见，典型病例为多灶性脑叶出血。偶见原发性或转移性脑肿瘤性出血。伴发出血的肿瘤包括多形性胶质母细胞瘤、黑色素瘤、绒毛膜癌、肾细胞癌及支气管源性癌等。

长期慢性高血压，会使脑血管发生一系列的病理变化：

1. 脑内小动脉玻璃样变、纤维素样坏死和动脉瘤形成

脑动脉的外膜和中膜在结构上较其他脏器血管的结构要薄弱，在长期血压逐渐升高的患者中，脑内小动脉可发生玻璃样变和纤维素样坏死，这些病变使脑动脉管壁内发育完好的内膜受到损伤，高血压可促使这种被损伤的小动脉内膜破裂，形成夹层动脉瘤，动脉瘤破裂即

可引起出血。在慢性高血压时，小动脉上还可间断地发生直径约 1 mm 的微动脉瘤，这种动脉瘤是经薄弱的中层膨出的内膜。当血压骤然升高，微动脉瘤或纤维素样坏死的细小动脉直接破裂，引起出血性卒中。

2. 脑内小动脉痉挛

在高血压过程中，若平均动脉压迅速增高，可引起血管自动调节过强或不足，当血压超过自动调节上限而且持续时间较长，可导致弥散性血管痉挛，使进入微循环的血流量减少，引起毛细血管和神经元缺血，可使液体漏至细胞外间隙，发生脑水肿，同时毛细血管由于缺血、缺氧可导致破裂，发生点状出血，若病变广泛或呈多灶性，则可引起大片脑内出血。

二、病理生理

1. 血肿扩大

血肿体积增大超过首次 CT 血肿体积的 33% 或 20 mL 为血肿扩大。血肿扩大是脑内出血病情进行性恶化的首要原因。血肿扩大的机制尚不清楚，目前的观点是血肿扩大是由于血管已破裂部位的持续出血或再次出血，但有证据表明，血肿扩大可以是出血灶周围坏死和水肿组织内的继发性出血。这一观点与 Fujii 等观察到外形不规则的血肿更容易扩大的现象吻合，因为血肿形状不规则提示多根血管的活动性出血。

2. 血肿周围脑组织损伤

脑出血后血肿周围脑组织内存在复杂的病理生理变化过程，可引起血肿周围脑组织损伤和水肿形成。

（1）血肿周围脑组织缺血：脑出血后血肿周围脑组织局部血流量下降的原因有以下 3 种。①血肿直接压迫周围脑组织使血管床缩小；②血肿占位效应激活脑血流——容积自我调节系统，局部血流量下降；③血肿或血肿周围组织释放的血管活性物质引起血管痉挛等。该区域内的病理改变在一定时间内是可逆性的，如果能在此时间窗内给予适当的治疗措施，可使受损组织恢复功能，因此该区域称血肿周边半影区或半暗带。

（2）血肿周围脑组织水肿：主要有间质性和细胞性两种。其产生原因分别为缺血性、渗透性、代谢性和神经内分泌性。

缺血性水肿与机械压迫和血管活性物质异常升高有关。

血肿形成后很快开始溶解，血浆中的各种蛋白质、细胞膜性成分降解物即由细胞内逸出的各种大分子物质可经组织间隙向脑组织渗透，引起细胞外间隙的胶体渗透压升高，造成渗透性水肿。

血肿溶解可以释放细胞毒性物质引起细胞代谢紊乱，最终导致细胞死亡或细胞水肿，主要有血红蛋白、自由基、蛋白酶等。蛋白酶中以凝血酶和基质金属蛋白酶（MMPs）最重要。凝血酶可诱发脑水肿形成，凝血酶抑制药则可阻止凝血酶诱发脑水肿形成。脑内出血后 MMPs 活性增高，血管基质破坏增加，血—脑屏障完整性破坏，通透性增加，引起血管源性水肿，使用 MMPs 抑制药可减轻水肿。

高血压性脑内出血后血管加压素与心房利钠肽的水平失衡及由此产生的脑细胞体积调节障碍，也可能引起细胞或组织水肿。

（3）颅内压增高：脑内出血后因血肿的占位效应使颅内压增高，而且由于血肿压迫周围组织及血液中血管活性物质的释放引起的继发性脑缺血、脑水肿，可进一步使颅内压升高。

三、临床表现

脑出血好发于 50～70 岁，男性略多见，多在冬春季发病。患者多有高血压病史。在情绪激动或活动时易发生，发病前多无预兆，少数可有头痛、头晕、肢体麻木等前驱症状。临床症状常在数分钟到数小时内达到高峰，临床特点可因出血部位及出血量不同各异。

1. 基底节内囊区出血

基底节内囊区是高血压颅内出血最常见的部位，约占全部脑内出血的 60%，该区域由众多动脉供血。

（1）前部型：占 12% 左右，由 Heubner 返动脉供血（包括尾状核），主要累及尾状核头和/或体（均称为尾状核出血），易破入侧脑室前角，严重者可同时累及第Ⅲ、第Ⅳ脑室，血肿可向后外侧延伸，损伤内囊前肢与壳核前部。

临床特征：严重头痛和明显的脑膜刺激症状，类似蛛网膜下腔出血，多无意识障碍，个别患者可出现病初一过性嗜睡。若血肿向后外侧延伸累及内囊前肢和/或壳核前部可出现程度较轻的语言障碍、对侧偏身运动、感觉功能缺损，通常预后较好。无精神异常、眼球分离、凝视、眼球震颤、癫痫发作等症状。50% 患者完全恢复正常，70% 患者预后良好。

（2）中间型：占 7% 左右，最为罕见，由内侧豆—纹动脉供血，血肿累及苍白球及壳核中部，可向后累及内囊膝部或向前外侧破入侧脑室。

临床特征：患者意识多不受影响，可有一过性嗜睡，但几天后恢复正常。该型出血虽死亡率极低，但常导致较严重的失语和/或偏身症状，无精神异常、眼球分离、患侧忽视、癫痫发作等症状。预后差，患者多留有较明显后遗症，50% 以上存在严重残障。

（3）后中间型：占 10% 左右，由脉络膜前动脉供血，通常位于内囊后肢前半部分，常向内囊膝部扩展，可导致壳核中部或丘脑外侧受压。若血肿较大可破入第Ⅲ、第Ⅳ脑室并导致昏迷。

临床特征：多数患者神志清楚，50% 患者存在语言障碍，几乎所有患者均不同程度出现对侧面部、肢体运动障碍，60% 以上患者存在偏身感觉缺失。无精神异常、眼球分离、癫痫发作等症状。预后较中间型好，多数恢复良好，近 1/3 患者可遗留中度、重度残障，几乎没有死亡病例。

（4）后外侧型：是仅次于外侧型的常见基底节内囊区出血，所占比例近 20%，由外侧豆—纹动脉后内侧支供血，血肿位于豆状核后部的内囊区域，平均出血量 30 mL，最大可达 90 mL，血肿相对较大，主要向前侧延伸，累及颞叶峡部白质、壳核前部和/或内囊区豆状核后部，少数可经前角破入侧脑室，严重者可同时累及蛛网膜下腔。

临床特征：多数患者神志清楚或仅有一过性意识障碍，出血量大者可有昏迷及瞳孔改变。30% 病例出现共轭凝视，80% 以上患者有语言障碍，几乎所有患者存在不同程度对侧面部、肢体感觉及运动障碍。脑疝时有瞳孔改变，无眼球分离。预后较差，20% 患者死亡，存活病例多遗留重度残障。

（5）外侧型：最为常见，占 40% 左右，虽该型出血多被当作壳核出血，但头颅 MRI 证实其为介于壳核和岛叶皮质之间的裂隙样出血，不直接累及壳核。由外侧豆—纹动脉的大部分外侧支供血，原发灶位于壳核外部和岛叶皮层，多为凸透镜形和卵圆形，平均出血量

20 mL，最大 80 mL。常向前外侧扩展，可向内经前角破入侧脑室。

临床特征：多数患者神志清楚或仅有轻度意识水平下降，血肿较大者可出现昏迷。优势半球出血患者多有失语，非优势半球出血患者近 50% 出现构音障碍。出血量大患者可出现共轭凝视麻痹、瞳孔改变及癫痫发作。所有患者均存在不同程度偏身麻痹，60% 以上患者出现对侧偏身感觉障碍。50% 以上患者遗留中至重度残障，近 10% 患者死亡。

（6）大量出血型：发病率也较高，血肿占据全部或大部分的基底节内囊区域，血肿极大（最大 144 mL，平均 70 mL），仅偶尔尾状核及内囊前肢得以保留，以致不能找到原发出血部位。常向前外侧延伸，50% 以上破入侧脑室及第 III、第 IV 脑室，严重者可同时破入蛛网膜下腔。

临床特征：意识、言语障碍，中度至重度偏身感觉、运动缺失几乎出现于所有患者，共轭凝视或眼位改变（眼球分离或固定）。血肿常导致中线移位并继发 Monro 孔梗阻导致对侧脑室扩张，严重者常在几分钟或几小时内出现枕大孔疝或颞叶沟回疝，从而引起意识水平进一步下降及四肢瘫和脑干损伤所致的眼动障碍等脑疝症状，甚至错过住院治疗时机。几乎所有患者预后差，近 50% 患者死亡。

2. 丘脑出血

由丘脑膝状动脉和丘脑穿通动脉破裂所致，在脑出血中较常见，占全部脑出血的15% ~ 24%，致残率、病死率均高。高龄、高血压是丘脑出血的主要因素，高脂血症、糖尿病、吸烟、饮酒是相关因素。

临床表现为突发对侧偏瘫、偏身感觉障碍，甚至偏盲等内囊性三偏症状，CT 扫描呈圆形、椭圆形或不规则形境界比较清楚的高密度血肿影，意识障碍多见且较重，出血波及丘脑下部或破入第三脑室则出现昏迷加深、瞳孔缩小、去皮质强直等中线症状。

由于丘脑复杂的结构功能与毗邻关系，其临床表现复杂多样。如为小量出血或出血局限于丘脑内侧则症状较轻；丘脑中间腹侧核受累可出现运动性震颤、帕金森综合征表现；累及丘脑底核或纹状体可呈偏身舞蹈—投掷样运动。

3. 脑桥出血

约占全部脑内出血的10%，主要由基底动脉的脑桥支破裂出血引起，出血灶多位于脑桥基底与被盖部之间。

在原发性脑桥出血患者中，以大量出血型和基底被盖型死亡率最高，但两者之间无明显差异，单侧被盖型死亡率最低。在实际工作中要注意：①技术上采用薄层、小间隔扫描手段；②充分重视患者症状，特别是那些无法用 CT 特征来解释的脑桥损害症状，必要时可做 MRI 扫描，以提高小病灶的检出率。

4. 中脑出血

罕见。但应用 CT 及 MRI 检查并结合临床已可确诊，轻症表现为一侧或双侧动眼神经不全瘫痪或 Weber 综合征；重症表现为深昏迷，四肢弛缓性瘫痪，可迅速死亡。

5. 小脑内血

多由小脑齿状核动脉破裂所致，约占脑出血的 10%。自发性小脑出血的常见病因是高血压动脉硬化、脑血管畸形、脑动脉瘤、血液病及应用抗凝药，在成年人高血压动脉硬化是小脑出血的最常见原因，占50% ~ 70%。

发病初期大多意识清楚或有轻度意识障碍，表现为眩晕、频繁呕吐、枕部剧烈头痛和平衡障碍等，但无肢体瘫痪是其常见的临床特点；轻症者表现出一侧肢体笨拙、行动不稳、共济失调和眼球震颤，无瘫痪；两眼向病灶对侧凝视，吞咽及发音困难，四肢锥体束征，病侧或对侧瞳孔缩小、对光反应减弱，晚期瞳孔散大，中枢性呼吸障碍，最后枕大孔疝死亡；暴发型则常突然昏迷，在数小时内迅速死亡。如出血量较大，病情迅速进展，发病时或发病后12～24小时出现昏迷及脑干受压征象，可有面神经麻痹、两眼凝视病灶对侧、肢体瘫痪及病理反射出现等。

由于小脑的代偿能力较强，小脑出血的临床征象变化多样，缺乏特异性，早期临床诊断较为困难，故临床上遇到下列情况应注意小脑出血的可能：①40岁以上并有高血压症病史；②以眩晕、呕吐、头痛起病；③有眼球震颤、共济失调、脑膜刺激征阳性；④发病后迅速或渐进入昏迷，伴瞳孔缩小、凝视、麻痹、双侧病理征、偏瘫或四肢瘫。

6. 脑叶出血

约占脑出血的10%，常由脑动静脉畸形、Moyamoya病、血管淀粉样病变、肿瘤等所致。出血以顶叶最常见，其次是颞叶、枕叶、额叶，也可有多发脑叶出血。常表现头痛、呕吐、脑膜刺激征及出血脑叶的局灶定位症状，如额叶出血可有偏瘫、Broca失语、摸索等；颞叶可有Wernicke失语、精神症状；枕叶可有视野缺损；顶叶可有偏身感觉障碍、空间构象障碍。抽搐较其他部位出血常见，昏迷较少见；部分病例缺乏脑叶的定位症状。

7. 脑室出血

占脑出血的3%～5%，由脑室内脉络丛动脉或室管膜下动脉破裂出血，血液直流入脑室内所致，又称原发性脑室出血。原发性脑室内出血最常见的部位是侧脑室，其次是第三脑室和第四脑室，在中间罕见。目前未见有文献报道透明隔腔（第五脑室）内原发出血。

多数病例为小量脑室出血，常有头痛、呕吐、脑膜刺激征，一般无意识障碍及局灶性神经缺损症状，血性CSF，酷似蛛网膜下腔出血，可完全恢复，预后良好。大量脑室出血造成脑室铸型或引起急性梗阻性脑积水未及时解除者，其临床过程符合传统描述的脑室出血表现：起病急骤，迅速出现昏迷、频繁呕吐、针尖样瞳孔、眼球分离斜视或浮动、四肢弛缓性瘫痪及去脑强直发作等，病情危笃，预后不良，多在24小时内死亡。而大多数原发性脑室出血不具备这些"典型"的表现。

由于原发性脑室出血没有脑实质损害或损害较轻，若无脑积水或及时解除，其预后要比继发性脑室出血好。与继发性脑室出血相比，原发性脑室出血有以下临床特点：高发年龄分布两极化；意识障碍较轻或无；可亚急性或慢性起病；定位体征不明显，即运动障碍轻或缺如，脑神经受累及瞳孔异常少见；多以认识功能障碍或精神症状为常见表现。

四、诊断

（一）病史询问

为了及时地发现和诊断脑出血，详细的病史询问是必不可少的。

1. 对症状的询问

了解发病时间，是白天起病还是晨起发病。如果患者是睡醒后发病，那么发病时间要从最后看似正常的时间算起。如果患者出现瘫痪，要了解瘫痪的发病形式，如是否急性起病，起病的诱因：如病史中有无导致全身血压下降的情况、由坐位或卧位变为直立位后发病等，肢体无力的进展和波动情况，有无麻木、疼痛、肌肉萎缩等伴随症状。如果合并头痛，要询问头痛的性质、部位、发作频率。如果出现眩晕，则要询问有无恶心、呕吐、出汗、耳鸣、听力减退、血压和脉搏的改变，以及发作的诱因和持续时间，以帮助鉴别周围性眩晕和中枢性眩晕。

2. 对既往病史的询问

对于来诊的患者要询问患者的既往病史，如有无高血压、心脏病、糖尿病等相关病史；同时了解患者既往有无类似短暂性脑缺血发作的症状，尤其要注意易被患者忽略的单眼黑朦；如果是中青年女性，还要询问有无避孕药服用史、多次自然流产史。除了个人既往病史以外，还要简要询问患者的家族中有无类似的病史。

（二）体格检查

病史采集完成后，要对患者进行神经系统体格检查和全身检查。对于脑出血患者，除了重要的神经系统检查外，还需着重检查以下几个方面。

（1）双侧颈动脉和桡动脉扪诊：检查双侧动脉搏动是否对称，同时可以初步了解心律是否齐整。

（2）测量双上肢血压。

（3）体表血管听诊：选择钟形听诊器，放在各个动脉在体表的标志。

1）颈动脉听诊区：胸锁乳突肌外缘与甲状软骨连线的交点。

2）椎动脉听诊区：胸锁乳突肌后缘上方，C_2、C_3 横突水平。

3）锁骨下动脉听诊区：锁骨上窝内侧。

4）眼动脉听诊区：嘱患者轻闭双眼，将听诊器放在眼部上方。

（三）影像学检查

影像学检查方法包括 CT 和 MRI 成像。随着 CT、MRI 成像技术的不断提高，以及密度分辨力和空间分辨力的进一步完善，CT 和 MRI 已成为脑血管病的主要检查方法之一。

1. 头部 CT 检查

头颅 CT 是诊断脑出血的首选检查。急性脑内出血的 CT 检查以平扫为主，一般不需强化检查。急性脑实质内出血在 CT 平扫图像上表现为高密度影，病灶边缘清楚。当血肿破入脑室后常常可以观察到脑室内的血液平面。

2. 头部磁共振成像

超急性期血肿发病 2 ~ 3 小时，很难产生异常信号，此时 CT 可显示血肿存在。急性期血肿发病数小时至数天，稍长 T_1，短 T_2。亚急性期血肿发病数天至数月，短 T_1，长 T_2。慢性期血肿发病数月至不定期，长 T_1，短 T_2。

梯度回波序列又称为场回波序列，是非常基本的磁共振成像序列。由于具有许多优点，在各个系统都得到了广泛的应用。发病 6 小时内急性卒中的多中心研究表明，梯度回波 MRI 在发现急性出血方面与 CT 检查一样精确，但在发现慢性出血方面优于 CT。MRI 在发现相关的血管畸形尤其是海绵状血管瘤方面也优于 CT，但是 MRI 并不像 CT 一样适于全部患者。

3. 头部 CTA

是一种静脉注射含碘造影剂后，利用计算机三维重建方法合成的无创性血管造影术，可以三维显示颅内血管系统。CTA 对 Willis 环周围 >4 mm 的颅内动脉瘤可达到与 DSA 相同的检出率，而且可以明确 DSA 显示不理想的动脉瘤的瘤颈和载瘤动脉的情况。对血栓性动脉瘤的检测 CTA 明显优于 DSA。CTA 对动静脉畸形（AVM）血管团的显示率达 100%，其中供血动脉的显示率为 93.9%，引流静脉的显示率为 87.8%。CTA 对脑动脉狭窄的显示基本达到与 DSA 相同的效果。CTA 是有效的无创伤性血管成像技术，在很大程度上可替代有创性 DSA。

4. 头部 MRA（MRV）

可以很好地显示颅内大动脉的形态，以及动脉发生病变时的一些侧支循环。

MRA 对正常脑动静脉的显示和对异常血管的显示有很好的效果，除对显示前交通动脉和后交通动脉的敏感性和特异性稍低外，对显示大脑前、中、后动脉以及基底动脉和颈内动脉的敏感性和特异性均接近 100%。MRA 可以显示脑 AVM 的供血动脉、血管团和引流静脉，可以显示动静脉瘘的动脉、瘘口的位置和大小、静脉的扩张程度和引流方向。对于 >5 mm 的动脉瘤，MRA 的显示率可达 100%，并且结合源图像可以显示那些 DSA 不能显示的有血栓形成的动脉瘤。MRA 对 <5 mm 直径的脑动脉瘤漏诊率较高，对发生颅内出血的脑动脉瘤患者 MRA 不能替代常规脑血管造影做介入治疗。MRA 对脑动脉狭窄显示直观，与 DSA 的相关性较好，但当动脉狭窄严重程度达 75% 以上时，有过高评价的倾向。

MRV 对上下静脉窦、直窦、横窦、乙状窦、大脑内和大脑大静脉的显示率达 100%，对岩上窦和岩下窦的显示率也达 85%。MRV 可显示脑静脉血栓的范围、是否完全闭塞和侧支引流的情况等。

5. 颈部 MRA

磁共振对比增强血管三维成像（3DCE-MRA）可从任一角度观察血管的 3D 血管图像。与传统非增强 MRA 相比，该技术与血液的流动增强无关，不需空间预饱和，对平行于扫描平面的血管也能很好显示，因此可通过冠状位激发扫描，显示包括颈部大血管根部至颅内 Willis 环的颈部血管全程。3DCE-MRA 可同时显示两侧头、颈部所有血管的受累情况，即受累血管段及其范围以及狭窄程度或闭塞后侧支循环血管情况。3DCE-MRA 上动脉闭塞表现为动脉血流中断和远端动脉不显影；动脉狭窄表现为动脉腔节段性狭窄，其远端动脉分支减少或显影差，有的动脉表现为该段动脉血流中断，但其远端动脉仍显影；明显的动脉硬化表现为动脉管腔粗细不均，呈"串珠状"。因此，3DCE-MRA 可为临床血管性病变的筛选检查、制订治疗方案提供依据。

6. 血管造影

数字减影血管造影（DSA）具有很好的空间分辨率，可以显示 0.5 mm 的脑血管，清晰显示脑血管各级分支的大小、位置、形态和变异。主要用于需要造影确诊或是否适合介入治疗的脑血管病。DSA 可以用于了解脑动脉狭窄的部位程度；明确脑血栓形成时血管闭塞的部位和动脉溶栓；可以显示颅内动脉瘤的情况；显示 AVM 供血动脉的来源和引流静脉的方向等，为手术和介入治疗提供详细的资料。

目前认为，DSA 是诊断脑供血动脉狭窄的金标准，同时也是判断狭窄程度的有效方法，为临床治疗提供可靠依据。

血管造影的指征包括出血伴有 SAH、局部异常钙化影、明显的血管畸形、异常的出血部位等，不明原因的出血，如孤立的脑室出血也需行血管造影。患高血压和深部出血的老年患者尽量避免血管造影检查。行血管造影检查的时间需依据患者病情平衡诊断的需要及外科手术干预的潜在时间。脑疝患者在血管造影检查前需紧急手术，病情稳定的动脉瘤或血管畸形的患者在任何干预之前应行血管造影检查。

7. 头部 CT 灌注影像

是脑功能成像方法之一，通过研究脑组织的血流灌注状态以及组织血管化程度来揭示脑组织的病理解剖和病理生理改变的一种检查手段。

CT 灌注成像是临床脑出血周围组织损伤研究较为理想的方法，一次检查可同时产生有关血肿体积的解剖学信息，以及有关血肿周围组织脑血流动力学变化的功能信息。CT 灌注成像空间分辨率高，成像速度快，可对血肿周围组织脑血流动力学参数进行定量测量，有助于脑出血患者个体化救治和预后评估。

在 CT 灌注成像所用的参数中，TTP 较为敏感，所有被观察对象均清晰地显示出血肿周围 TTP 延长区，TTP 持续延长提示由血肿占位效应引起的脑微循环障碍在脑内出血慢性期可依然存在。MTT 可以敏感地显示出血管远端局部灌注压的降低，对脑组织灌注异常具有良好的预测性。rCBF 和 rCBV 可以准确地反映出脑出血后血肿周围组织的灌注状态，对于判断血肿周围组织缺血性损伤有重要的价值。

（四）实验室检查

脑出血患者常规实验室检查包括血常规、电解质、BUN、肌酐、血糖、心电图、X 线胸片、凝血功能，青中年患者应行药物筛查排除可卡因的应用，育龄女性应行妊娠试验。

血糖升高可能是机体的应激反应或脑出血严重性的反应。主要反映在凝血酶原时间或国际标准化比值（INR）的升高，是血肿扩大的一个危险因素（OR = 6.2），应用华法林的患者较未应用华法林患者血肿扩大的持续时间长。

五、鉴别诊断

（1）壳核、丘脑及脑叶的高血压性脑出血与脑梗死难以鉴别。在某种程度上，严重的头痛、恶心、呕吐，以及意识障碍可能是发生脑出血的有用线索，CT 检查可以识别病变。脑干卒中或小脑梗死可似小脑出血，CT 扫描或 MRI 是最有用的诊断方法。

（2）外伤性脑出血是闭合性头部外伤的常见后果。这类出血可发生于受冲击处颅骨下或冲击直接相对的部位（对冲伤），最常见的部位是额极和颞极。外伤史可提供诊断线索。外伤性脑出血的 CT 扫描表现可延迟至伤后 24 小时显影，MRI 可早期发现异常。

（3）突然发病、迅速陷入昏迷的脑出血患者须与全身性中毒（乙醇、药物、CO）及代谢性疾病（糖尿病、低血糖、肝性昏迷、尿毒症）鉴别，病史、相关实验室检查和头部 CT 检查可提供诊断线索。

（4）急性周围性前庭病可引起恶心、呕吐及步态共济失调等症，与小脑出血极为相似。然而，发病时严重头痛、意识障碍、血压升高或高龄等均强烈支持为小脑出血。

六、治疗

脑出血病情凶险，经常有血压和颅内压升高，经常需要气管内插管和辅助通气，所以脑出血患者的监测与管理应在重症监护室进行。

需要监测神经功能状态、脉搏、血压、体温和氧饱和度。氧饱和度 <95%，需要吸氧；意识水平下降或呼吸道阻塞时，应进行呼吸道支持和辅助通气。

1. 血压的管理

脑出血的急性期血压会明显升高，血压的升高会加剧脑出血量，增加死亡风险、神经功能恶化及残疾率，因此血压的控制尤为重要。脑出血急性期后，如无明显禁忌，建议良好控制血压，尤其对于出血位于高血压性血管病变部位者。脑出血急性期后，推荐的血压控制目标是 <140/90 mmHg，合并糖尿病和慢性肾损害者 <130/80 mmHg。脑出血急性期高血压的药物治疗，推荐的一线降压药为口服卡托普利（6.25 ~ 12.5 mg），但是其作用短暂且降压迅速。静脉用药的一线选择为半衰期短的降压药。在美国和加拿大推荐使用静脉注射拉贝洛尔，或者盐酸艾司洛尔、尼卡地平、依那普利。静脉注射乌拉地尔的应用也日益广泛。最后，必要时应用硝普钠，但是其主要不良反应有反射性心动过速、冠状动脉缺血、抗血小板活性、增高颅内压和降低脑灌注压。静脉注射治疗高血压需要对血压进行连续监测。

2. 血糖的管理

在脑出血后最初 24 小时内持续高血糖（>140 mg/dL）提示预后不良。血清葡萄糖 >185 mg/dL 时，建议静脉滴注胰岛素治疗，并密切监测血糖浓度并调整胰岛素剂量，以避免发生低血糖。

3. 颅内压增高的治疗

颅内压增高、脑水肿和血肿占位效应都会使脑出血后的致残率和死亡率升高。对于怀疑颅内压增高和意识水平持续下降的患者，需要进行连续有创颅内压监测，但是其应用价值是否优于临床和放射学监测仍未被证实。

对于脑出血后颅内压增高的治疗应当是一个平衡和逐步的过程。抬高床头、镇痛和镇静，渗透性利尿药（甘露醇和高张盐水）、经脑室导管引流脑脊液、过度通气，目前仍不推荐使用类固醇激素。同步监测颅内压和血压，以使脑灌注压 >70 mmHg。

4. 脑出血并发症预防和治疗

病情不严重的患者采取措施预防亚急性并发症，如吸入性肺炎、深静脉血栓形成和压力性溃疡等。脑出血患者临床稳定后，应进行早期活动和康复治疗。

（1）发热：查找感染证据。治疗发热源，给发热的患者使用退热药以降低体温。

（2）控制感染：应用适当的抗生素治疗脑出血后感染。不建议预防性应用抗生素。

（3）预防深静脉血栓形成：有轻偏瘫或偏瘫患者可使用间歇充气加压装置预防静脉血栓栓塞。如果脑出血停止，发病 3 ~ 4 天后，可以考虑给偏瘫患者皮下注射低剂量低分子肝素或普通肝素治疗。

（4）痫性发作：脑出血患者有临床痫性发作时，给予适当抗癫痫药治疗；脑叶出血的患者在发病后立即短期预防性应用抗癫痫药，可能降低其早期痫性发作的风险。

5. 治疗凝血异常和纤维蛋白溶解引起的脑出血

使用鱼精蛋白逆转肝素引起的脑出血；华法林引起的脑出血，静脉给予维生素 K 以逆转华法林的效应，并给予凝血因子替代治疗；溶栓引起的脑出血使用凝血因子和血小板替代。合并严重凝血因子缺陷或严重血小板减少的患者，应该适当补充凝血因子或输注血小板。

6. 脑出血的外科治疗

外科治疗的意义：对于大多数脑出血患者而言，手术的作用尚不确定；对于有手术指征的脑出血患者。血肿的清除减少了血肿量，降低颅内压，提高了受损半球的灌注压及减少神经细胞毒性水肿。

（赵　林）

第四章

呼吸道感染性疾病

第一节　急性上呼吸道感染

急性上呼吸道感染简称上感，为外鼻孔至环状软骨下缘包括鼻腔、咽或喉部急性炎症的概称，是呼吸道最常见的一种传染病。主要病原体是病毒，少数由细菌引起。患者不分年龄、性别、职业和地区，免疫功能低下者易感。本病全年皆可发病，冬春季节多发，多为散发，但常在气候突变时小规模流行。人体对其感染后产生的免疫力较弱、短暂，病毒间也无交叉免疫，故可反复发病。主要通过患者喷嚏和含有病毒的飞沫经空气传播，或经污染的手和用具接触传播。通常病情较轻、病程短、可自愈，预后良好。该病不仅具有较强的传染性，而且少数可引起严重并发症。

急性上呼吸道感染通常分为普通感冒、流行性感冒（归入传染病）、急性鼻窦炎、急性咽炎、急性扁桃体炎、急性喉炎、急性会厌炎和急性中耳炎等疾病，其中急性鼻窦炎和急性中耳炎通常归入耳鼻喉科专科处理。

急性上呼吸道感染可以造成很大的经济负担。据美国资料显示，仅仅是普通感冒每年可导致 23 亿天的误学、25 亿天的误工，每年因普通感冒就诊的人次为 27 亿人次，每年用于缓解咳嗽等感冒症状的非处方药物费用近 20 亿美元，而抗菌药物的费用 22.7 亿美元。另外，并发症治疗及引起原发病恶化等使得医疗费用明显增加，加重了疾病负担。

一、病因及发病机制

急性上呼吸道感染有 70% ~ 80% 由病毒引起，主要有鼻病毒、腺病毒、呼吸道合胞病毒、流感病毒（甲、乙、丙）、副流感病毒、冠状病毒等。另有 20% ~ 30% 由细菌引起，细菌感染可以是原发的，也可以继发于病毒感染，以溶血性链球菌为最常见，其次是流感嗜血杆菌、金黄色葡萄球菌、肺炎链球菌、卡他莫拉菌等，偶见革兰阴性杆菌。肺炎支原体和肺炎衣原体较少见。

接触病原体后是否发病，还取决于传播途径和人群易感性。各种可导致全身或呼吸道局部防御功能降低的因素，如受凉、气温变化、淋雨、疲劳等，致使原已存在于上呼吸道的病毒或细菌迅速繁殖，或者直接接触含有病原体的患者喷嚏、空气以及污染的手和用具诱发本病。老幼体弱、免疫功能低下或有慢性呼吸道疾病（如鼻窦炎、扁桃体炎）者更易发病。

二、病理生理和病理

组织学上可无明显病理改变，也可出现上皮细胞的破坏。当病毒到达咽喉部腺体区时，病毒与气道上皮细胞特异性结合。病毒在呼吸道的上皮细胞及局部淋巴组织中复制，引起细胞病变及炎症反应。病毒感染后释放的炎性介质包括激肽、白三烯、IL-1、IL-6、IL-8和TNF-α等，导致血管通透性增加，使鼻腔及咽黏膜充血、水肿、上皮细胞破坏，伴单核细胞浸润，有浆液性及黏液性渗出。临床上出现流清涕、鼻塞等呼吸道症状，并产生发热、全身疼痛等全身症状。症状往往在病毒感染机体后的16小时内出现，并在24~48小时达到高峰，在2~3天内达到病毒排出高峰。继发细菌感染者可有中性粒细胞浸润及脓性分泌物。

三、临床表现

根据病因不同，临床表现可有不同的类型，主要有以下类型。

1. 普通感冒

为病毒感染引起，俗称"伤风"，又称急性鼻炎或上呼吸道卡他。起病较急，早期主要表现为鼻部卡他症状，如喷嚏、鼻塞、流清水样鼻涕，也可表现为咳嗽、咽干、咽痒或烧灼感甚至鼻后滴漏感。咽干、咳嗽和鼻后滴漏与病毒诱发的炎症介质导致的上呼吸道传入神经高敏状态有关。2~3天后鼻涕变稠，可伴咽痛、头痛、流泪、味觉迟钝、呼吸不畅、声嘶等，有时由于咽鼓管炎致听力减退。严重者有发热、畏寒、四肢酸痛、头痛及食欲缺乏等全身症状。无并发症的普通感冒一般5~7天后可痊愈。老年人和儿童容易出现感冒并发症。若伴有基础疾病的普通感冒患者则临床症状较重、迁延，容易出现并发症，使病程延长。体检可见鼻腔黏膜充血、水肿、有分泌物，咽部可为轻度充血，胸部体检多无异常。伴有基础疾病或出现并发症者可以查到相应体征。

2. 急性病毒性咽炎和喉炎

由鼻病毒、腺病毒、流感病毒、副流感病毒以及肠病毒、呼吸道合胞病毒等引起。临床表现为咽痒和灼热感，咽痛不明显。咳嗽少见。急性喉炎多为流感病毒、副流感病毒及腺病毒等引起，临床表现为明显声嘶、讲话困难、可有发热、咽痛或咳嗽，咳嗽时咽喉疼痛加重。体检可见喉部充血、水肿，局部淋巴结轻度肿大和触痛，有时可闻及喉部的喘息声。

3. 急性疱疹性咽峡炎

多由柯萨奇病毒A引起，表现为明显咽痛、发热，病程约为一周。查体可见咽部充血，软腭、腭垂、咽及扁桃体表面有灰白色疱疹及浅表溃疡，周围伴红晕。多发于夏季，多见于儿童，偶见于成人。

4. 急性咽结膜炎

主要由腺病毒、柯萨奇病毒等引起。表现为发热、咽痛、畏光、流泪、咽及结膜明显充血。病程4~6天，多发于夏季，由游泳传播，儿童多见。

5. 急性咽扁桃体炎

病原体多为溶血性链球菌，其次为流感嗜血杆菌、肺炎链球菌、葡萄球菌等。起病急，咽痛明显、伴发热、畏寒，体温可达39℃以上。查体可发现咽部明显充血，扁桃体肿大、充血，表面有黄色脓性分泌物。有时伴有颌下淋巴结肿大、压痛，而肺部查体无异常体征。

四、辅助检查

1. 血液检查

因多为病毒性感染，白细胞计数常正常或偏低，伴淋巴细胞比例升高，严重病毒感染时淋巴细胞比例可以降低。细菌感染时血白细胞计数与中性粒细胞比例升高，出现核左移现象。

2. 病原学检查

因病毒类型繁多，且明确类型对治疗无明显帮助，一般无须明确病原学检查。需要时可用免疫荧光法、酶联免疫吸附法、血清学诊断或病毒分离鉴定等方法确定病毒的类型。脓性分泌物可作细菌培养和药物敏感试验，有助于判断细菌类型，指导临床用药。

五、诊断

1. 危险因素

各种可导致全身或呼吸道局部防御功能降低的因素均可诱发本病。如受凉、气温变化、淋雨、疲劳、人群拥挤的环境、久坐的生活方式、免疫力低下、与高危人群接触或营养不良等。

2. 症状

以鼻部卡他症状为主，如鼻塞、流鼻涕、打喷嚏。根据病毒或细菌侵犯的部位不同，症状有所不同。如鼻腔：鼻黏膜受刺激后可有鼻塞、流清水样鼻涕、打喷嚏等；咽部：咽部干燥、灼热感、咽痛等；喉：声音嘶哑、咳嗽咳痰、喉部不适等；急性扁桃体炎的症状主要为咽痛、发热、吞咽困难等；急性上呼吸道感染时可伴有不同程度的全身症状，如发热、畏寒、头痛、四肢酸痛、咳嗽和疲乏等。

3. 体征

普通感冒时鼻腔黏膜充血、水肿、有分泌物、咽部轻度充血；急性咽炎时可见咽部明显充血、水肿；急性扁桃体炎时可见扁桃体肿大、充血、表面有或无脓性分泌物；急性喉炎时可见喉部充血、水肿、有黏液性分泌物或黏膜溃疡。

具备上述危险因素并根据鼻咽部的症状和体征，结合周围血常规和阴性胸部 X 线检查可作出临床诊断。一般无须病因诊断，特殊情况下可进行细菌培养和病毒分离，或病毒血清学检查等确定病原体。但需与初期表现为感冒样症状的其他疾病鉴别。

六、鉴别诊断

1. 流行性感冒（以下简称流感）

起病急，具有较强的传染性，以全身中毒症状为主，呼吸道症状较轻。老年人及伴有慢性呼吸道疾病、心脏病者易并发肺炎。普通感冒与流感的鉴别诊断如表4-1所示。

表4-1 普通感冒与流感的鉴别诊断

症状	普通感冒	流感
发热	少见	常见
鼻塞	很常见，且通常在1周内症状自然缓解	常见

症状	普通感冒	流感
打喷嚏	常见	常见
咽痛	常见	常见
头痛	少见	非常常见
咳嗽	通常为间断的、排痰性（有黏液产生）咳嗽	通常为间断性干咳
寒战	少见	有轻至中度恶寒症状
疲倦	较轻微	通常为中度疲倦，且常伴有乏力
胸部不适	轻至中度	中度

2. 急性细菌性鼻窦炎

致病菌多为肺炎链球菌、流感嗜血杆菌、葡萄球菌、大肠埃希菌及变形杆菌等，临床多见混合感染。多在病毒性上呼吸道感染后症状加重。主要症状为鼻塞、脓性鼻涕增多、嗅觉减退和头痛。急性鼻窦炎患者可伴有发热和全身不适症状。

3. 过敏性鼻炎

分为季节性和常年性，多于接触过敏原后（如花粉等）出现症状，主要症状为阵发性喷嚏、流清水样鼻涕，发作过后如健康人。仅表现为鼻部症状或感疲劳，一般无发热等全身症状，且病程较长，常年反复发作或季节性加重。普通感冒与急性鼻窦炎、过敏性鼻炎的鉴别诊断如表4-2所示。

表4-2　普通感冒与急性鼻窦炎、过敏性鼻炎的鉴别诊断

普通感冒	急性鼻窦炎	过敏性鼻炎
1. 以鼻部卡他症状为主，初期也可有咽部不适或咽干、咽痒或烧灼感	1. 致病菌多为肺炎链球菌、流感嗜血杆菌、葡萄球菌等，临床多见混合感染	1. 分为季节性和常年性，多于接触过敏原后（如花粉等）出现症状，主要症状为阵发性喷嚏，流清水样鼻涕，发作过后如正常人
2. 四肢酸痛和头痛等全身症状较轻	2. 多于病毒性上呼吸道感染后症状无改善或加重	2. 仅表现为鼻部症状或感到疲劳，一般无发热等症状，且病程较长，常年反复发作或季节性加重
3. 诊断主要依据典型的临床症状	3. 主要症状为鼻塞，脓性鼻涕增多，嗅觉减退和头痛	
	4. 急性鼻窦炎患者可伴发热及全身不适症状	

4. 链球菌性咽炎

主要致病菌为A组溶血性链球菌。其症状与病毒性咽炎相似，发热可持续3～5天，所有症状将在1周内缓解。好发于春、冬季；以咽部炎症为主，可有咽部不适、发痒、灼热感、咽痛等，可伴有发热、乏力等；检查时有咽部明显充血、水肿，颌下淋巴结肿大并有触痛。链球菌型咽炎的诊断主要靠咽拭子培养或抗原快速检测。

5. 疱疹性咽峡炎

多发于夏季，常见于儿童，偶见于成人；咽痛程度较重，多伴有发热，病程约1周；有咽部充血，软腭、腭垂、咽及扁桃体表面有灰白色疱疹及浅表溃疡，周围环绕红晕；病毒分离多为柯萨奇病毒 A。

6. 急性传染病前驱症状

如麻疹、脊髓灰质炎、脑炎、肝炎、心肌炎等病，患病初期可有鼻塞，头痛等类似症状，应予重视。如果在上呼吸道症状一周内，呼吸道症状减轻但出现新的症状，需进行必要的实验室检查，以免误诊。

七、治疗

（一）治疗原则

本病的治疗原则以对症处理为主。首选口服药物，一般不需要静脉补液。对于急性上呼吸道病毒感染不应用抗菌药物，可选用口服制剂的中成药。同时戒烟、注意休息、多饮水、保持室内空气流通和防治继发细菌感染。

（二）对症治疗

1. 休息

发热、病情较重或年老体弱的患者应卧床休息，多饮水，保持室内空气流通和防止受寒。

2. 对症药物治疗

急性上呼吸道感染使用药物治疗时应以对症治疗药物为主，且首选口服药物，避免盲目静脉补液。静脉补液仅适用于以下几种情况。①因感染导致患者原有基础疾病加重，或出现并发症，需要静脉给药；②由于患者严重腹泻或高热导致脱水、电解质紊乱，需补充水和电解质；③由于胃肠不适、呕吐而无法进食，需要通过补液维持身体基础代谢。

（1）解热镇痛：主要针对普通感冒患者的发热、咽痛和全身酸痛等症状，可酌情应用解热镇痛类药物如对乙酰氨基酚、布洛芬等。该类药物通过减少前列腺素合成，使体温调节中枢产生周围血管扩张、出汗与散热而发挥解热作用，通过阻断痛觉神经末梢的冲动而产生镇痛作用。对乙酰氨基酚是其中较为常用的药物，但应注意对乙酰氨基酚超量使用可能造成肝损伤甚至肝坏死。有报道称，布洛芬可增加感染的严重性。

（2）缓解鼻塞：对于有鼻塞、鼻黏膜充血、水肿、咽痛等症状者，可应用盐酸伪麻黄碱等选择性收缩上呼吸道黏膜血管的药物，对血压的影响较小。也可用 1% 麻黄碱滴鼻。一般连续使用不宜超过 7 天。

（3）抗过敏：对于有频繁喷嚏、流涕量多等症状的患者，可酌情选用第一代抗组胺药马来酸氯苯那敏或苯海拉明等。该类药物具有穿过血脑屏障、渗透入中枢神经细胞与组胺受体结合的能力，因其具有一定程度的抗胆碱作用，通过阻断组胺受体抑制小血管扩张，降低血管通透性，有助于减少分泌物、减轻咳嗽症状，因此推荐其为急性上呼吸道感染的首选药物。该类药物的常见不良反应包括嗜睡、疲乏等，从事车船驾驶、登高作业或操作精密仪器等行业工作者慎用。为了减轻这类药物引起的头晕、嗜睡等不良反应，宜在临睡前服用。第二代抗组胺药尽管具有非嗜睡、非镇静的优点，但因其无抗胆碱的作用，故不能镇咳。抗组胺的鼻喷剂局部作用较强，而全身不良反应较少。

（4）镇咳：对于咳嗽症状较为明显者，可予镇咳药。常用的镇咳药根据其药理学作用特点分为两大类。①中枢性镇咳药，常用的中枢性镇咳药为吗啡类生物碱及其衍生物。该类药物直接抑制延髓咳嗽中枢而产生镇咳作用。根据其是否具有成瘾性和麻醉作用又可分为依赖性和非依赖性两类。依赖性镇咳药，如可卡因，可直接抑制延髓中枢，镇咳作用强而迅速，并具有镇痛和镇静作用。由于具有成瘾性，仅在其他治疗无效时短暂使用。非依赖性镇咳药，多为人工合成的镇咳药。如右美沙芬，是目前临床上应用最广的镇咳药，作用与可待因相似，但无镇痛和镇静作用，治疗剂量对呼吸中枢无抑制作用，也无成瘾性。英国胸科学会（BTS）指南和世界卫生组织（WHO）均指出，阿片类镇咳药可待因和福尔可定疗效并不优于右美沙芬，且不良反应更多，不推荐用于咳嗽治疗，推荐右美沙芬是一种可取代可待因的中枢镇咳药。多种非处方性复方镇咳剂均含有本品；②周围性镇咳药，通过抑制咳嗽反射弧中的感受器、传入神经及效应器中的某一环节而起到镇咳作用。这类药物包括局部麻醉药和黏膜防护剂。那可丁，阿片所含的异喹啉类生物碱，作用与可待因相当，无依赖性，对呼吸中枢无抑制作用，适用于不同原因引起的咳嗽。苯丙哌林，非麻醉性镇咳药，可抑制外周传入神经，也可抑制咳嗽中枢。

（5）祛痰：祛痰治疗可提高咳嗽对气道分泌物的清除率。祛痰药的作用机制包括增加分泌物的排出量，降低分泌物黏稠度，增加纤毛的清除功能。常用祛痰药包括愈创甘油醚、氨溴索、溴乙新、乙酰半胱氨酸、羧甲司坦等；其中愈创甘油醚是常用的复方感冒药成分，可刺激胃黏膜，反射性引起气道分泌物增多，降低黏滞度，有一定的舒张支气管的作用，达到增加黏液排出的效果。

（三）抗菌药物治疗

急性上呼吸道感染是一种自限性疾病，多由病毒感染引起，抗菌药物不能杀灭病毒，抗菌药物预防细菌感染是无效的。抗菌药物应用过程中会产生消化道不良反应，滥用抗菌药物还易诱导细菌耐药发生。只有当合并细菌感染时，才考虑应用抗菌药物治疗，如鼻窦炎、中耳炎、肺炎等，有白细胞升高、咽部脓苔、咯黄痰和流脓鼻涕等细菌感染证据，可根据当地流行病学史和经验用药，选口服青霉素、第一代头孢菌素、大环内酯类或喹诺酮类。极少需要根据病原菌选用敏感的抗菌药物。

急性细菌性上呼吸道感染如细菌性咽炎、扁桃体炎，可以使用抗菌药物。建议使用以下治疗方案：可选用青霉素 G，也可肌内注射普鲁卡因青霉素或口服青霉素 V，或口服阿莫西林、阿莫西林/克拉维酸；青霉素过敏患者可选用口服大环内酯类、克林霉素或喹诺酮类药物；可选用口服第一代或第二代头孢菌素，但不能用于有青霉素过敏性休克史的患者。此外，磺胺类药不易清除咽部细菌，A 组化脓性链球菌对四环素类、氨基糖苷类耐药者多见，这几类抗菌药物均不宜选用；可选用头孢曲松或头孢噻静脉注射；治疗疗程一般为 3~7 天，病情严重时可延长至 14 天。

（四）抗病毒药物治疗

由于目前有滥用造成流感病毒耐药现象，所以如无发热，免疫功能正常，一般无须应用。对于免疫缺陷患者，可早期常规使用。利巴韦林和奥司他韦有较广的抗病毒谱，对流感病毒、副流感病毒和呼吸道合胞病毒等有较强的抑制作用，可缩短病程。急性上呼吸道病毒感染（除流行性感冒病毒外）目前尚无特效的抗病毒药物。利巴韦林虽然在体外有广谱的抗病毒活性，但临床疗效不确定，吸入该药后仅对婴幼儿呼吸道合胞病毒引起的呼吸道感染有治疗效果。因此，不推荐利巴韦林用于治疗急性上呼吸道病毒感染。过度使用抗病毒药物有明显增加相关不良反应的风险。

（五）中医中药治疗

具有清热解毒和抗病毒作用的中药也可选用，有助于改善症状，缩短病程。急性上呼吸道感染尤其是病毒感染可以选用中成药治疗，有较好的临床疗效。

（六）特殊人群用药注意事项

由于非处方感冒药物在 2 岁以下幼儿中应用的安全性尚未被确认，因此不能用于幼儿的普通感冒。若其症状必须应用药物控制，则应使用国家药政部门批准在幼儿中使用的药物。对于 2~5 岁的儿童，伪麻黄碱的剂量为成人的 1/4；对于 6~12 岁的儿童，伪麻黄碱的剂量为成人的 1/2，尽量使用糖浆或混悬液制剂。儿童发热应慎用阿司匹林等水杨酸类药物，因为后者可诱发 Reye 综合征并导致患儿死亡。

孕妇、哺乳期女性应特别慎用感冒药物。孕妇尽量不使用阿司匹林、双氯芬酸钠、苯海拉明、布洛芬、右美沙芬等，以免影响胎儿发育或导致孕期延长。妊娠 3 个月内禁用愈创甘油醚。哺乳期女性尽量不使用苯海拉明、马来酸氯苯那敏、金刚烷胺等，因为这些药物能通过乳汁影响幼儿。

肝肾功能不全、血小板减少、有出血症状者和（或）有溃疡病穿孔病史者，应慎用含有对乙酰氨基酚、阿司匹林、布洛芬等成分的感冒药物。

从事驾驶、高空作业或操作精密仪器等行业工作者应慎用含有马来酸氯苯那敏、苯海拉明的感冒药物，因第一代抗组胺药具有抗胆碱能作用，影响神经元或神经肌肉接头的传导，可导致神经功能一过性紊乱和注意力不集中等。

未控制的严重高血压或心脏病及同时服用单胺氧化酶抑制剂的患者，禁用含有伪麻黄碱成分的感冒药物，甲状腺功能亢进、糖尿病、缺血性心脏病及前列腺肥大的患者，慎用含有伪麻黄碱成分的感冒药物。青光眼患者不建议使用伪麻黄碱作为局部用药。

慢性阻塞性肺疾病和重症肺炎呼吸功能不全的患者，应慎用含有可待因和右美沙芬的感冒药物，因为可待因和右美沙芬的中枢镇咳作用可影响痰液的排出。

总之，医师应根据不同人群的特点及普通感冒的不同症状，特别是针对特殊人群，制订个体化的治疗策略。

（七）预防

重在预防。隔离传染源有助于避免传染，勤洗手是减少上呼吸道感染的有效方法。加强锻炼、增强体质、生活饮食规律、改善营养。避免受凉和过度劳累，有助于降低易感性，是预防上呼吸道感染最好的方法。年老体弱易感者应注意防护，上呼吸道感染流行时应戴口罩，避免在人多的公共场合出入。导致感冒的病毒及血清型众多，且 RNA 病毒蛋白频繁变异，因此很难研发出感冒疫苗，流感病毒疫苗对普通感冒无效。

（刘　琨）

第二节　急性气管与支气管炎

急性气管—支气管炎是一种常见病、多发病，主要为生物性因素（如感染）和非生物因素（如物理化学刺激、过敏等）引起的气管、支气管黏膜的急性炎症反应。临床症状主要为咳嗽和咳痰，常发生于春冬季节、气温突降或季节交替时。

一、病因及发病机制

生物性因素中感染可由病毒和细菌直接感染所致，也可由上呼吸道感染病毒（如腺病毒、流感病毒、呼吸道合胞病毒和副流感病毒等）或细菌（如流感嗜血杆菌、肺炎链球菌、葡萄球菌等）蔓延而来。近年来，因支原体和衣原体而导致的急性气管—支气管炎也趋多见。本病多以受凉、淋雨、过度疲劳等为诱因，导致机体的气管—支气管防御功能受损，并且往往会在病毒感染的基础上继发细菌感染。

非生物因素如冷空气、粉尘、刺激性气体或烟雾的吸入，均可刺激气管、支气管黏膜导致急性损伤和炎症反应。

社区中具有急性下呼吸道症状的人群颇多，但就医者仅占10%。在西欧，近年来初级保健机构中急性气管支气管炎的发病率从50人／（1 000人·年）下降至22人／（1 000人·年），其原因一方面可能是下呼吸道感染就医减少，另一方面是医生对以咳嗽为主要症状的患者诊断为哮喘或COPD较过去增多所致。

二、病理生理和病理

（一）病理生理

急性气管—支气管炎中85%～95%是由呼吸道病毒直接损害引起，患者感染呼吸道病毒后，CD4和CD8淋巴细胞亚群参与和终止病毒的复制过程，以CD8起主要作用。IL-4能诱发IgE的生成，体内产生IL-2和IFN-γ的细胞克隆受抑制，而释放IL-4的细胞克隆优先激活，使IL-4分泌增加，IL-4能特异性地诱导B细胞合成IgE，且通过抑制IFN-γ产生而促进IgE生成。IL-4和其他淋巴因子激活中性粒细胞和巨噬细胞脱粒，从而引发Ⅰ型变态反应。血清和支气管分泌液中特异性IgG和IgE上升，并出现气道反应性增高。

病变主要在细支气管、支气管。受累上皮细胞的纤毛脱落、坏死，继之细胞增生形成无纤毛的扁平或柱状上皮细胞。管壁水肿、黏液分泌，加之管壁内充满脱落的上皮细胞、白细胞、巨噬细胞碎屑及纤维蛋白形成的渗出物，造成细支气管腔部分阻塞。细支气管周围有大量细胞浸润，其中绝大多数为单核细胞。黏膜下层和动脉外膜水肿。炎症和水肿易使患者细支气管腔引流不畅。坏死物质和纤维蛋白形成的栓子可使细支气管部分或完全阻塞。部分阻塞的管腔远端区域出现过度充气。这些病变使气流阻力增加、潮气量下降、通气量降低、肺内的气体分布不均、通气/灌注比例异常，最终引起低氧血症。最后因二氧化碳潴留，发生高碳酸血症。气道阻塞、气道阻力显著增加（较正常平均增加2.7倍）、肺顺应性降低（为正常的1/3）、潮气量降低、呼吸频率增快从而引起一系列临床症状。

（二）病理

气管、支气管黏膜充血、水肿，有淋巴细胞和中性粒细胞浸润；纤毛细胞损伤、脱落；黏液腺体增生、肥大、分泌物增加。炎症消退后，气道黏膜的结构和功能可恢复正常。

近年来，有人注意到急性支气管炎与气道高反应性之间的关系。在复发性急性支气管炎的患者轻度支气管哮喘发作较正常人群为多。反之，急性支气管炎患者既往也多有支气管哮喘史或特异质病史，提示支气管痉挛可能是急性支气管炎患者咳嗽迁延不愈的原因之一。

三、临床表现

咳嗽是急性气管—支气管炎的主要表现。发病初期常表现为上呼吸道感染症状，患者通常有鼻塞、流清涕、咽痛、头疼等临床表现。而全身症状较为轻微，但可出现发热、寒战、周身乏力等，并有刺激性咳嗽及胸骨后疼痛。早期痰量不多，痰液不易咳出，2~3天后痰液可由黏液性转为黏液脓性。如果患者受凉、吸入冷空气或刺激性气体往往可使咳嗽加剧或诱发咳嗽。患者在晨起时或夜间咳嗽常较为显著。咳嗽也可为阵发性，有时呈持久性咳嗽。咳嗽剧烈时常常伴有恶心、呕吐及胸部、腹部肌肉疼痛。如伴有支气管痉挛，可有哮鸣和气急。一般而言，急性气管—支气管炎的病程有一定的自限性，全身症状可在4~5天内消退，但咳嗽和咳痰可延续2~3周才消失。肺部体检可发现两肺呼吸音粗，黏液分泌物在较大支气管时可闻及粗的干、湿啰音，部位不固定，咳嗽后啰音消失。支气管痉挛时可闻及哮鸣音。

四、辅助检查

1. 外周血常规

多数病例的白细胞计数和分类无明显改变，细菌感染时白细胞总数和中心粒细胞可增多。

2. 痰液检查

痰涂片和培养可发现致病菌。

3. 胸部X线

多数表现为肺纹理增粗，少数病例无异常表现。

五、诊断和鉴别诊断

急性气管—支气管炎的诊断主要依靠病史、咳嗽和咳痰等临床症状，两肺闻及散在干、湿啰音，结合外周血常规和胸部X线检查结果，可对本病作出临床诊断。对于导致急性气管—支气管炎的病原微生物，一般采用病毒分离、血清学检测以及痰液分析进行明确，但是鉴于本病的自然转归周期一般不做常规推荐。但是对于疑似流感和百日咳患者，必须行相关病原微生物检测。

主要需与下列疾病鉴别：

1. 流行性感冒

流行性感冒的症状与急性气管—支气管炎颇相似，但从流感的广泛性流行、急骤起病、全身明显的中毒症状、高热和全身肌肉酸痛等鉴别并不困难，病毒分离和补体结合试验可以确诊。

2. 急性上呼吸道感染

鼻咽部症状明显；一般无显著的咳嗽、咳痰；肺部无异常体征；胸部X线正常。

3. 急性气管—支气管炎应与小气道的急性炎症哮喘及毛细支气管炎相鉴别

后两者常表现为进行性咳嗽并伴有喘息、气急、呼吸窘迫及低氧血症；支气管扩张则表现为慢性咳嗽及支气管的永久扩张；急性支气管炎的病程初期难以同上呼吸道感染鉴别，但前者常表现为咳嗽时间更长（大于5天），且肺功能检测显示异常，即FEV_1小于预计值的

80%，气道反应性增高，激发试验阳性，但在随后的 5～6 周会恢复正常。大多情况下，如患者的生命体征正常，体检肺部无干、湿啰音，则患肺炎的可能性较小，不需要进一步的检查，但在老年患者除外，因为老年性肺炎患者常缺乏特异的症状及体征。其他肺部疾病如肺结核、肺癌、肺脓肿、麻疹、百日咳等在发病时均可能出现类似急性气管—支气管炎的临床症状，应根据这些疾病的临床特点逐一加以鉴别。

六、治疗

一般患者无须住院治疗。有慢性心肺基础疾病者，流感病毒引起的支气管炎导致严重通气不足时，需住院接受呼吸支持和氧疗。

剧烈干咳或少痰者，可适当应用镇咳剂，如右美沙芬、喷托维林。咳嗽有痰或痰不易咳出者可用盐酸氨溴索、桃金娘油提取物化痰。若咳嗽持续不缓解，可考虑应用可待因或吸入糖皮质激素缓解症状。伴有支气管痉挛、气流受限时可用 β_2 - 受体激动剂沙丁胺醇、氨茶碱。

大多数急性—支气管炎的患者都接受抗生素治疗。但国外应用抗生素治疗气管—急性支气管炎的六项对照研究表明，抗生素并无明显的治疗效果。研究表明，抗生素与支气管扩张剂的疗效是一致的，对缓解症状并无显著性差别。因此，临床医师在治疗急性—支气管炎患者时应避免滥用抗生素。盲目应用抗生素会导致耐药菌的产生、二重感染等一些严重后果。但如果患者出现发热、脓性痰和重症咳嗽，则是应用抗生素的指征。肺炎支原体、衣原体和百日咳杆菌感染推荐阿奇霉素治疗 5 天（第 1 天 500 mg，每天 1 次。第 2～5 天 250 mg，每天 1 次），流感病毒 A 型感染可予以奥司他韦（75 mg，每天 2 次）治疗 5 天。全身不适及发热为主要症状者应卧床休息，多饮水，服用阿司匹林、对乙酰氨基酚等退热剂。

在流行性感冒流行期间，如有急性气管—支气管炎的表现应该应用抗流感的治疗措施。

多数患者的预后良好，但少数治疗延误或者不当、反复发作的患者，可因病情迁延发展为慢性支气管炎。应积极锻炼，增强体质，避免过度劳累。冬季注意保暖，避免上呼吸道感染，戒烟。做好环保工作，治理空气污染。改善劳动卫生条件，生产车间要防止有害气体、酸雾和粉尘的外逸。

（何天武）

第三节　细菌性肺炎

细菌性肺炎是感染性肺炎中最常见的类型，也是最常见的感染性疾病之一。在抗生素发明之前的年代，细菌性肺炎曾是人类健康的主要威胁之一。抗生素问世后使得细菌性肺炎的病死率下降，预后显著改善。然而，随着人口老龄化的发展以及细菌耐药率的升高，即使有大量广谱或超广谱抗生素投入临床，但肺炎的发病率及病死率并没有持续下降。甚至一些研究显示由于后续新型抗菌药物开发和临床应用严重不足甚至匮乏，细菌性肺炎死亡率出现了回升趋势。此外，在呼吸机相关肺炎的研究中发现对常用抗生素全部耐药的细菌时有发生，甚至出现小范围的暴发。根据世界卫生组织（WHO）发布的全球疾病负担报告显示，在全球范围内，下呼吸道感染占人口死因第三位，而在低收入国家则位居首位。老年人或免疫功能低下人群（如肿瘤、应用免疫抑制剂、糖尿病、尿毒症、艾滋病、器官移植、药瘾嗜酒或是久病卧床者）并发肺炎时，易感染耐药菌、非典型病原菌，治疗困难，病死率高。

在不同因素导致机体免疫防御功能损伤后，病原菌侵入下呼吸道，引起肺毛细血管充血、水肿，肺泡腔内纤维蛋白渗出及细胞浸润。细菌性肺炎临床可表现为咳嗽、咳痰、发热、气促、胸痛、咯血等，肺部可出现呼吸音粗、湿啰音等体征以及出现相应的胸部影像学改变。病情严重者可出现气体交换障碍，并发呼吸功能衰竭。大多类型的细菌性肺炎治愈后不遗留瘢痕，结构以及功能均可恢复如前。肺炎临床症状多样化、病原谱复杂化以及细菌耐药普遍化是目前细菌性肺炎的重要特点。合理运用抗生素、提高病原学诊断水平、避免或延缓耐药菌的产生是细菌性肺炎临床诊治中迫切需要强调和解决的问题。

一、病因及发病机制

因宿主年龄、基础疾病、免疫功能状态、流行区域、获得方式（社区获得性肺炎、医院获得肺炎）不同，肺炎的病原体也有较大差异。如社区获得性肺炎常见致病菌包括肺炎链球菌、肺炎支原体、流血嗜血杆菌、肺炎衣原体、金黄色葡萄球菌、肺炎克雷伯、流感病毒等，少见致病菌包括铜绿假单胞菌或其他革兰阴性杆菌、厌氧菌等。而医院获得性肺炎常见致病菌为革兰阴性杆菌，包括铜绿假单胞杆菌、大肠埃希菌、肺炎克雷伯菌、不动杆菌等。此外，吸入性肺炎中厌氧菌感染较为多见。而骨髓移植、粒细胞缺乏、免疫功能缺陷等人群，曲霉菌、巨细胞病毒感染比例明显升高。

通常正常的免疫防御机制可使下呼吸道保持相对无菌状态。免疫功能短暂性或持续性受损（如受凉、饥饿、吸烟、疲劳、酗酒、昏迷、低氧血症、慢性结构性肺病、肺水肿、尿毒症、糖尿病、营养不良、吸入有毒物质、肿瘤放化疗、病毒感染以及应用糖皮质激素、人工气道、鼻胃管等），或进入下呼吸道的病原菌载量较多或毒力较强时，病菌可在下呼吸道大量繁殖，突破机体的免疫防御机制，引起肺炎。在整个病理生理过程中，病原菌及其代谢产物激活免疫防御系统，机体借助固有免疫、体液免疫、细胞免疫等通过吞噬作用、募集炎性细胞、产生中和抗体、释放炎性介质、补体调理等作用，消灭病原菌。但在这一过程中，常有过多的炎性介质大量释放，并引起炎症性肺损伤。不同病原菌导致的细菌性肺炎发病机制基本一致，但又各具特点。

细菌的入侵方式主要包括口咽部定植菌误吸和带菌气溶胶吸入，前者在肺炎发病机制中占最重要的地位，特别是在医院获得性肺炎中，主要引起革兰阴性杆菌肺炎。一般情况下，细菌直接种植、邻近部位感染扩散或其他部位经血道播散者较为少见。

二、病理生理和病理

肺炎链球菌肺炎典型的病理变化分为四期：早期主要为水肿液和浆液渗出；中期为红细胞渗出；后期有大量白细胞和吞噬细胞聚集，肺组织实变；最后为肺炎吸收消散。具体病理变化如表4-3所示。

在抗菌药物的及时应用后，典型的大叶性肺炎已经不多见，而代之以肺段性炎症。病理特点为整个病变过程中没有肺泡壁和其他肺结构的破坏或坏死，炎症消散后肺组织可以完全恢复正常结构而不留纤维化等肺损伤。

有的细菌性肺炎虽也有上述类似的病理变化和过程，但大多数都伴有不同程度的肺泡壁损伤。例如，金黄色葡萄球菌肺炎中，以细支气管为中心的化脓性炎症是其主要的病理学特点。细菌产生的凝固酶还可以在菌体外形成保护膜，以拮抗吞噬细胞的杀灭作用，且各种酶和代谢产物的释放可导致肺组织坏死和脓肿形成。革兰阴性菌肺炎则多为双侧小叶性肺炎，常有多发坏死性空洞或脓腔，部分患者可出现脓胸。炎症消散吸收往往不完全，可引起纤维增生或支气管扩张等。

表 4-3　肺炎链球菌肺炎的典型病理变化

大体观	镜下观			
	充血水肿期	红色肝样变期	灰色肝样变期	溶解消散期
整个肺叶体积增大，实变，重量增加，呈灰色或白色；肺膜纤维素样渗出	肺泡间隔毛细血管弥漫性扩张充血；肺泡腔内多量浆液性渗出。混有少量红细胞，中性粒细胞和巨噬细胞；渗出液中可检出肺炎链球菌	肺泡间隔内毛细血管扩张充血；肺泡腔内充填大量纤维素及大量红细胞，夹杂少量中性粒细胞和巨噬细胞；纤维素丝连接成网，穿过肺泡间隔与相邻肺泡纤维网相连	肺泡腔很少见到红细胞；纤维素渗出增多，相邻肺泡纤维素丝连接更为明显，纤维素网中有大量的中性粒细胞	肺泡腔内中性粒细胞变性坏死，释放大量蛋白水解酶溶解渗出物中的纤维素。肺内实变病灶消失

三、临床表现

（1）起病多急骤，部分老年性肺炎、革兰阴性杆菌肺炎、医院获得性感染者起病可较隐匿，常有受凉、劳累等诱因或伴慢性结构性肺疾病、心血管疾病、糖尿病、免疫缺陷或不全等基础疾病。

（2）部分患者有上呼吸道感染史。

（3）主要以呼吸道症状为主，可表现为发热（高热多见）、寒战、咳嗽、咳痰、胸痛、气促等，痰液量不一，多为脓性，少许患者痰中可见血丝或少量咯血。

（4）金黄色葡萄球菌肺炎的痰液一般为黄色脓痰，肺炎链球菌常为铁锈色痰，肺炎克雷伯菌肺炎为砖红色黏冻样，铜绿假单胞菌痰可为淡绿色，厌氧菌感染常伴有恶臭。

（5）可出现全身中毒症状，如乏力、头痛、肌肉酸痛、恶心、呕吐、腹泻等症状，严重者可出现嗜睡、意识障碍、精神异常等，也可出现休克、低血压，甚至多器官功能损害。

体格检查患者一般为急性面容，呼吸浅快，常有不同程度的发绀和心动过速，部分患者出现鼻翼扇动。早期肺部体征可无或仅有少许湿啰音。随着疾病的进展，可以出现较典型的体征。可见患侧呼吸运动减弱、叩诊浊音或实音，肺部听诊患侧呼吸音降低，可闻及湿啰音，部分患儿可出现肺部哮鸣音。实变体征常常提示为细菌性感染。免疫损害宿主肺炎、老年性肺炎、革兰阴性杆菌肺炎等多同时累及双侧，体格检查时可发现双下肺湿啰音。

四、辅助检查

1. 实验室检查

常规血检查见白细胞总数升高、中性粒细胞比例增高、核左移并有中毒颗粒，可有血沉增快，C-反应蛋白增高、降钙素原（PCT）等炎性指标升高。老年体弱、免疫缺陷者白细胞计数可无明显变化。症状、肺部体征显著，但白细胞计数不增高常提示严重感染。动脉血气分析常提示氧分压下降，也可见肝肾功能、凝血功能异常等。

2. 胸部影像学

（1）X线：早期胸片可正常，局部纹理增多或肺野透亮度降低，病情进展可表现为非特异性的斑片状肺实质浸润影。

（2）CT：可表现为密度不均的条纹状、斑片状、絮片状阴影，也可见磨玻璃影。病情进展一般出现均匀实变，部分可见支气管气象，可合并胸腔积液、肺不张等，通常治疗后实变影渐渐吸收消散，往往影像学消散晚于临床症状改善。

3. 肺炎病原学诊断

非常重要，有利于指导临床用药和判断预后。但是，由于经口咽部的咳痰常受到正常菌群污染，未经筛选的单次普通痰培养并不可靠。痰涂片镜检有助早期初步判断病原学类型，并可借此剔除口咽部菌群污染严重的"不合格"痰标本而选取"合格"标本（每低倍视野鳞状上皮细胞 < 10 个、白细胞 > 25 个，或鳞状上皮细胞：白细胞 < 1 : 2.5）进行检查。涂片上见呈短链状或双个排列的革兰阳性球菌（肺炎链球菌）或多形短小革兰阴性杆菌（流感嗜血杆菌可能）极具诊断意义。此外，痰定量或半定量培养是提高痰培养结果正确率的有效方法，若痰中浓度超过 10^7 CFU/mL 或 （ + + + + ），则培养到的细菌多为肺炎的病原菌，而低于 10^4 CFU/mL 或 （ + ），则可能为污染菌。普通咳痰标本分离到的表皮葡萄球菌、除流感嗜血杆菌外的嗜血杆菌属细菌、除诺卡菌外的其他革兰阳性杆菌、肠球菌、微球菌、厌氧菌、念珠菌属，通常均无临床意义。对于建立人工气道的患者，可以经气管插管吸引物（ETA）送检，最大程度避免污染。为了取得精确的病原学结果，可权衡利弊采用下呼吸道直接采样，如防污染样本毛刷采样（PSB）、支气管肺泡灌洗液（BALF）等。一般认为，上述采样的标本培养分离到细菌浓度 ETA $\geq 10^6$ CFU/mL，PSB $\geq 10^3$ CFU/mL，BALF $\geq 10^5$ CFU/mL，具有临床意义。血、胸腔积液污染机会较小，在病原学诊断方法中不可忽略。近年来，免疫学和分子生物学方法可用于部分感染病原学的诊断，特别是传统培养方法烦琐又不能在短期内检测出的病原菌，如肺炎支原体、肺炎衣原体、军团菌等，本部分内容将在后面章节详述。

五、诊断和鉴别诊断

1. 诊断标准

（1）满足肺炎的诊断，即具备下述前 4 项中任何 1 项加上第 5 项，并除外肺结核、肺部肿瘤、非感染性肺间质性疾病、肺水肿、肺不张、肺栓塞等。①新近出现的咳嗽、咳痰或原有呼吸道疾病症状加重，伴或不伴脓痰、胸痛、呼吸困难及咯血；②发热；③肺实变体征和（或）闻及湿性啰音；④外周血白细胞 > 10×10^9/L 或 < 4×10^9/L，伴或不伴细胞核左移；⑤胸部影像学检查显示新出现的斑片状浸润影、叶或段实变影、磨玻璃影或间质性改变，伴或不伴胸腔积液。

（2）病原学检查结果支持细菌感染。

2. 鉴别诊断

少数非感染性疾病可有肺炎类似的症状和影像学表现，如急性呼吸窘迫综合征（ARDS）、肺栓塞、充血性心力衰竭、过敏性肺泡炎、肺泡蛋白沉积症、结缔组织疾病累及肺部、放射性肺炎、肿瘤性疾病肺部浸润或转移等。因细菌性肺炎临床症状、体征及辅助检查结果缺乏特异性，在治疗过程中应反复评估诊断和治疗效果，避免漏诊、误诊。

六、治疗

1. 治疗原则

（1）抗菌治疗是决定细菌性肺炎预后的关键，正确选择并及时使用抗菌药物可以有效降低病死率、致残率。

（2）抗生素的选择需要结合当地流行病学、细菌耐药情况，以及不同人群、药物的药动力学/药效学差异、肺炎获得场所和严重程度等。

（3）可采用吸氧、止咳、祛痰、解痉等药物对症治疗。

（4）除了积极治疗肺炎、控制感染外，还要针对不同并发症采用不同的对症处理方法。

2. 治疗方法

在起始治疗阶段，通常抗菌药物选择缺乏病原学资料，多根据临床症状、体征和影像学检查结果作出临床推断，及时送检病原学标本后，即可予以经验性抗生素治疗。随后，往往需要根据病原学检查及药敏结果，选择针对性的窄谱抗生素。不同人群肺炎的常见病原菌和抗菌药物推荐，参见社区获得性肺炎及医院获得性肺炎。

抗感染治疗后 48～72 小时应该对病情和诊断进行评价。若治疗有效，机体反应首先表现为精神好转、体温下降，呼吸道症状可以有改善，咳嗽、痰量减少，痰色由脓性转为非脓性，气促好转，肺部啰音减少或消失，提示方案正确，维持治疗不变。若症状改善显著，可选择静脉制剂同类或相似的口服药物，或根据病原学药敏试验选择口服制剂。

初始治疗 72 小时后症状无改善或一度改善又再次恶化，视为治疗无效，可能原因和处理如下。①药物未能覆盖致病菌或细菌耐药，需根据药敏试验调整抗生素。无病原学依据时，应该再次分析症状、体征及辅助检查，重新审视肺炎可能的病原菌，进行新一轮经验性抗感染治疗；②特殊病原菌感染，如病毒、结核分枝杆菌、真菌等。应该进行更深入的检查，必要时采用有创检查以获得更多临床信息；③出现并发症，如脓胸、迁徙性病灶，或存在影响疗效的宿主因素，如糖尿病、免疫功能不全、慢性结构性肺病等。在抗感染治疗的同时，及时治疗并发症或去除宿主因素，并予以对症支持治疗，必要时采用联合抗生素治疗；④非感染性疾病被误诊为肺炎。应详细询问病史，完善检查，重新评估诊断及鉴别诊断。

轻中度肺炎总疗程可于症状控制（如体温转为正常）后 3～7 天结束，病情较严重的总疗程为 10～14 天；易引起组织坏死的金黄色葡萄球菌、肺炎克雷伯菌等病原菌所致肺炎，可以延长到 2～3 周，免疫抑制患者肺炎需要适当延长抗生素治疗时间；吸入性肺炎或肺脓肿总疗程应该为数周至数月，肺脓肿疗程常推荐为 6～8 周。

3. 预防

戒烟、增强体质、保持口腔健康、避免上呼吸道感染、尽量采用无创通气而少用人工气道等，是预防肺炎的重要方法。此外，预防接种肺炎链球菌疫苗可以减少特定人群罹患肺炎的风险。建议接种人群：①年龄≥65 岁；②年龄＜65 岁，但伴有慢性肺部疾病、慢性心血管疾病、糖尿病、肾功能不全、慢性肝病、免疫功能低下等；③长期居住在养老院或其他医疗机构；④长期吸烟者。除了可接种肺炎链球菌疫苗外，还可接种流感疫苗。其不仅可预防流感发生或减轻流感相关症状，还对流感病毒性肺炎和流感继发细菌性肺炎有一定预防作用。联合应用肺炎链球菌疫苗和流感疫苗可降低老年性肺炎死亡率。

（姜　睿）

第五章

支气管哮喘

第一节　发病原因与发病机制

支气管哮喘通常简称为哮喘，其实支气管哮喘和哮喘所表达的是两种不同的临床概念。支气管哮喘是一种疾病，而哮喘是一种症状。换言之，并非所有哮喘症状的人都是支气管哮喘的患者。

为了叙述方便，本书仍根据习惯，把支气管哮喘简称为哮喘。

哮喘不仅直接影响患者的健康，而且成为严重的社会问题，如增加患者及其家庭的经济负担，影响青少年的学习和社会活动，限制了职业选择范围，造成患者心理上的创伤，影响家庭的和睦甚至婚配，增加社会的离婚率等。由此可见哮喘防治有着极高的社会意义和效益。

一、病因

支气管哮喘的发病原因极为复杂，至今尚无满意的病因分类法，目前多主张将引起支气管哮喘的诸多因素分为致病因素和诱发因素两大类。致病因素是指支气管哮喘发生的基本因素，因此是该疾病的基础，无论在支气管哮喘的发生抑或发作中均起重要作用。诱发因素也可称为激发因素，是指患者在已有哮喘病的基础（即气道炎症和气道高反应性）上促使哮喘急性发作的因素，是每次哮喘发病的"扳机"。

在哮喘的气道炎症学说提出以前，传统上把哮喘分为外源性（过敏性）和内源性（隐源性）哮喘。现在普遍认为这种分类法不合理。其实哮喘的内因，更多指作为哮喘的易感者的患者本身的"遗传素质"、免疫状态、内分泌调节等因素，但同时也包含精神心理状态，而后者并不是"哮喘易感者"的决定因素，一般作为激发因素起作用。实际上这些因素对外源性或内源性哮喘患者来说都是存在的。周围环境的因素在哮喘的发病过程中既起致病作用，又起激发作用。

（一）支气管哮喘的遗传因素

众所周知，支气管哮喘有非常明确的家族性，表明哮喘的发生与遗传有密切的关系，但它属于"多基因病"，环境因素也起重要的作用，因此遗传只决定患者的过敏体质，即是否容易对各种环境因素产生变态反应，是否属于哮喘的易感人群。引起哮喘发病还必须有环境因素，如过敏原和激发因素。

哮喘实际上是主要发生在气道的过敏性（即变态反应性）炎症，而变态反应是因免疫功能异常所造成的。许多有过敏性体质（或称特应性）的患者，患者的一级亲属发生各种过敏性疾病（包括过敏性哮喘、过敏性鼻炎、花粉症、婴儿湿疹、荨麻疹等）的概率，比其他无过敏体质的家庭成员高得多。就哮喘病而言，许多哮喘患者祖孙三代，甚至四代均有哮喘的患者。文献也报道哮喘家族的哮喘患病率高达 45%。

遗传因素对哮喘发病的影响可能是通过调控免疫球蛋白 E（IgE）的水平及免疫反应基因，两者相互作用、相互影响的结果，导致气道受体处于不稳定状态或呈高反应性。现已有文献报道，第 11 对染色体 13q 区存在着与特应症发病有关的基因，此外，还发现了其他的染色体异常。

既然遗传因素在哮喘的发病中起着重要作用，那么是不是出生后很快就会发作哮喘呢？不一定，其规律目前还不清楚。下一代可以在出生后的婴幼儿期即发病，也可以到了成年后才发病，也可在第三代才出现哮喘患者，即所谓隔代遗传。我们曾见到一位哮喘患者，其女儿只有过敏性鼻炎症状，毫无哮喘症状，但气道激发和扩张试验显示明显的气道高反应性。大约经过半年以后，哮喘因感冒开始发作，肺底可闻哮鸣音。

（二）外源性过敏原

引起哮喘的过敏原与引起变态反应的其他过敏原一样，大都是蛋白质或含有蛋白质的物质。它们在变态反应的发病过程中起抗原的作用，可以引起人体内产生对应的抗体。在周围环境中常见的过敏原可分为以下几类。

1. 吸入性变应原

一般为微细的颗粒，包括：①家禽、家畜身上脱落下来的皮屑；②衣着上脱落的纤维，如毛毯、绒衣或羽绒服上脱落的毳毛；③经风媒传播的花粉；④飞扬在空气中的细菌、真菌等微生物和尘螨等昆虫，人因吸入昆虫排泄物诱发哮喘的案例也有报道，以蟑螂为多见，有人认为它是华东地区主要过敏原之一，有些昆虫如蜜蜂、黄蜂则经叮刺后诱发 I 型变态反应；⑤尘土或某种化学物质，这些微小物质一旦从鼻孔中吸入，就可能引起过敏性哮喘的发作；⑥油烟；⑦职业性吸入物，如棉纺厂、皮革厂、羊毛厂、橡胶厂和制药厂的工人吸入致敏性或刺激性气体和灰尘可诱发哮喘。

2. 摄入性变应原

通常为食品，经口腔进入，如牛奶、鸡蛋、鱼、虾、蟹及海鲜等，引起过敏反应的药物实际也属这一类。

3. 接触性变应原

指某些日用化妆品，外敷的膏药，外用的各种药物。药物涂擦于皮肤，吸收到体内后，即可引起过敏反应。可表现为局部反应，如接触性皮炎，也可导致哮喘发作。

（三）哮喘的常见变应原

严格地讲，除了食盐和葡萄糖外，世界上千千万万的物质，都可能成为变应原，但什么人发生过敏，这要看他（她）是否是易感者以及对什么过敏。

虽然理论上几乎什么东西都可以引起过敏，但至今比较明确的过敏原约有 500 种，能够用特异性免疫球蛋白 E（sIgE）抗体检测出来的变应原约为 450 种。引起哮喘的变应原多由特异性 IgE 介导，因此多为速发型过敏反应。

1. 屋尘和粉尘

包括卧室中的灰尘和工作环境的灰尘，如图书馆的灰尘。粉尘包括面粉厂粉尘、皮革厂粉尘、纺织厂棉尘、打谷场粉尘等。卧室或某些工厂车间的灰尘含大量的有机物，如人身上脱落的毛发、上皮，微生物，小的昆虫尸体，螨及各种衣物的纤维碎屑等。这些有机物都是引起呼吸系统等过敏的重要致敏原。

2. 花粉

花粉是高等植物雄性花所产生的生殖细胞，可引起花粉症。主要分为风媒花和虫媒花两大类。风媒花粉经风传播，虫媒花粉是由昆虫或小动物传播。引起过敏者主要是风媒花粉，其体积小，在风媒花植物开花的季节，空气中风媒花粉含量高，很容易被患者吸入呼吸道而致病。这类花粉春天多为树木花粉，如榆、杨、柳、松、杉、柏、白蜡树、胡桃、枫杨、桦树、法国梧桐、棕榈、构、桑、臭椿等；夏秋季多为杂草及农作物花粉，如蒿、豚草、藜、大麻、葎草、蓖麻、向日葵、玉米等。这些花粉的授粉期一般均在 3~5 月和 7~9 月，所以花粉症和花粉过敏的哮喘患者多集中在这两个季节发病。其中蒿和豚草花粉是强变应原，危害极严重，可引起花粉症的流行。

花粉引起人体过敏，是因为它含有丰富的植物蛋白。由于花粉粒体积很小，大多数直径在 20~40 μm，加上授粉季节空气中花粉含量很高，极易随着呼吸进入人体。当花粉粒被其过敏者吸入后，便和支气管黏膜等组织的相应抗体（特异性 IgE）相结合，产生抗原抗体反应，引起发病。

3. 真菌

真菌有一个庞大家族，约有 10 万多种。它们寄生于植物、动物及人体，或腐生于土壤。但无论是哪种生存方式，在繁殖过程中都会把大量的孢子散发到空气中，在过敏患者的周围形成包围圈。常见的致敏真菌为毛霉、根霉、曲霉、青霉、芽枝菌、交链孢霉、匍柄霉、木霉、镰刀菌、酵母菌等。

真菌的孢子和菌丝碎片均可引起过敏，但以真菌的孢子致敏性最强。真菌和花粉一样，都富含多种生物蛋白，其中某些蛋白质成分可引起过敏。许多患者的哮喘发作有明确的季节性，或在某一季节加重，这除了与季节花粉过敏有关以外，还与真菌和气候条件的变化有关。

4. 昆虫

昆虫过敏的方式可分为叮咬过敏、蜇刺过敏和吸入过敏等。引起叮咬过敏的昆虫如蚊、白蛉、跳蚤等，它们通过口部的吸管排出分泌物进入人体皮肤后引起过敏；蜇刺过敏的昆虫主要为蜜蜂、马蜂等，它们通过尾部蜇针（排毒管）蜇刺，并将毒液注入人体而引起过敏；吸入过敏的昆虫主要有蟑螂、家蝇、象鼻虫、蛾、螺，而最主要者为尘螨，它是引起哮喘的最常见，也是最重要的过敏原。此外，一些昆虫的排泄物、分泌物等经与人体接触后也可引起皮疹、湿疹等。

螨在分类学上属于蜘蛛纲，目前已知有约 5 万种，但与人类变态反应有关系的螨仅是少数几种，如屋尘螨、粉尘螨和宇尘螨等。屋尘螨主要生活在卧室内的被褥、床垫、枕套、枕头、沙发里或躲藏在木门窗或木椅桌的缝隙里，附着在人的衣服上，也可与灰尘混在一起，随灰尘到处飘扬。据统计，1 g 屋尘内最多可有 2 000 只螨。粉尘螨生长在各种粮食（如面粉）内，并以其为食，因此在仓储粮食内，常有大量的螨生长。宇尘螨为肉食螨，以粮食、屋尘等有机物中的真菌孢子为食料。

尘螨的致敏性很强，但引起过敏的原因并不是活螨进入人体内，而是螨的尸体、肢体碎屑、鳞毛、蜕皮、卵及粪便。这些过敏原随着飘浮的灰尘被吸入到人的呼吸道内而致病。

尘螨引起的哮喘发病率极高，据报道，德国60%以上的支气管哮喘患者均与尘螨过敏有关。1974年，国外有人报道儿童哮喘患者的皮试结果，显示对螨的反应阳性率高达89.4%。尘螨一年到头与哮喘患者缠绵不断，因此对尘螨过敏的患者一般是全年都可发病，但在尘螨繁殖高峰季节，症状常常加重。

5. 纤维

包括丝、麻、木棉、棉、棕等。这类物品常用于服装、被褥、床垫等的填充物或各种织品。患者因吸入它们的纤维碎屑而发病，其中对丝过敏者最多见。

6. 皮毛

包括家禽和家畜皮毛，如鸡毛、鸭毛、鹅毛、羊毛、驼毛、兔毛、猫毛、马毛等，它们的碎屑可致呼吸道过敏。

7. 食物

米面类、鱼肉类、乳类、蛋类、蔬菜类、水果类、调味食品类、硬壳干果（如腰果、花生、巧克力等）类等食物均可成为变应原，引起皮肤、胃肠道、呼吸系统等过敏。

食物过敏大多属Ⅰ型变态反应，即由过敏原和特异性IgE相互作用而发生。临床可见哮喘患者常伴有口腔黏膜溃疡，有些患儿可出现"地图样"舌，或伴有腹痛和腹泻等消化道症状，而食物过敏患儿也常伴有哮喘的发作。

8. 化妆品

化妆品种类很多，成分也较复杂，常用的如唇膏、脂粉、指甲油、描眉物、擦脸油及染发剂等。这些化妆品大部分为化学物质，属于半抗原，不单独引起过敏，但当它们和人体皮肤蛋白质结合后，即可形成全抗原，可引起接触性皮炎，有时也可引起哮喘。

其他可引起过敏者还有药物、有机溶剂、各种金属饰物等。

（四）哮喘发作的主要诱因

引起哮喘发作的诱因错综复杂。作为诱因，主要是指过敏原以外的各种激发哮喘发作的非特异因素，包括气候、呼吸道感染、运动、药物、食物和精神等。吸入、摄入或接触过敏原虽然也可激发哮喘的发作，但它主要是作为特异性（即为特应性）的致病因子参与气道炎症和哮喘的发病过程的，有别于非特异（非特应性）的激发因素。

1. 气候

许多哮喘患者对天气的变化非常敏感，气候因素包括气压、气温、风力和风向、湿度、降水量等。气压低往往使哮喘患者感到胸闷、憋气。气压低诱发哮喘发作的原因尚不清楚，可能是低气压使飞扬于空气中的花粉、灰尘及真菌孢子沉积于近地面空气层，增加患者吸入机会之故。气压突然降低可使气道黏膜小血管扩张、充血、渗出增多，支气管腔内分泌物增加、支气管腔变窄、支气管痉挛而加重哮喘。南方初春的黄梅季节就是气压较低、湿度较大的季节，哮喘发病率也增加。

气温的影响中温差的变化尤其重要。冷空气侵袭往往发生于季节变化时刻。如华东地区的秋季日平均气温从25℃下降到21℃时，哮喘发作的患者明显增多。初冬季节，寒潮到来，气温突然下降，温差迅速增大，哮喘发作者猛增。在秋天，空气中的花粉要比春季少得多，这时螨类数量虽增加，但气温和湿度并不适合它的大量繁殖。由此可见，秋季哮喘发作的主要原因可能是由于冷空气刺激具有高反应性气道之故，这也说明哮喘患者对气温的变化特别敏感。

风力的作用与哮喘发作的关系主要有两方面：风力强，空气流动快常导致气温的下降，若在秋天或初冬，必定会增加气道的冷刺激；强风时增加了气道的阻力，使本来存在呼气性呼吸困难的哮喘患者更加感到呼气困难。风向常常与空气的湿润度有关，初冬时主要刮来自西伯利亚的西北风，途经沙漠地带，因此特别干燥，这对哮喘患者不利，因为哮喘患者的气道比正常人更需要温暖和湿润。

正常人的气道必须有一定的湿度，降水量和空气的湿度直接影响哮喘患者气道的湿润度。但过于潮湿的空气和环境有利于真菌的繁殖，增加了吸入气中过敏原的密度，对哮喘患者不利。

空气离子浓度对哮喘的发作也有一定关系。一般情况下空气中的阳离子多于阴离子。空气中的阳离子可使血液碱化，致支气管平滑肌收缩，对健康人和哮喘患者均不利，而阴离子可使支气管纤毛运动加速，使支气管平滑肌松弛，可缓解哮喘的发作。对于正常人来说，阳离子与阴离子的作用基本处于平衡状态。但当气候变化使空气中阳离子浓度增加时，气道处于高反应性的患者就容易发作哮喘。相反如果 $1\ cm^3$ 空气中含有 10 万～100 万个阴离子时就具有防治疾病的作用。国内外已应用阴离子发生器来改善环境气候，防治哮喘等疾病。

环境污染对哮喘发病有密切的关系，诱发哮喘的有害刺激物中，最常见的是煤气（尤其是煤燃烧产生的二氧化硫）、油烟、被动吸烟、杀虫喷雾剂、蚊烟香等。烟雾对已经处于高反应状态的哮喘患者气道来说，是一种非特异的刺激，可以使支气管收缩，甚至痉挛，使哮喘发作。烟雾的有害物质在气道沉积下来以后，可导致慢性支气管炎。慢性支气管炎形成后支气管黏膜增厚，分泌物增多等因素不但可增加气道的刺激，而且可进一步造成管腔的狭窄。这些因素都会加重哮喘患者的病情，而且给治疗造成困难。

2. 运动

由于运动诱发的支气管收缩在哮喘患者中是一种很普遍的问题，人们在运动与哮喘的关系方面作了大量的研究，但仍有很多问题尚待解决。首先，在哮喘患者的运动耐量问题上，人们普遍认为在重度的哮喘患者的运动耐量是减低的，但在轻中度的哮喘患者中则有不同意见。在临床上，大多数哮喘或过敏性鼻炎的患者，运动后常导致哮喘发作，或出现咳嗽、胸闷。短跑、长跑和登山等运动尤其容易促使轻度哮喘或稳定期哮喘发作。游泳的影响相对比较轻，因此较适于哮喘患者的运动锻炼。但我们最近的研究发现轻中度哮喘患者的运动耐量与相同日常活动量的正常人是没有差异的。哮喘患者与正常人在无氧阈水平和最大运动量水平上均显示了与正常人相似的氧耗量、分通气量和氧脉搏，由此推论，他们具有与正常人相等的运动能力，即在哮喘患者中不存在对运动的通气和循环限制。$FEV_{1.0}$ 是衡量哮喘严重程度的主要指标之一，但我们的研究发现，$FEV_{1.0}$ 无论以绝对值形式或占预计值的百分比的形式表示，都与运动所能取得的最大氧耗量没有相关关系，表明在轻中度哮喘患者中，疾病的严重程度并不影响其运动耐量。有研究发现，即使是在重度的哮喘患者，下降的运动耐量与控制较差的疾病之间也没有相关性，表明运动能力的下降是多因素的，不能只用疾病本身来解释，在这些因素中，日常活动量起一很重要的作用。然而，运动过程中 $FEV_{1.0}$ 可能会有不同程度的下降，对此，也许可以通过预先吸入 β_2 受体激动剂而得到解决。因此目前大多数研究表明运动锻炼在哮喘患者中是安全而有效的，经过运动锻炼，运动耐量是可以提高的，在完成相同运动时的通气需求是下降的，从而也能预防 EIA 的发生。

3. 呼吸道感染

呼吸道感染一般不作为特应性因子激起哮喘的发作，但各种类型的呼吸道感染，如病毒性感染、支原体感染和细菌性感染都往往诱发哮喘的发作或加重。

呼吸道病毒性感染尤其多见于儿童，好发于春冬季节，以上呼吸道为常见，但可向下蔓延引起病毒性肺炎。病毒感染与支气管哮喘的发作之间确实有着密切的关系，尤其是 5 岁以下的儿童。儿童呼吸道病毒感染引起哮喘发作者高达 42%，在婴幼儿甚至可达 90%。成人虽较少，但也有约 3%。在有过敏体质或过敏性疾病家族史者中，呼吸道病毒感染引起哮喘发作更为多见，尤其男性。引起哮喘发作的病毒种类可因年龄而有所不同。一般来说，成人以流感病毒及副流感病毒较为多见，而儿童则主要为鼻病毒及呼吸道合胞病毒，婴幼儿主要是呼吸道合胞病毒。病毒可作为过敏原，通过机体 T 细胞、B 细胞的一系列反应，继而刺激浆细胞产生特异性 IgE。特异性 IgE 与肥大细胞上的 IgE 受体结合，长期停留在呼吸道黏膜的肥大细胞上。当相同的病毒再次入侵机体时，即可发生过敏变态反应，损伤呼吸道上皮，增加了炎性介质的释放和趋化性，降低了支气管壁 β 受体的功能，增加了气道胆碱能神经的敏感性，还可产生对吸入抗原的晚相（迟发性）哮喘反应。

病毒的感染大多在冬末春初和晚秋温差变化比较大时发生。一般起病较急，起病初可有发热、咽痛，以后很快出现喷嚏、流涕、咳嗽、全身酸痛、乏力和食欲减退等症状，继而出现气急、呼气性呼吸困难等哮喘的症状，肺部可闻及明显的哮鸣音。文献还报道，持续和（或）潜伏性腺病毒感染，可能影响皮质激素和支气管扩张剂对哮喘的疗效。

呼吸道病毒感染不但可使哮喘患者的气道反应性进一步增高，而且可引起健康人的气道反应性增高和小气道功能障碍，这种状态一般持续 6 周左右。

气道急性或慢性细菌感染并不引起过敏反应，但由于气道分泌物增多，因此可加重哮喘患者的气道狭窄，使哮喘发作或加重。这时抗菌药物的使用是必要的，而且有效的抗菌治疗往往可收到缓解症状之功。呼吸道细菌性感染虽然也可诱发气道平滑肌痉挛，但较病毒性感染要轻得多。

4. 精神和心理因素

精神和心理状态对哮喘的发病肯定有影响，但这一因素往往被患者和医务人员所忽视。许多患者受到精神刺激以后哮喘发作或加重，而且很难控制。

据报道，70% 的患者的哮喘发作有心理因素参与，而在引起哮喘发作的诸多因素中，其中单纯以外源性过敏原为主要诱因者占 29%，以呼吸道感染为主要诱因者占 40%，心理因素为主的占 30%。还有学者报道，在哮喘发作的诱因中过敏反应并发精神因素占 50%。与哮喘有关的精神心理状态涉及非常广泛的因素，包括社会因素，性格因素和情绪因素，社会因素常常是通过对心理和情绪的影响而起作用的。哮喘患者在出现躯体痛苦的同时，伴有多种情绪、心理异常表现，主要包括焦虑、抑郁和过度的躯体关注。因此，哮喘患者往往形成依赖性强、较被动、懦弱而敏感、情绪不稳和以自我为中心等性格特征，是比较典型的呼吸系统的心身疾病。哮喘儿童的母亲也常呈"神经质性"个性，母亲焦虑、紧张、唠叨、烦恼的表现也会影响儿童哮喘的治疗和康复。

精神因素诱发哮喘的机制目前还不清楚，有人认为在可接受大量感觉刺激的人脑海马回部位，可能存在与基因有关的异常。遗传素质或早年环境的影响，造成某些哮喘患者精神心理的不稳定状态。同时精神忧虑或紧张的哮喘患者，生理上气道的敏感性升高，可能与迷走神经兴奋性增强有关。长期的情绪低落，心理压抑可使神经—内分泌—免疫网状调节系统功能紊乱，引起一系列心身疾病。

精神和心理因素也属于内因，但它有别于遗传背景。精神和心理因素不决定一个人是否成为哮喘的易感者，然而可明显地影响哮喘的发作及其严重程度，对于哮喘常年反复发作的患者来说，这种影响尤其显著。因此许多学者强调哮喘的防治必须采用包括心与身两方面的综合性治疗措施。

5. 微量元素缺乏

以缺铁、缺锌为较常见，这些微量元素缺少可致免疫功能下降。

6. 药物

药物引起哮喘发作有特异性过敏和非特异性过敏两种，前者以生物制品过敏最为常见，因为生物制品本身即可作为完全抗原或半抗原引起哮喘发作。以往认为阿司匹林引起哮喘发作的机制是过敏，现在普遍认为是由于患者对阿司匹林的不耐受性。非特异性过敏常由交感神经阻断药（如普萘洛尔）和增强副交感神经作用药（如乙酰胆碱和新斯的明）引起。

二、发病机制

支气管哮喘的发作是气道综合性的病理生理变化的结果，包括炎症基础和气流阻塞两方面的因素。气道炎症引起气道的高反应性，并通过释放细胞因子而导致支气管痉挛、气流受阻。气流受阻的主要机制是小支气管平滑肌收缩、小支气管黏膜的水肿、以嗜酸性粒细胞为主的黏膜下炎性细胞浸润、黏膜腺体的分泌功能亢进，造成分泌物阻塞，黏膜结缔组织、腺体及上皮层的增生与肥厚（气道重建）等。由此可见，支气管哮喘的发病机制是极为复杂的，许多环节仍然迷惑不清，有待深入研究。

（一）IgE 的合成

支气管哮喘的气道炎症是由 IgE 介导的变应性炎症，是指变应原进入致敏机体后所诱发的局部组织以嗜酸性细胞浸润为主的炎症反应。IgE 是在 T 淋巴细胞的控制和调节下，由 B 淋巴细胞合成的，肺泡巨噬细胞也参与 IgE 合成。其中 T 淋巴细胞是 IgE 合成调节的主要效应细胞，T 抑制细胞（Ts）在调节 IgE 合成中起重要作用，其功能下降、数目减少或功能缺陷可造成体内 IgE 合成增加，这可能是变态反应发病的主要因素。IgE 是目前已知人体血清中含量最低的一种免疫球蛋白，其含量仅占人体血清免疫球蛋白总量的十万分之一，个体差异也很大。

在病理情况下，当变应原进入机体以后，肺泡巨噬细胞作为抗原递呈细胞将抗原信息传递给 T 淋巴细胞。Stannegard 等已证实，体内 IgE 水平与 T 抑制细胞的功能呈负相关。Geha 等采用单克隆抗体技术也证明血清总 IgE 水平增高的同时伴随着 T 抑制细胞数目减少和 T 辅助细胞（Th）数目增多。近年来许多文献均报告，白细胞介素 IL-4、IL-13、变态反应增强因子（AEF）可促进 IgE 合成，而 γ- 干扰素（IFN-γ）、IgE 抑制因子（IgE-SF）可抑制 IgE 的合成。其中以 IL-4 和 IFN-γ 在 IgE 的合成调节中的作用最为重要，因此 IL-4 被誉为 IgE 增强因子（IgE-PF）。IL-4 是由 T 辅助细胞 2（Th2）产生的，它不仅可以促进 T 细胞与 B 细胞的相互作用，还可使 B 淋巴细胞的抗体应答向 IgE 种型转化，但 IL-4 不能单独诱导 B

淋巴细胞产生 IgE，它需要 IL-5、IL-6 的参与和单核细胞的配合。

近年来，还发现 IgG_4 在变应性炎症的发生过程中也起一定的作用。

（二）气道变态反应在支气管哮喘发病中的作用

哮喘大多与吸入周围环境的变应原有关，因为气道是一个高度开放的器官，终日不停地进行呼吸，因而飘浮在空气中的过敏原得以随时侵入呼吸道，引起一系列的变态反应。这个过程大概分为致敏期、反应期和发作期。

1. 致敏期

也称感应期，当过敏原被吸入后，可为气道黏膜所黏附、溶解或吸收，也可为肺泡巨噬细胞所吞噬，有些可溶性成分为淋巴细胞所"胞饮"，并递呈给局部淋巴结或全身淋巴组织，其中的抗原特异性递呈给特异性的 IgE 型浆细胞，促其产生过敏性抗体（或称反应素）。此类反应素实际上就是特异性的 IgE。每个 IgE 分子经酶的作用而分解成 Fab 片段和 Fc 片段。所有的 IgE 均属亲细胞性抗体，与肥大细胞和嗜碱性粒细胞的亲和性尤其明显。支气管哮喘患者的气道肥大细胞表面有大量高度亲 IgE 的 Fc 受体（FcR-1），其中包括分子量为 45 000 的 R 受体、分子量为 55 000 的 H 受体和分子量为 71 000 的 71K 受体。嗜碱性粒细胞主要分布于周围血循环中，它在形态和花生四烯酸代谢方面虽然与肥大细胞有所不同，但其分化来源、异染性、IgE 受体特性及其功能方面很相似，在变态反应性炎症的发生过程中发挥协同，而又互相补充的作用。一旦 IgE 形成，即有选择地迅速将其 Fc 端与支气管黏膜下毛细血管周围或固有层的肥大细胞的表面，或血中嗜碱性粒细胞的表面 Fc 受体结合。它们都是 IgE 的靶细胞，可以接受大量的 IgE 分子。当 IgE 分子与气道黏膜下的肥大细胞牢固结合以后，机体即完成了致敏过程，处于特异性的致敏状态。

2. 反应期

即攻击期，当引起机体产生某种特应性 IgE 的相同过敏原再次进入人体，接触已致敏的肥大细胞或嗜碱粒细胞时，每一个致敏抗原分子与两个或两个以上的肥大细胞膜上的 IgE 的 Fab 端相结合，产生立体异构现象，构成 IgE 的激发机制，使细胞外的钙、镁离子进入细胞内，激活一系列的酶原活性，使肥大细胞或嗜碱粒细胞发生脱颗粒，释放到细胞外。此类颗粒中含有多种化学活性介质，包括组胺、白三烯（慢反应物质）、缓激肽、5-羟色胺、嗜酸性粒细胞趋化因子、血小板激活因子、肝素等。

3. 发作期

也称激发期或效应期，即当各种化学活性介质从靶细胞内释出时所引起的支气管反应。这些活性介质具有很强的化学活性，当它们达到一定浓度时，即可使支气管的平滑肌收缩、痉挛，毛细血管扩张，通透性增高，血浆渗漏，腺体分泌增多，嗜酸性粒细胞等炎性细胞向病灶区募集等，使小气道狭窄，气流受限，通气功能下降，出现哮鸣和呼吸困难。

临床上要确定气道的变态反应性炎症是比较困难的，但进入 20 世纪 80 年代后，随着哮喘患者痰液细胞学检查、支气管镜检查和支气管肺泡灌洗术、肺组织活检的逐步广泛地应用和哮喘病死者的尸体检查的研究，支气管哮喘的最主要的病理学变化是气道的炎症性反应的性质才得以明确，主要特点为：

（1）在支气管黏膜的上皮组织中、黏膜下及气管腔内有大量的以嗜酸性粒细胞为主的炎症细胞浸润。同时淋巴细胞、巨噬细胞、肥大细胞、浆细胞和中性粒细胞也可伴随存在，但与以中性粒细胞浸润为主的化脓性炎症，或以淋巴细胞浸润为主的慢性炎症截然不同，称之为"气道变态反应性炎症（AAI）"。

（2）在变态反应性炎症的作用下导致支气管上皮细胞坏死，脱落，上皮纤毛功能损害，上皮下或黏膜下神经末梢裸露，黏膜下腺体增生，杯状细胞增生，分泌亢进，基底膜增厚。

（3）黏膜下组织血管充血扩张，通透性增高，大量血浆及炎症细胞渗出。

（4）由于炎性细胞及血浆渗出导致支气管黏膜水肿，气管腔内分泌物积聚，甚至形成黏液栓，黏液栓中有大量嗜酸性粒细胞聚集。

以上种种由变态反应性炎症造成的小支气管的病理改变，导致持久而弥漫的支气管通气障碍，构成支气管哮喘最主要的病理基础。这一理论和观念上的改变，必将导致哮喘病预防和治疗上的大变革。

由此可见，支气管哮喘的性质属于变态反应，而小支气管是主要的效应器官及组织。不过，这种机制是否就是变态反应性支气管哮喘发作的唯一机制，目前尚有很多争议。Ricci 等认为过敏性支气管哮喘也可见于Ⅲ型变态反应。在支气管哮喘患者的血清中可以发现大量的自身抗平滑肌抗体，用荧光免疫法可以显示这种抗体集中分布在增厚的支气管基底膜及上皮层下。然而，若用外源性特异性抗原作皮肤试验，这些患者一般为阴性。

（三）炎症免疫细胞在支气管哮喘发病中的作用

1. 肥大细胞和嗜碱性粒细胞的激活和介质释放

肥大细胞和嗜碱性粒细胞是变应性炎症中释放炎性介质的主要效应细胞。肥大细胞主要分布于易发生变应性炎症的部位，如哮喘患者的支气管黏膜、肺泡等。嗜碱性粒细胞主要分布于周围血循环中。肥大细胞和嗜碱性粒细胞在变应性炎症中的激活和释放炎性介质过程是非常复杂的，其机制包含了IgE介导的机制和非IgE介导的机制两种形式，但近年来通过对纯化肥大细胞的研究发现，肥大细胞与嗜碱性粒细胞释放炎性介质的方式和种类均有较多差异。

由IgE介导的肥大细胞释放介质的机制主要为：①过敏原进入机体使肥大细胞膜表面IgE受体分子间的搭桥交联；②搭桥交联后使细胞膜发生磷脂甲基化；③细胞膜磷脂甲基化导致的Ca^{2+}内流和传递激活信息，以及Ca^{2+}内流前后的一系列酶的激活；④cAMP的参与。

非IgE介导的肥大细胞和嗜碱细胞释放介质是借助48-80化合物、抗IgE、钙离子载体A23187、P物质、刀豆素-A和右旋糖酐等的诱发，这些非特异性的介质促发剂在探讨肥大细胞释放炎性介质机制的实验中起重要作用。48-80化合物诱发的介质释放过程与IgE介导的介质释放有许多相似之处，如作用潜伏期短、有钙离子内流过程等。48-80化合物可以诱发迟发性的肥大细胞介质释放，其作用部位可能在细胞膜上而不在细胞内。

近年的研究表明，肥大细胞表面存在着IgG_4受体，它们与IgE受体相似。变应原进入机体时，IgG_4可以介导肥大细胞释放介质。同时还表明，在由IgE介导的迟发性介质释放中，IgG_4可能担任重要角色。此外，C_{3a}、C_{5a}等补体碎片、某些白细胞介素也可以引起肥大细胞的免疫性激活。

2. 嗜酸性粒细胞

变应性炎症是Ⅰ型变态反应的主要病理学特征。传统认为，Ⅰ型变态反应是由肥大细胞脱颗粒引起的，但近年来发现，嗜酸性粒细胞、巨噬细胞或单核细胞、淋巴细胞、中性粒细胞甚至血小板均在变应性炎症中起一定的作用，而且相继在嗜酸性粒细胞、巨噬细胞等细胞表面发现了低亲和力的IgE受体（FcRⅡ），提示IgE在Ⅰ型变态反应中不仅激活肥大细胞

—嗜碱细胞，还能激活其他炎性细胞。

以嗜酸性粒细胞为主的炎性细胞浸润是变应性炎症的特征，它具有炎性损伤作用，是一种重要的炎症效应细胞。嗜酸性粒细胞可释放多种活性物质参与变应性炎症的调节，而且其表面具有大量的低亲和力 IgE 受体，在变应性炎症的维持和发展中起重要作用。

嗜酸性粒细胞活化后可以释放多种炎性介质，如白三烯（LT）B_4、LTC_4 和血小板激活因子（PAF）。现已知嗜酸性粒细胞是所有参与变应性炎症的细胞中合成 LTC_4 和 D_4 能力最强的细胞。在某些刺激下低密度嗜酸细胞可比正常密度嗜酸性粒细胞产生更多的 LTC_4 和 D_4，但人类嗜酸性粒细胞仅产生少量 LTB_4。嗜酸性粒细胞活化后还可产生大量 PAF，后者具有强烈的嗜酸性粒细胞趋化活性，又可吸引大量嗜酸性粒细胞在炎症区域浸润，以致产生更多的 PAF，这种恶性循环是造成持续性变应性炎症的重要因素之一。

嗜酸性粒细胞还可合成多种上皮毒性物质，如主要碱性蛋白（MBP）、嗜酸细胞阳离子蛋白（ECP）、嗜酸细胞过氧化物（EPO）和嗜酸细胞衍生的神经毒素（EDN）等，这些物质对气道上皮、鼻黏膜上皮以及其他炎区组织均有较强的损伤作用。

3. 单核细胞或巨噬细胞

研究表明，单核细胞或巨噬细胞在变应性炎症中起主要效应细胞的作用，而且在支气管哮喘的发病机制中属于较为早期的效应细胞。它们的主要免疫功能是递呈抗原信息给 T 淋巴细胞，促其分泌多种细胞因子和炎性介质前体。

研究还证实，在单核细胞或巨噬细胞表面有大量低亲和力 IgE 受体，激活这些受体（尤其是巨噬细胞的受体）可以产生数十种细胞因子和炎性介质，参与支气管哮喘的发病。巨噬细胞激活后可以释放 LTB_4、LTC_4、前列腺素和血小板激活因子等直接参与气道炎症的调节。还可通过合成组胺释放因子、IL-1、IL-8 和颗粒细胞单核细胞集落刺激因子（GM-CSF）等作用于其他细胞，间接参与变应性炎症的调节。总之，单核细胞或巨噬细胞以多种效应参与了变应性炎症的调节，它与 T 淋巴细胞、嗜酸性粒细胞、肥大细胞和中性粒细胞等相互作用以及巨噬细胞对变应性炎症的直接参与，均对变应性炎症的形成有较复杂的相互影响。

4. 淋巴细胞

T 淋巴细胞和 B 淋巴细胞是变应性炎症中的重要调节细胞。IgE 既是在 T 淋巴细胞的控制和调节下，由 B 淋巴细胞合成的。如果能从 T 淋巴细胞调控 B 淋巴细胞的各种细胞因子中寻找出抑制 IgE 合成的因子，无疑将使变态反应疾病的治疗从目前的拮抗炎性介质来控制症状的水平上大大提高。通常认为 T 辅助细胞（Th）可以促进 B 淋巴细胞合成 IgE，而 T 抑制细胞（Ts）则可抑制 IgE 的合成。近年的研究发现，特应性患者周围血中 Th 细胞数目增多，功能增强，而 Ts 细胞数目减少或功能缺陷，Th/Ts 比例失调。

Th 可分 Th1 和 Th2 两种亚型。Th1 可以产生 γ-干扰素和 IL-2，而 Th2 则主要产生 IL-4、IL-5、IL-6 等。Th1/Th2 失衡在哮喘发病机制中起着非常重要的作用，他们通过各自的细胞因子作用于不同的效应细胞，引起一系列的病理生理反应，但 Th1/Th2 失衡并不能解释所有的病理生理现象。

T 淋巴细胞主要借助 IL-4 来促进 B 淋巴细胞合成 IgE。此外，T 淋巴细胞分泌的 γ-干扰素又可抑制 B 淋巴细胞合成 IgE。由此推测 IL-4 和 γ-干扰素的比例失调可能是 IgE 增高的主要原因，但从目前的临床研究来看，γ-干扰素并不能有效地控制变应性炎症的发生和发展，这主要可能与 γ-干扰素是一种多功能淋巴因子有关。

5. 中性粒细胞

动物实验表明，多形核白细胞在变应性炎症的发生和发展中也起一定作用。在变应性炎症发生前、发生过程中和发生后的炎区组织中均有不同程度的中性粒细胞增高，提示变应性炎症与多形核白细胞有一定关系。初步研究表明，多形核白细胞在变应性炎症中也可释放白三烯、前列腺素和血小板激活因子等，也可以产生可引起皮肤肥大细胞再次释放炎性介质的组胺释放的活性物质，在迟发相皮肤反应中起重要作用。

6. 血小板

近年来的研究发现，血小板可能是变应性炎症中的效应细胞之一，血小板表面有低亲和力的 IgE 受体。在特应性患者的周围血中，具有 IgE 受体的血小板数目增加，并发现了在变应性炎症发生过程中有血小板激活的证据。血小板激活因子作为变应性炎症中的重要炎性介质而引起广泛重视，它可在变应性炎症中激活血小板，并使血小板释放血小板激活因子和组胺释放因子。近年来还证实，血小板对迟发相哮喘反应也有一定作用。

（四）介质的致炎效应

随着肥大细胞、嗜酸性粒细胞、巨噬细胞等炎性细胞的激活，大量原发性炎性介质（如组胺）和大量继发性介质（如白三烯、血小板激活因子、前列腺素等）被释放到炎症局部区域组织中。根据释放炎性介质的种类、浓度和炎区的部位不同而引起相应的变应性炎症，导致不同的临床症状。但是不论原发性介质还是继发性介质，其致炎效应过程都依赖以下 3 种作用。

1. 促炎作用

这些介质可以使炎症区毛细血管扩张充血，渗漏增加，水肿形成甚至微血栓形成，这就是组织的炎性损伤。除支气管黏膜以外，皮肤、鼻黏膜、消化道黏膜也易发生变应性炎症。其特征因发生的组织不同而有所区别，但其共同特征是在炎症早期以渗出性炎症为主，而长期反复发作可导致增生性炎症，并可形成不可逆转的炎性损伤。

2. 炎性细胞趋化作用

这些介质多具有对炎性细胞的趋化作用，吸引嗜酸性粒细胞、巨噬细胞、中性粒细胞和淋巴细胞聚集在炎症部位。某些介质还可激活这些炎性细胞，从而加重局部的炎症反应。炎性细胞的趋化与多种细胞膜上的糖蛋白黏附分子的激活有密切关系。

3. 致痉作用

这些介质多具有对支气管平滑肌、肠道平滑肌的致痉作用，这可以导致管腔狭窄从而引发哮喘和肠痉挛，使气道的气流受限。

（五）白细胞介素在哮喘发病中的作用

白细胞介素（简称白介素，IL）是与哮喘发病有密切关系的一组细胞因子，1979 年在瑞士召开的第二届国际淋巴因子会议上，将白细胞间相互作用的一类细胞因子统一命名为白细胞介素（IL），当时主要为白细胞介素 1~8，其后又发现许多白细胞介素，如 IL-1α、IL-1β 及 IL-9~14。目前已知与哮喘发病关系比较密切的白细胞介素为以下数种。

1. 白介素 4（IL-4）

IL-4 由活化的 T 细胞产生，是一种促进白细胞增殖的因子，也称为 B 细胞生长因子

（BCGF-Ⅰ）或 B 细胞刺激因子（BSF-Ⅰ）。不同浓度的 IL-4 可使 B 细胞合成不同类型的免疫球蛋白（Ig），如产生 IgE 及部分 IgG。IL-4 促进肥大细胞增殖并使 CD23 表达 IgE 受体。IL-4 和 IL-3 共同作用时可进一步促进肥大细胞增殖，因此 IL-4 与 IgE 的产生和其受体表达，即与Ⅰ型变态反应的发病有关。哮喘属 IgE 介导的Ⅰ型变态反应性疾病，现已有文章报道，哮喘发作期和缓解期外周血中 IL-4 水平升高、分泌 IL-4 细胞增加，IL-4 值和分泌 IL-4 细胞阳性率与血清中 IgE 水平有显著相关性。γ-IFN 对 IL-4 有拮抗作用，它不仅可抑制 IL-4 刺激 IgE 的生成，也可抑制 IgE 受体的产生。哮喘的发病可能与 IL-4/γ-IFN 平衡失调有关；临床应用 γ-IFN 来抑制 IL-4 的产生，减少 IgE 合成，从而达到抗哮喘的作用。

2. 白介素 5（IL-5）

又称 B 细胞生长因子-Ⅱ（BCGF-Ⅱ）、嗜酸性粒细胞集落刺激因子（E-CSF）或嗜酸性粒细胞分化因子（EDF），有促进抗原刺激 B 细胞分化成为产生抗体的浆细胞、调节抗体水平及激活、增殖、分化吸引嗜酸性粒细胞的作用。这些作用都可能参与哮喘过敏性炎症的发生。

3. 白介素 8（IL-8）

IL-8 主要为单核细胞产生的一种中性粒细胞趋化因子。内皮细胞、成纤维细胞和表皮细胞等也能产生 IL-8。白介素 8 能吸引中性粒细胞、T 细胞和嗜碱性粒细胞，尤其使中性粒细胞黏附在上皮细胞上，使之激活并释放溶菌酶。它还能刺激中性粒细胞产生白细胞三烯 B_4（LTB_4）。白细胞三烯 B_4 进一步吸引多形核白细胞到气道，参与气道炎症反应。白介素 8 还可刺激嗜碱性粒细胞，使它释放组胺，参与哮喘的发病。

4. 白介素 3（IL-3）

IL-3 与其他细胞因子一起共同促进巨噬细胞、中性粒细胞、嗜酸性粒细胞、嗜碱性粒细胞、肥大细胞、巨核细胞的产生和分化，还可促进嗜酸性粒细胞与血管内皮细胞的粘连，加强它们之间的作用，从而加重气道过敏性炎症。

5. 白介素 10（IL-10）和白介素 12（IL-12）

哮喘是以 Th2 亚型的 T 辅助细胞（Th）反应为特征的气道炎症性疾病。许多实验证明可以受 IL-10 和 IL-12 调节，IL-10 使 T 细胞去活化，因此造成过敏性哮喘时 Th2 的耐受性，而 IL-12 可使反应适于 Th1 类型。肺泡巨噬细胞（AM）可分泌这两种细胞因子，因而调节哮喘时 T 细胞的作用。IL-10 和转移生长因子 β（TGF-β）可以抑制 B 和 T 细胞、IgE 产生、肥大细胞增生，而且可引起嗜酸性粒细胞的凋亡。因此这些细胞因子是与哮喘和过敏有关的候选基因。流行性感冒 A 病毒感染可使 IL-10 产生减少，而甲泼尼龙却可以上调单核细胞 IL-10 的产生。

（六）白细胞三烯在哮喘发病中的作用

白细胞三烯（简称白三烯，LTs）是由普遍存在的花生四烯酸（AA）合成的重要介质，在哮喘发病中起着重要的作用。目前有足够的证据说明哮喘患者体内的白三烯增加，实验结果表明，哮喘和特应性体质患者血中白细胞的 LTB_4 和 LTC_4 要比正常人高 3~5 倍。哮喘稳定期患者血浆的 LTC_4 和 LTD_4 的含量也高于健康人。白三烯参与了哮喘发病的各种病理生理过程，如支气管痉挛、支气管黏膜的微血管渗漏、黏液分泌增加和富含嗜酸细胞的炎症细胞浸润。

1. 收缩支气管

半胱氨酰白三烯有强力收缩气道平滑肌的功能，LTC_4 和 LTD_4 收缩平滑肌的能力相当于组胺的 1 000 倍，因此以往称为过敏性慢反应物质（SRS-A）。LTE_4 收缩平滑肌效应的有关报告不一，有的作者认为与其他半胱氨酰白三烯相当，但也有报告 LTE_4 收缩平滑肌的活性只有其他半胱氨酰白三烯的 1/1 000～1/100。

半胱氨酰白三烯对健康人和哮喘患者的支气管均有收缩作用，但哮喘患者吸入白三烯后的反应比健康人强烈得多。其中 LTC_4 和 LTD_4 的作用相当，而 LTE_4 则只有它们的 1/100～1/30。就起效时间而言，LTD_4 和 LTE_4 在服药后 4～6 分钟即开始发挥作用，而服 LTC_4 后需 10～20 分钟才起作用。人类与豚鼠不同，豚鼠有 LTC_4 和 LTD_4 的对应受体，而人只有 LTD_4 受体，而无 LTC_4 受体。LTC_4 必须首先转化为 LTD_4 才能起作用，因此它对支气管的收缩是"迟到"的作用。白三烯受体的分子结构目前还不清楚。

Adelroth 等以呼气峰流速下降 30% 为额度，对健康人和哮喘患者进行气道激发试验，结果发现哮喘患者所需的乙酰甲胆碱的累积量只相当健康人的 1/8。所需的 LTD_4 量只有健康人的 1/13。这表明乙酰甲胆碱对支气管的非特异刺激强度为 LTD_4 的 6 倍（也有报告 1～10 倍）。LTB_4 具有很强的趋化作用，但不引起平滑肌收缩。

有些学者还报道，雾化吸入半胱氨酰白三烯时，药物对支气管的激发效果与呼吸状态有关，深呼吸可减弱激发效应。通常认为深呼吸使外周气道打开，深呼吸减弱激发效应表明，半胱氨酰白三烯对外周气道也有作用。因此可见，半胱氨酰白三烯对气道具有外周和中心双重效应。

2. 增加血管通透性

在炎症反应中，血管通透性增加发生于毛细血管后静脉，由于血管内皮裂隙形成或扩大，使大分子物质外漏，继而水分渗出，水肿即形成。前列腺素、缓激肽和血小板激活因子（PAF）等介质参与这一过程。实验证明，半胱氨酰白三烯可明显增加血管的渗漏。

3. 促进黏液分泌

哮喘发作的病理特征之一是黏液分泌增多，并进而引起气道阻塞。严重哮喘时可形成黏液栓塞，其栓子是黏膜下腺分泌的黏液与富含嗜酸性粒细胞及中性粒细胞的炎性渗出液的混合物。组胺、前列腺素、血栓素及血小板激活因子等介质参与这个过程。现已证明半胱氨酰白三烯是所研究的促黏液分泌素中最活跃者之一。狗的实验也证明，LTC_4 的存在使气管黏膜下腺分泌的黏液增加。

4. 细胞浸润

LTB_4 是中性白细胞的强趋化剂，但其他半胱氨酰白三烯似无趋化作用。

5. 提高气道高反应性

半胱氨酰白三烯可提高气道反应性，但较组胺或乙酰甲胆碱的作用弱。然而，吸入半胱氨酰白三烯能够增加哮喘患者的气道对组胺的敏感性，这种作用可持续 7 天。这些效应说明白三烯在哮喘患者气道高反应的发生机制中起着重要作用。

半胱氨酰白三烯至少须与两种不同的高亲和性立体选择性膜结合受体，即 cys LT_1 和 cys LT_2 相互作用。cys LT_1 受体（其性质目前已比较了解）存在于包括人在内的多种动物的肺。半胱氨酰白三烯与哮喘有关的病理生理学基础均由受体的刺激所介导。根据上述原理，科学家们新近研究并生产了白三烯受体阻断剂（如"安可来"和"顺尔宁"），经临床实践证明对于控制哮喘的临床症状有较好的疗效。

（七）气道炎症与气道高反应性

通过大量动物实验和哮喘患者的支气管激发试验，包括乙酰甲胆碱及组胺等非特异性激发试验和各种变应原的特异性激发试验，均证明支气管哮喘患者都有程度不等的气道高反应性（AHR）。所谓 AHR 实际上就是气道的易收缩性和易舒张性，它基于气道的变态反应性炎症，可能的机制有：

（1）炎症导致的气道上皮损伤，使黏膜屏障功能下降。

（2）炎症使气道神经末梢受损或裸露，使对各种刺激的敏感性提高。

（3）炎症使气道黏膜纤毛黏液毡的清除功能下降，利于变应原或刺激物的沉积，激发特异性抗原抗体反应。

（4）炎症导致嗜酸性粒细胞释放各种毒性蛋白，包括主要碱性蛋白、嗜酸性粒细胞阳离子蛋白、嗜酸性粒细胞神经毒素、嗜酸性粒细胞过氧化物等。此类生物活性物质均可提高气道上皮对外界刺激的敏感性。

（5）变态反应性炎症细胞激活后释放芳基硫酸酶、透明质酸酶、溶酶体酶等激动气道平滑肌受体，使平滑肌应激功能降低。

（6）变应性炎症使毛细血管扩张血流变慢，导致各种血管内细胞的黏附分子表达，向血管外转移，加重局部的炎症反应，使气道反应性呈持续而循环反复地增高。

实际上气道高反应性的形成机制十分复杂，少数慢性支气管炎患者，甚至有些正常人，气道激发试验也可显示"气道高反应性"。据文献报道，无哮喘病、无 COPD、不吸烟的正常成人作气道反应性测定时，约 20% 的受试者可有不同程度反应性升高，说明除变态反应性炎症以外，还有一些体质性因素可以影响气道高反应性的发生。这些人日后可能成为支气管哮喘的潜在发病者。

（陆井伟）

第二节　临床表现

几乎所有的哮喘患者的都有长期性和发作性（周期性）的特点，因此，近年来认为，典型哮喘发作 3 次以上，有重要诊断意义。哮喘的发病大多与季节和周围环境、饮食、职业、精神心理因素、运动或服用某种药物有密切关系。过敏性疾病的病史和家族性的哮喘病史对哮喘的诊断也很有参考意义。此外还应注意有无并存呼吸道感染及局部慢性病灶。

一、主要症状

自觉胸闷、气急，即为呼吸困难，以呼气期为明显，但可以自行缓解或经平喘药治疗而缓解。典型的哮喘发作症状易于识别，但哮喘病因复杂，其发作与机体的反应性，即遗传因素和特应性素质的个体差异，过敏原和刺激物的质和量的不同均可导致哮喘发作症状的千变万化。有些患者表现为咳嗽，称为咳嗽变异性哮喘或过敏性咳嗽，其诊断标准（小儿年龄不分大小）是：①咳嗽持续或反复发作 >1 个月，常在夜间（或清晨）发作，痰少，运动后加重；②没有发热和其他感染表现或经较长期抗生素治疗无效；③用支气管扩张剂可使咳嗽发作缓解；④肺功能检查确认有气道高反应性；⑤个人过敏史或家族过敏史和（或）过敏原皮试阳性等可作辅助诊断。

二、体征

发作时两肺（呼气期为主）可听到如笛声的高音调，而且呼气期延长的声音，称为哮鸣音是诊断哮喘的主要依据之一。一般哮鸣音的强弱和气道狭窄及气流受阻的程度相一致，因此哮鸣音越强，往往说明支气管痉挛越严重。哮喘逐步缓解时，哮鸣音也随之逐渐减弱或消失。但应特别注意，不能仅靠哮鸣音的强弱和范围来作为估计哮喘严重度的根据，当气道极度收缩加上黏痰阻塞时，气流反而减弱或完全受阻，这时哮鸣音反而减弱，甚至完全消失，这是病情危笃的表现，应当积极抢救。

三、哮喘严重发作

1. 哮喘持续状态

哮喘严重发作通常称为哮喘持续状态，这是指一次发作的情况而言，并不代表该患者的基本病情，但往往发生于重症的哮喘患者，而且与预后有关，可威胁患者的生命。因此哮喘严重发作是哮喘病本身的一种最常见的急症。

以往给"哮喘持续状态"所下的定义是：哮喘严重持续发作达 24 小时以上，经用常规药物治疗无效。现在认为这样的定义是不全面的。因为事实上，许多危重哮喘病例的病情发展常常在一段时间内逐渐加剧，因此所有重症哮喘的患者在某种因素的激发下都有随时发生严重的致命性急性发作的可能，而无特定的时间因素。其中一部分患者可能在哮喘急性发作过程中，虽经数小时以至数天的治疗，但病情仍然逐渐加重。也有一些患者在间歇一段相对缓解的时期后，突然出现严重急性发作，甚至因得不到及时和有效治疗而在数分钟到数小时内死亡，这就是所谓"哮喘猝死"。哮喘猝死的定义通常定为哮喘突然急性严重发作，患者在 2 小时内死亡。其原因可能为哮喘突然发作或加剧，引起气道严重阻塞或其他心肺并发症导致心跳和呼吸骤停。重症哮喘患者出现生命危险的临床状态称为"潜在性致死性哮喘"。这些因素包括：①必须长期使用口服糖皮质激素类药物治疗；②以往曾因严重哮喘发作住院抢救治疗；③曾因哮喘严重发作而行气管切开进行机械通气治疗；④既往曾有气胸或纵隔气肿病史；⑤本次发病过程中须不断超常规剂量使用支气管扩张剂，但效果仍不明显。除此以外，在本次哮喘发作的过程中，还有一些征象值得高度警惕，如喘息症状频发，持续甚至迅速加剧，气促（呼吸超过 30 次/分），心率超过 140 次/分，体力活动和说话受限，夜间呼吸困难显著，取前倾位，极度焦虑、烦躁、大汗淋漓，甚至出现嗜睡和意识障碍，口唇、指甲发绀等。患者的肺部一般可以听到广泛哮鸣音，但若哮鸣音减弱，甚至消失，而全身情况不见好转，呼吸浅快，甚至神志淡漠和嗜睡，则意味着病情危笃，随时可能发生心跳和呼吸骤停。此时其他有关的肺功能检查很难实施，唯一的检查是血液气体分析。如果患者呼吸空气（即尚未吸氧），那么若其动脉血氧分压 <8 kPa（60 mmHg），和（或）动脉血二氧化碳分压 >6 kPa（45 mmHg），动脉血氧饱和度 <90%，则意味着患者处于危险状态，应马上进行抢救，以挽救患者生命。

2. 脆性哮喘

正常人的支气管舒缩状态呈现轻度生理性波动，第一秒用力呼气容积（FEV_1）和最大呼气流速（PEF）在晨间降至最低（波谷），而午后达最大值（波峰），在哮喘患者，这种变化尤其明显。1977 年 Turner-Warwich 报道将哮喘患者的肺功能改变分为 3 种主要类型：①治疗后 PEF 始终不能恢复正常，但有一定程度的可逆；②用力呼气肺活量（FVC）改变可逆，而 FEV_1 和 PEF 的降低不可逆；③FEV_1 和 PEF 在治疗前后或一段时间内大幅度地波动，即为"飘移者"，有学者将这一类型称之为"脆性哮喘"（BA）。其后关于 BA 的定义争论不休。如美国胸科协会（AST），用此概念描述那些突发、严重、危及生命的哮喘发作。最近 Ayres 在综合各种观点的基础上提出 BA 的定义和分型为以下两点：

Ⅰ型 BA：尽管采取了正规、有力的治疗措施，包括吸入皮质激素（如吸入二丙酸倍氯米松 1 500 μg/d 以上），或口服相当剂量皮质激素，同时联合吸入支气管扩张剂，连续观察至少 150 天，半数以上观察日的 PEF 变异率 >40%。

Ⅱ型 BA：特征为在基础肺功能正常或良好控制的背景下，无明显诱因突然急性发作的支气道痉挛，3 小时内哮喘严重发作伴高碳酸血症，可危及生命，常需机械通气治疗。经期前哮喘发作往往属于此种类型。

四、特殊类型的哮喘

1. 运动性哮喘

运动性哮喘也称运动诱发性哮喘，是指达到一定的运动量后引起支气管痉挛而产生的哮喘，因此其发作都是急性的、短暂的，而且大多数能自行缓解。运动性哮喘固然均由运动引起，但运动的种类、运动持续时间、运动量和运动强度均与哮喘的发作有直接关系。运动性哮喘并非说明运动即可引起哮喘，实际上短暂的运动不但不会引起哮喘，而且还可兴奋呼吸，使支气管有短暂的扩张，肺通气功能改善，FEV_1 和 PEF 有短暂的升高。其后随着运动时间的延长和强度的增加，支气管转而发生收缩。虽然运动性哮喘常常兼发于支气管哮喘患者，但与过敏性哮喘不同，其特点为：①发病均在运动后；②有明显的自限性，发作后只需经过一定时间的安静休息即可逐渐自然恢复正常；③无外源性或内源性过敏因素参与，特异性变应原皮试阴性；④一般血清 IgE 水平不高。但有些学者认为，运动性哮喘常与过敏性哮喘共存，因此认为运动性哮喘与变态反应（过敏反应）存在着一些间接的关系。

临床表现疑为运动性哮喘者，应进一步作运动前后的肺功能检查，根据运动前后的肺功能变化来判断是否存在运动性哮喘，这种方法也称为运动诱发试验。常用的运动方式有跑步、自行车功率试验和平板车运动试验。如果运动后 FEV_1 下降 20%~40%，即可诊断轻度运动性哮喘，如果 FEV_1 下降 40%~65%，即为中度运动性哮喘，FEV_1 下降 65% 以上，则属重度运动性哮喘。受检患者患有严重心肺或其他影响运动的疾病则不能进行运动试验，试验时要备有适当抢救措施，应在专业医务人员指导下进行。

2. 药物性哮喘

哮喘的发作是由使用某些药物引起（诱发）的，这类哮喘就叫作药物性哮喘。可能引起哮喘发作的药物很多，常见者有：阿司匹林，β 受体阻断剂（包括非选择性 β 受体阻断剂——普萘洛尔、噻吗洛尔和选择性 β 受体阻断剂），局部麻醉剂，添加剂（如酒石黄，一种黄色染料，广泛用作食品、饮料以及药物制剂的着色剂），医用气雾剂中的杀菌复合物（用作定量气雾剂的防腐剂，如氯化苯甲烃铵抗氧化剂），用于饮用酒、果汁、饮料和药物作防腐保藏剂（如亚硫酸盐）和抗生素或磺胺药（包括青霉素、磺胺药、呋喃类药）等。个别患者吸入定量的扩张支气管的气雾剂时，偶尔也可引起支气管收缩，这可能与其中的氟利昂或表面活性剂有关。免疫血清、含碘造影剂等除了可引起皮疹、发热、血管炎性反应、嗜酸性粒细胞增多和过敏性休克等全身过敏表现外，也可引起哮喘的发作，但往往被忽略。

药物性哮喘的发生机制与哮喘本身极为相似，首先决定于患者的体质因素，即对某种药物的敏感性。因为这些药物通常是以抗原（如免疫血清）、半抗原或佐剂的身份参与机体的变态反应过程的，没有机体的易感性就不容易发生过敏性反应。但并非所有的药物性哮喘都是机体直接对药物产生过敏反应而引起的，β受体阻断剂更是如此，它是通过阻断β受体，使β_2受体激动剂不能在支气管平滑肌的效应器上起作用，导致支气管痉挛，哮喘发作。

3. 阿司匹林性哮喘

阿司匹林也是诱发药物性哮喘中最常见的药物，某些哮喘患者于服用阿司匹林或其他解热镇痛药及非类固醇抗炎药后数分钟或数小时内即可诱发剧烈的哮喘，其表现颇似速发型变态反应，因此以往许多人从药物过敏的角度理解阿司匹林性哮喘，但迄今尚未发现阿司匹林的特异性IgE，也未发现其他的免疫机制参与，变应原皮肤试验阴性。所以，近年来普遍认为可能不是由过敏所致，而是对阿司匹林的不耐受性。除阿司匹林以外，吲哚美辛（消炎痛）、安乃近、氨基比林、非那西丁、保泰松、布洛芬等解热镇痛药也可引起类似的哮喘发作。这种对以阿司匹林为代表的解热镇痛药的不耐受现象就称为阿司匹林性哮喘。其中约半数并发鼻息肉和鼻窦炎，对于这种现象，过去称为阿司匹林哮喘三联征或阿司匹林三联征。对于这些提法各家意见不一，最近有些学者建议称为阿司匹林性综合征。

阿司匹林性哮喘多发生于中年人，有时也可见于少数儿童患者。在临床上可分为两个时相，即药物作用相和非药物作用相。药物作用相指服用阿司匹林等解热镇痛药后引起哮喘持续发作的一段时间，其临床表现为：服这类药5分钟至2小时，或稍长时间之后出现剧烈的哮喘。绝大多数患者的哮喘发作的潜伏期为30分钟左右。患者的症状一般都很重，常可见明显的呼吸困难和发绀，甚至出现意识丧失，血压下降，休克。药物作用相的持续时间不一，可短至2小时，也可1~2天。非药物作用相阿司匹林性哮喘系指药物作用时间之外的时间。患者可因各种不同的原因而发作哮喘。

由于阿司匹林性哮喘的发病很可能通过抑制气道花生四烯酸的环氧酶途径，使花生四烯酸的脂氧酶代谢途径增强，因而产生炎性介质，即白细胞三烯。后者具有很强的收缩支气管平滑肌作用所致。因此，近年研制的白细胞三烯受体拮抗剂（如扎鲁司特和孟鲁司特钠）可以完全抑制口服阿司匹林引起的支气管收缩。

4. 职业性哮喘

随着工农业的发展，各种有机物或无机物以尘埃、蒸汽或烟雾三种形式进入生产者的工作环境。如果这些有害物质被劳动者吸入而引起哮喘发作，那么这些有害物质就称为"职业性致喘物"（变应原）。从广义来说，凡是由职业性致喘物引起的哮喘就称为职业性哮喘，但从职业病学的角度，职业性哮喘应有严格的定义和范围。然而，不同国家，甚至同一个国家的不同时期，职业性哮喘的法定含义不同。我国在20世纪80年代末制定了职业性哮喘的诊断标准，致喘物规定为：异氰酸酯类（如甲苯二异氰酸盐等）、苯酐类、多胺类固化剂（如乙烯二胺、二乙烯三胺、三乙烯四胺等）、铂复合盐、剑麻和青霉素。

职业性哮喘的发生率往往与工业发展水平有关，工业越发达的国家，职业性哮喘发生率越高，估计美国职业性哮喘的发病率为15%。1988年美国公共卫生署估计职业性哮喘占整个职业性呼吸系统疾病的26%。

职业性哮喘的病史有如下特点：①有明确的职业史，因此本病的诊断只限于与致喘物直接接触的劳动者；②既往（从事该职业前）无哮喘史；③自开始从事该职业至哮喘首次发作的"哮喘潜伏期"最少半年以上；④哮喘发作与致喘物的接触关系非常密切，接触则发病，脱离则缓解，甚至终止，典型的职业性哮喘往往是在工作期间或工作后数小时发生气促、胸闷、咳嗽、喘鸣，常伴鼻炎和（或）结膜炎，工作日的第一天（如星期一）症状最明显，周末、节假日或离开工作场所后，上述症状缓解，因此，有人称它为"星期一"综合征。还有一些患者在吸入氯气、二氧化硫及氟化氢等刺激性气体时，出现急性刺激性剧咳、咳黏痰、气急等症状，称为反应性气道功能不全综合征，气道反应性增高可持续至少3个月。

五、支气管哮喘的并发症

多数哮喘患者的病程是可逆的，但有少数患者由于气道慢性过敏性炎症持续存在，反复发作，造成不可逆的病理变化，肺功能损害严重，或者由于急性严重发作，气道阻塞严重，抢救不及时，或者由于某些药物使用不当等情况，均可引起急性、慢性或治疗性的并发症，常见为：

1. 肺气肿和肺心病

哮喘患者因气道过敏性炎症持续存在，并对外界的各种特异的或非特异的刺激产生高反应性。这种患者的支气管系统极容易发生收缩，以至痉挛，造成气道阻塞。气流阻塞如果长期得不到控制，肺残气也越来越多，结果使肺体积不断增大，肺泡结构受破坏，这就形成肺气肿。其后随着肺气肿的加重，肺泡里淤积的气体造成的肺泡内压力也不断增加，肺泡周围的血管受到压迫，血液流通障碍，从而造成肺循环阻力增高，压力增大，形成慢性肺动脉高压。肺动脉高压的形成使从周围血管来的静脉血回到心脏发生困难，同时使心脏（主要是右心室）负担加重，结果右心室壁肥厚、心室增大。由于长期的超负荷工作，右心室慢慢就发生疲劳，右心功能不全，慢性肺源性心脏病（简称肺心病）。

2. 呼吸衰竭

哮喘并发呼吸衰竭时，与慢性阻塞性肺疾病（COPD）没有区别，一般都属于Ⅱ型呼吸衰竭（即有缺氧，而且有动脉血二氧化碳分压的增高）。但哮喘严重发作时的呼吸衰竭一般为Ⅰ型呼吸衰竭（即只有缺氧，没有动脉血二氧化碳分压的升高），而且往往并发过度通气。

3. 呼吸骤停

指哮喘患者的呼吸突然停止的严重并发症。发生这样的并发症前，病情一般并不太重，也没有预兆，大多发生于患者咳嗽或进食时，也可在轻微活动后。大多在家中发生，因此家属应及时救治。如果没有及时进行人工呼吸，常导致在送往医院前就继发心跳停止造成死亡。呼吸骤停的原因可能和发病时的神经反射有关。这种并发症发生的机会非常少见，但应警惕再次发生的可能。

4. 气胸和纵隔气肿

这两种情况都是肺结构受到严重的破坏，肺气肿进一步发展为肺大泡的结果。气胸有多种类型，如张力性气胸、交通性气胸和闭合性气胸等。其中最危险者为张力性气胸。因为这时胸膜的破口形成活瓣样，当患者吸气时，由于外界的大气压高于胸腔内的负压，因此外界的空气很容易进入胸腔。而当患者呼气时，胸膜的活瓣将破口关闭，胸腔里的气体不能排出，因此胸腔内的压力猛长，不但很快将同侧肺完全压瘪，而且可把纵隔向对侧推移，引起纵隔摆动，甚至可压迫对侧肺，因此患者可以突然死亡。对于这种情况，应当马上抢救，刻不容缓。对于其他两种类型的气胸和纵隔气肿也应积极治疗，以尽快使肺复张，恢复其肺功能。不管那一类型的气胸，如果没有及时处理，肺受压的时间过长，都可能使肺复张困难。这就等于进行了没有开胸的"肺切除"。

5. 过敏性支气管肺曲菌病（ABPA）

少数支气管哮喘病例可以并发过敏性支气管肺曲菌病，表现为乏力、消瘦、咳嗽、盗汗、杵状指、吐痰中出现褐色小块状分泌，真菌培养有烟曲菌生长。胸片显示游走性肺浸润。患者血中对烟曲菌的特异性IgE滴度增高，用烟曲菌抗原给患者作皮肤试验可出现双相反应，即先在15分钟时出现速发反应，继而在6~8小时后出现延迟反应。此并发症在支气管哮喘患者中虽然症状典型的不多，但有人报告支气管哮喘患者的痰液中出现曲菌菌丝，约有10%的患者痰中可找到菌丝。

6. 心律失常和休克

严重哮喘发作本身可因缺氧等而引起心律失常和休克，但平喘药物，尤其是氨茶碱和异丙肾上腺素如果用量过多或注射速度过快也可引起上述不良反应。即使当前应用的选择性β₂受体激动剂大量静脉给药时也可发生。氨茶碱静脉注射速度太快，量过多会产生血管扩张。哮喘患者发作比较严重的哮喘时，往往丢失较多的水分，造成一定程度的脱水，其血容量相对不足，如果血管明显扩张就容易造成低血容量休克，甚至引起死亡，必须引起高度警惕。为此必须注意：①平喘药物不能过量，尤其老年人或原有心脏病的患者，注射时更要小心，最好先采用吸入疗法；②静脉注射氨茶碱剂量首次应用不超过每千克体重5 mg，注射速度要慢，不少于15分钟，如果已有脱水表现，宜改用静脉滴注；③患者应该吸氧。

7. 闭锁肺综合征

β₂受体激动剂本来是扩张支气管的平喘药，但如果哮喘患者用药过多或过于频繁，可能起不到平喘作用，就好像呼吸道和外界隔绝，被"关闭"或"锁"起来一样。发生闭锁肺综合征主要因素是应用异丙肾上腺素过量或在治疗中因心跳过快而不适当地使用了普萘洛尔（心得安）引起。普萘洛尔是一种β₂受体阻断剂，阻断β₂受体激动剂的作用，本身又可使支气管痉挛加剧，造成"闭锁状态"。异丙肾上腺素应用过量，其代谢产物在体内积聚，也会发生普萘洛尔样的β₂受体的阻断作用，可发生类似的后果。此外，应用利舍平或大量普拉洛尔（心得宁）后也有类似作用。因此哮喘并发冠心病、高血压者应当慎重使用这类药物。

8. 胸廓畸形

哮喘患者尤其是年幼时起病或反复发作者，往往引起胸廓畸形，最常见是桶状胸、鸡胸、肋骨外翻等胸廓畸形。严重者可能对呼吸功能有些影响。

9. 生长发育迟缓

有人认为哮喘病儿长期口服皮质激素者可以出现生长迟缓，但吸入糖皮质激素是否引起生长迟缓，目前看法不一。多数认为规范化使用适量的吸入皮质激素不会引起发育的障碍。

如上所述，哮喘本来是一种可逆的气道疾病，但如果诊断不及时或治疗不适当，可逆的病变就可能转变为不可逆的病变，而且可以产生各种各样的并发症，甚至导致患者死亡。由此可见哮喘的规范化治疗是极为重要的。

（王天航）

第三节　诊断与鉴别诊断

支气管哮喘的诊断可以分为非特异性诊断与特异性诊断两类。非特异性诊断即不要求明确病因的一般病种诊断，最主要是通过肺功能检查结合临床表现确定，而支气管哮喘的特异性诊断则是属于病因性诊断，最主要是通过变态反检查确定。哮喘诊断的主要程序一般为：病史采集、物理检查、胸部 X 线检查、肺功能检查和特异性过敏原检查等。

一、病史采集

几乎所有的哮喘患者的喘息发作都有长期性、发作性（周期性）、反复性、自限性、可逆性的特点，因此，近年来认为，典型哮喘发作 3 次以上，有重要诊断意义。哮喘的发病大多与季节和周围环境、过敏原接触、饮食、职业、精神心理因素、运动或服用某种药物有密切关系。过敏性疾病的病史和家族性的哮喘病史对哮喘的诊断也很有参考意义。此外还应注意有无并存呼吸道感染及局部慢性病灶。

两肺以呼气期为主的哮鸣音是诊断哮喘的主要依据之一。一般哮鸣音的强弱和气道狭窄及气流受阻的程度相一致，因此哮鸣音越强，往往说明支气管痉挛越严重。哮喘逐步缓解时，哮鸣音也随之逐渐减弱或消失。但应特别注意，不能仅靠哮鸣音的强弱和范围来作为估计哮喘严重度的根据，当气道极度收缩加上黏痰阻塞时，气流反而减弱或完全受阻，这时哮鸣音反而减弱，甚至完全消失，这可能是病情危笃的表现，应当进行血液气体分析，以准确判断。

二、辅助检查

（一）胸部 X 线检查

哮喘患者常常需要进行胸部 X 线检查，特别是初诊时。胸部 X 线检查除一般的胸部平片以外，有时还需要进行胸部 CT 检查，这些检查对哮喘的诊断、鉴别诊断和估计哮喘病情的严重度有帮助。

哮喘患者的胸部 X 线表现并没有更多的特异性，常见为肺纹理增多、紊乱和肺气肿（或肺通气过度）征，有些患者可见肺大泡，有时可见气胸、纵隔气肿或肺动脉高压等并发症。但胸部 X 线检查在哮喘的鉴别诊断方面应为基本，而且重要。胸部 X 线检查也是长期皮质激素治疗安全性的重要保障之一，特别对患有肺结核的患者，因此皮质激素治疗前和治疗过程的定期胸部 X 线检查极为重要。

（二）肺功能检查

哮喘患者的气道处于不稳定状态，气道平滑肌的收缩性增加，黏膜和黏膜下层增厚，管腔分泌液增多都可能使气道的功能状态恶化，引起气流阻塞。支气管有效通气管径的缩小可使患者出现喘鸣和呼吸困难，而反映在肺功能上的改变就是通气功能的损害。因此哮喘患者的肺功能检查对于哮喘的诊断和治疗都很重要。①气道激发试验和（或）支气管扩张试验（气道可逆试验）有助于确立哮喘的诊断并与单纯慢性支气管炎鉴别；②支气管扩张试验还有助于估计 β_2 受体激动剂的可能疗效，为药物选择提供参考；③以第一秒用力呼气容积（FEV_1）和最大呼气流速（PEF，也称呼气峰流速）为主要指标结合肺总量和残气量，以及临床症状，特别是夜间哮喘的发作情况等，估计哮喘患者病情的严重程度，结合血气分析的结果，尤其是动脉血氧分压（PaO_2）、氧饱和度（SaO_2）和二氧化碳分压（$PaCO_2$）等参数估计哮喘急性发作期病情的严重程度；④客观评价药物的临床疗效。

1. 哮喘患者呼气流速、气道阻力和静态肺容量测定

喘息症状发作时累及大、小气道，但最主要的病变部位在小支气管，而且是弥漫性的。小支气管的横截面积又远远大于大气道，再加上吸气过程是主动的，呼气过程是被动的，因此呼气阻力一般大于吸气阻力，FEV_1、最大呼气流速（PEF）、用力肺活量（FVC）均明显下降。最大呼气流速—容积曲线（F-V 环）测定是哮喘肺功能检查中极为常用也是最重要的部分，因为呼出的气量和相应的瞬间流量形成用力呼气流速—容积曲线，它能反映气流在气道里通过的情况和小气道功能状态。

正常人第 1 秒用力呼气容积和用力肺活量之比（FEV_1/FVC）应大于75%，而哮喘患者在哮喘发作时一般小于70%。这些参数的检测较为简易，无创伤性，如果操作正确，重复性也比较好，基本设备容易满足，因此，在许多医院包括基层医院都可以进行检查。通过这些检查可以帮助判断急性哮喘发作的严重程度，了解哮喘病情的"可逆性"（实际为处于收缩状态的支气管的可扩张性），以及平喘药物的治疗效果。采用袖珍的呼气流速仪，在家庭中和工作岗位上进行连续多日的昼夜检查，记录最大呼气流速变异的动态变化，对于发现哮喘急性发作的早期征兆和及时治疗有很大的帮助。

哮喘发作时呼吸阻力明显增加，有过多的气体潴留在肺内，所以肺残气量和肺总量增加。闭合气量在哮喘发作时不易测量，但在缓解期仍高于正常。静态肺容量测定有助于鉴别阻塞性通气功能障碍抑或限制性通气功能障碍，而且可从肺功能的角度了解肺气肿的程度，因此它对中重度哮喘的肺功能评价尤其重要。

近年来，根据脉冲振荡（IOS）原理研制、开发、生产出新一代肺功能机。脉冲振荡技术也称强迫振荡技术，其主要意义在于比较精确地测定气道阻力，与传统的肺功能机比较，脉冲振荡技术能够更全面、确实地反映呼吸力学的变化，更符合生理，而且不需患者的合作，可用于儿童、老年人和呼吸功能较差的患者。运动心肺功能测定也可有助于早期哮喘的诊断，而且可了解哮喘患者对运动的耐受性，指导患者的运动耐量训练，提高健康水平。

2. 肺动态顺应性测定

顺应性系弹性物体的共同属性，是一个物理学概念。用一句通俗的话来说，肺顺应性就是肺组织顺应呼吸活动而变化的特性，即吸气时肺泡充气，体积增大，呼气时肺泡排气，肺体积出现适度的回缩，这种功能活动与肺组织的弹性关系非常密切，因此肺顺应性实际反映了肺的弹性。在吸气末高肺容积（肺总量位）时肺顺应性最低，而当呼气末肺容积接近残气量位时肺顺应性最高。肺顺应性即为单位压力改变时所引起的容积改变，通常包含肺顺应性、胸壁顺应性和总顺应性，例如：

$$顺应性（C）= \frac{容积改变（\Delta V）}{压力改变（\Delta P）} L/kPa$$

$$肺顺应性（CL） = \frac{肺容积改变（\Delta V）}{经肺压}L/kPa$$

肺顺应性可分为静态肺顺应性（Clst）和动态肺顺应性（Cldyn）两种。静态肺顺应性是指在呼吸周期中，气流暂时阻断（1~2秒）时所测得的肺顺应性，相当于肺组织的弹力（实际还包含肺泡表面张力）。动态肺顺应性系指在呼吸周期中气流未阻塞时所测得的肺顺应性，受肺组织弹力和气道阻力的双重影响。当哮喘患者作快速呼吸时，与已狭窄的各级支气管相连的肺泡不能及时充气，肺容积相对减少，故动态顺应性下降，而静态顺应性仍可正常。

3. 通气分布不均匀

哮喘发作时吸入的气体在肺部的分布极不均匀，存在着明显的呼气延缓和减低区。这种情况在哮喘缓解期和慢性阻塞性肺疾病患者也同样存在。通气不均的现象对于吸入疗法的影响比较大，因为临床医师让患者进行吸入治疗时总是希望有比较多的药物能到达病变部位，但结果适得其反，药物到达通气功能正常部位反而多于通气差的部位，通气越差，药物分布越少。

综上所述，哮喘患者肺功能检查时的常用指标是肺活量（VC，实际临床上更多测量用力呼吸肺活量，即 FVC）、FEV_1 和 PEF。FEV_1 和 PEF 是用于观测用力呼气流量的两个最常用的参数。每天不同时间测定的 PEF 之间的变异率提供了一个评价哮喘稳定性和（或）严重度的合理指数，其测定设备简单，方便，患者可自行操作，而且与 FEV_1 有良好的相关性，测定结果的重复性也好，因此使用广泛。但评判气流阻塞严重度的最佳单一指标是 FEV_1。FEV_1/VC 的比值是一个观测早期气流阻塞的敏感指标，由于该比值能区别限制性和阻塞性气道疾病，因此更多用于诊断。

PEF 测定于每日 2~3 次定时测定最佳，其意义为：①根据最大呼气流速的绝对值评估气流阻塞的程度，其值越低，气流阻塞就越严重；②根据每天监测并计算出的最大呼气流速的变异率估计哮喘病情的稳定性，一般来说，变异率越小，病情越稳定；③根据使用某种药（如吸入药）前后最大呼气流速绝对值和变异率的变化，评估该药的疗效。因此实际测定时应计算最大呼气流速占预计值的百分率和最大呼气流速的变异率，其计算公式如下：

$\dfrac{正常（预计）值 - 实测值}{正常预计值} \times 100$，即为实测值相当正常（预计）值的百分数。

每日最大呼气流速变异率由下列公式计算：

$\dfrac{每日最高值 - 最低值}{最高值} \times 100$，即为当天最大呼气流速变异率。

4. 弥散功能

常用一氧化碳弥散量来表示。单纯哮喘，无并发症的患者的肺弥散功能一般是正常的，但严重哮喘患者可降低。

5. 动脉血气体分析

哮喘发作后，通过动脉血气分析可对哮喘急性发作的严重程度进行判断。在轻度或中度发作时，动脉血二氧化碳分压接近正常或略有下降，甚至表现呼吸性碱中毒，而氧分压则下降，此主要由于肺内通气/血流比例异常所致。当病情继续加重时缺氧更严重，而且可出现动脉血二氧化碳分压升高，此时需采用急救措施以挽救生命。

6. 气道激发试验

气道激发试验是检验气道对某种外加刺激因素引起收缩反应的敏感性，并根据其敏感性间接判断是否存在气道高反应性。气道激发试验分特异性气道激发试验和非特异性气道激发试验两类，特异性气道激发试验时吸入的是不同浓度的过敏原溶液，非特异性气道激发试验则吸入不同浓度的气道收缩剂。它们的共同特点都是在吸入前后，做肺通气功能检查或观察气道阻力的变化，以寻找或确定过敏原，并评估气道（主要为支气管）对某种特异性变应原或非特异性刺激物的反应性（即敏感程度）。其中，主要观察指标仍然为表示肺通气功能状态的 FEV_1 或 PEF。

（1）特异性气道激发试验：可根据需要选择过敏原，但过敏原溶液必须新鲜配制。在临床上可采用鼻黏膜激发试验和气管内激发试验两种方法。鼻黏膜激发试验又有鼻吸入试验，即将抗原经由鼻内吸入以激发呼吸道过敏症状；鼻内抗原滴入法和抗原滤纸片鼻黏膜敷贴的激发试验，后者约有 60% 的阳性反应。气管内激发试验也分气管内抗原滴入及气管内抗原吸入两种。气管内滴入法目前已很少用，因为操作不便，且抗原分布不均匀。当今主要采用抗原气雾吸入法，即每次试验时让患者吸入定量抗原，然后定时检查肺哮鸣音出现，同时进行 FEV_1 测定，如激发后 FEV_1 下降15%以上，即可认为有阳性反应。目前常用的激发抗原有蒿属花粉、屋内尘土、尘螨等。大约有 70% 的哮喘患者有阳性反应，其中约有 2/3 与皮试结果相符，而且皮试反应愈强，则激发的阳性率愈高，症状也明显。痰中有时还可出现大量的嗜酸性粒细胞。

特异性气道激发试验可能引起较明显的哮喘发作，甚至严重发作，因此必须在严密监护下进行，而且适应证必须严格限制为此，特异性气道激发试验目前只用于研究以前不认识的职业性哮喘或用于确定工作环境中的过敏原，即特定环境的过敏性疾病的病因物质，或作医学鉴定。一般认为吸入特异性过敏原溶液后，患者的 FEV_1 或 PEF 下降20%以上，才能作出基本肯定的诊断，但阴性结果并不排除职业性哮喘的存在。此外，应该注意有些过敏原在特定的工作环境中有致敏作用，而在实验室里却不一定能够引出相似的反应，因为特异性气道激发试验的结果可受吸入过敏原的特异性、吸入浓度、吸入量、试验场所以及检测指标等的影响。此外还应指出，特异性气道激发试验可表现早期（速发）、晚期（迟发）和双相哮喘反应。因此试验时应严密观察比较长的时间，以免由于晚期（迟发）反应而引起严重哮喘的发作。

（2）非特异性气道激发试验：常用的气道收缩剂有组胺和乙酰甲胆碱，也有人用高张盐水、蒸馏水、普萘洛尔。运动激发试验或过度通气激发试验也属于非特异性气道激发试验。但目前临床上应用最多的非特异性气道激发试验仍然为吸入组胺或乙酰甲胆碱，试验时所用的吸入气道收缩剂浓度从低浓度开始，由低至高，倍倍递增，如由每 1 mL 溶液含 0.25 mg、0.5 mg、1 mg 药物起逐渐增加。

目前国际上所用的药物吸入非特异性气道激发试验有两种不同的方法，一种为平静吸入经雾化器产生的雾化液，其浓度从最低起，逐步提高，以使 FEV_1 或 PEF 比试验前降低20%时为止，所用药液的累积量即表示气道对该刺激物的反应性。累积量越少，表明气道对该刺激物的敏感性越高，反应性越强。累积量越大，表示气道对该刺激物的刺激越不敏感，反应性越弱。试验时每次吸入某浓度的雾化液 2 分钟，若吸入后测定的 FEV_1 或 PEF 的减少不足试验前的 20%，则再吸入浓度大 1 倍的溶液，进行同样的试验，直至 FEV_1 或 PEF 降至基础值（试验前的测定值）的20%为止。另一种方法在日本及澳大利亚有较广泛应用，即将不同浓度的气道收缩剂放入一种由电脑控制的容器里，该仪器能全自动地转换浓度并记录气道阻力。受检者含住接口器作平静呼吸，当气道阻力成角上升时即可终止，从记录曲线即可计算出气道反应性。这种方法患者操作较为方便和省力，但曲线稳定性稍差，仪器费用较贵。非特异性气道激发试验诱发哮喘发作的程度较轻，持续时间较短，但仍须严密监护。用日本气道高反应仪进行气道激发试验时，最后一管装有支气管扩张剂，在试验结束后，让患者吸入即可解除支气管痉挛状态。

组胺或乙酰甲胆碱吸入激发试验时的气道反应性阳性的判断指标是：使 FEV_1 或 PEF 降低20%时，组胺的累积量为小于7.8 mol，乙酰甲胆碱累积量为小于12.8 mol。

（3）运动激发试验：对于运动性哮喘的患者可采用运动激发试验，如登梯试验、原地跑步试验、蹲起试验、蹬自行车试验、仰卧起坐试验等。只要达到一定的运动量，患者即可有喘息。同时肺功能试验显示 FEV_1、最大呼气中期流速（MMEF）、PEF、气道阻力（Raw）、功能残气量（FRC）及用力肺活量（FVC）等均有一定的变化。

7. 支气管舒张试验

支气管舒张试验也称支气管扩张试验或气道阻塞可逆性试验，是哮喘的重要诊断手段之一，因此在临床上得到广泛的应用，但应该指出，支气管舒张试验阴性不能作为否定哮喘诊断的依据，特别是重症哮喘患者或哮喘并发慢性支气管炎的患者。此外，10%的慢性阻塞性肺疾病（COPD）患者的支气管舒张试验也可为阳性。由于支气管舒张试验所用的是 β_2 受体激动剂，因此从另一角度来说，支气管舒张试验也是检验收缩或痉挛的支气管对 β_2 受体激动剂的效应，如果吸入 β_2 受体激动剂以后，FEV_1 明显增加，这就表明患者的支气管平滑肌对 β_2 受体激动剂有着良好的效应，在治疗过程中可比较重用这类药物。

支气管舒张试验的适应证是 FEV_1 的基础值小于70%的预计值。试验时先测定基础的 FEV_1 或 PEF，然后用定量雾化吸入器（MDI）吸入 β_2 受体激动剂（如沙丁胺醇的制剂喘乐宁，喘宁碟）200～400 μg，吸入15～20分钟后，再次测定 FEV_1 或 PEF（北京协和医院呼吸科通常以吸入喘宁碟400 μg，20分钟后再测定 FEV_1），其后按下列公式计算 FEV_1 或 PEF 的改善率。

$$FEV_1（或 PEF）改善率（\%）= \frac{吸药后 FEV_1（或 PEF）- 吸药前 FEV_1（或 PEF）}{吸药前 FEV_1（或 PEF）} \times 100\%$$

如果改善率≥15%，则为试验阳性，即表明原来处于收缩状态的支气管可能重新舒张。

对于 FEV_1 的基础值大于预计值70%者，一般先进行支气管激发试验，阳性者再进行支气管舒张试验，如果均为阳性，则表明气道处于高反应状态。

对于支气管舒张试验阴性者，有时为了进一步确定气道阻塞是否真的是不可逆的，可进一步进行口服泼尼松试验，即每日口服泼尼松20～30 mg，连服1周，其后复查 FEV_1 或 PEF，如1周后它们的改善率达15%，仍可认为支气管舒张试验阳性。对于基础 FEV_1 过低者，吸入 β_2 受体激动剂后，除计算其改善率外，还应考虑 FEV_1 改善的绝对值，当改善率15%，FEV_1 的绝对值增加超过200 mL 时，支气管舒张试验才是真正的阳性，如果只有改善率达到15%，而增加的绝对值不足200 mL，这时的支气管舒张试验可能为假阳性，因为肺通气功能差的患者，只要 FEV_1 稍微有所增加，其改善率就可达到15%。这时 FEV_1 的这一点点增加对通气功能的改善并无太大的帮助。

（三）过敏原检查

1. 特异性过敏原的体内诊断

鉴于大部分支气管哮喘是由于抗原抗体作用的结果，而过敏性抗体 IgE 对于皮肤及黏膜下组织的肥大细胞有极强的亲和力，故可利用患者的皮肤或黏膜进行特异性过敏原的检查以明确病因。

皮肤试验包括斑贴试验、抓伤试验、点刺或挑刺试验、皮内试验等。目前在国外多用点刺试验，其优点为疼痛比皮内试验轻，方法较简便，容易得到儿童的合作，结果也相当可靠，但所用抗原的浓度要比皮内试验者高出 100 倍。各种试验均应用生理盐水或抗原的溶媒作阴性对照，同时用 0.1 mg/mL 的磷酸组胺作阳性对照。但部分患者仍然可以出现假阴性或假阳性。

2. 阿司匹林耐受性试验

对高度怀疑但一时不能确诊的阿司匹林不耐受性哮喘的患者，可以在备好必要的急救条件的情况下进行口服激发试验：即口服阿司匹林从 15 mg 开始，依次逐渐增加口服剂量，如 37.5 mg、75 mg、150 mg、225 mg 等，各剂量间隔 3 小时。如果肺功能检查 FEV_1 下降 20% ~ 25%，其结果即可判定为试验阳性，对阿司匹林性哮喘的诊断有价值。一般敏感者常在口服阿司匹林 30 mg 以下即表现为阳性。

3. 食物激发试验

由食物过敏引起哮喘者较少，但部分患者食物诱因与吸入性诱因同时并存。在致敏食物中容易引起哮喘者有牛奶、葱、蒜、香菜、韭菜、酒、醋、鱼、虾、螃蟹、蛤蚌、牛肉、羊肉、辣椒、胡椒等。此类食物往往带有一定的异味，故它的致敏可能兼有食入和吸入双重性质。由于食物抗原的皮肤试验灵敏度较差，必要时也可进行食物激发试验。即令患者空腹 4 小时以上，而且就试前 48 小时停用一切可疑致敏的食物及种种平喘药、激素、抗组胺药物等。激发前先为患者测量脉搏、呼吸、肺部听诊及肺功能测定，然后令患者食用激发性食物，如生蒜 2~3 瓣或饮酒 20~30 mL。然后定时观测患者呼吸、脉搏、肺部体征及肺功能，对比激发前后的变化以作出判断。一般食物激发的阳性症状出现较慢，维持时间则较长。

4. 职业性激发试验

适用于职业性哮喘患者，根据患者工作中可疑的致敏诱因，采用不同的职业性变应原，让患者模拟职业性操作，进行试验。常用的职业性致敏原有甲苯二异氰酸酯（TDI）、特弗隆（teflon）、粮食粉尘、鱼粉、脱粒机粉尘、洗涤剂粉尘、油漆涂料等。也可令患者进入工作现场，操作一段时间然后观察患者的临床表现及肺功能变化。

5. 特异性变应原的体外诊断

由于特异性变应原的体内诊断受许多因素的影响，故近年来趋于将体内试验改为体外试验，以期一次采血即可完成多种微量的特异性体外试验。既能节省患者时间，又可减少患者痛苦及危险性，也不受抗原品种的限制。现有的特异性体外诊断方法有：①特异性免疫沉淀反应——琼脂单相或双相扩散试验；②肥大细胞脱颗粒试验；③特异性荧光免疫反应；④特异性酶标免疫吸附试验；⑤特异性体外白细胞组胺释放试验；⑥特异性淋巴细胞转化试验；⑦特异性放射变应原吸附试验等。上述诸法需要有特殊的仪器设备和技术，且其灵敏度、特异性、重复性未必完善，近年引进了瑞典 Pharmacia Diagnostics 的变态反应体外诊断仪器，即用酶标荧光免疫方法检测总 IgE，Phadiatop（可用于常见变应原的筛选），嗜酸性粒细胞阳离子蛋白（ECP）和用于各种特异性 IgE（Cap System）。经 400 多例的检测，我们认为这种仪器确有较好的灵敏度与特异性，器械的自动化性能也较高。

三、诊断和严重度的评估

（一）哮喘的诊断标准

（1）反复发作喘息、气急、胸闷或咳嗽，多与接触变应原、冷空气、物理、化学性刺激、病毒性上呼吸道感染、运动等有关。

（2）发作时在双肺可闻及散在或弥漫性、以呼气相为主的哮鸣音，呼气相延长。

（3）上述症状可以经治疗缓解或自行缓解。

（4）症状不典型者（如无明显喘息或体征）应至少具备以下一项试验阳性：

1）支气管激发试验或运动试验阳性。

2）支气管舒张试验阳性（FEV_1 增加 15% 以上，且 FEV_1 增加绝对值 >200 mL）。

3）最大呼气流量（PEF）日内变异率或昼夜波动率≥20%。

（5）除外其他疾病所引起的喘息、气急、胸闷和咳嗽。

根据临床表现支气管哮喘可分为急性发作期和缓解期。缓解期系指经过治疗或未经治疗症状、体征消失，肺功能恢复到急性发作前水平，并维持 4 周以上。

（二）哮喘病情严重度的评估

许多哮喘患者即使没有急性发作，但在相当长的时间内总是不同频度和（或）不同程度地出现症状（喘息、咳嗽、胸闷），因此需要依据就诊前临床表现，肺功能对其病情进行估价见表 5-1。在治疗过程中还应根据症状和肺功能变化重新进行严重度的评估，以便及时调整治疗方案（表 5-2）。

表 5-1　治疗前哮喘病情严重程度评估

病情	临床特点
间歇发作	症状 < 每周 1 次
	短暂发作
	夜间哮喘症状≤每月 2 次
	FEV_1 或 PEF≥80% 预计值
	PEF 或 FEV_1 变异率 <20%
轻度持续	症状≥每周 1 次，但 < 每天 1 次
	发作可能影响活动和睡眠
	夜间哮喘症状 > 每月 2 次
	FEV_1 或 PEF≥80% 预计值
	PEF 或 FEV_1 变异率 20% ~30%
中度持续	每日有症状
	发作可能影响活动和睡眠

续表

病情	临床特点
重度持续	夜间哮喘症状 > 每周 1 次
	FEV_1 或 PEF60% ~80% 预计值
	PEF 或 FEV_1 变异率 >30%
	每日有症状
	频繁发作
	经常出现夜间哮喘症状
	体力活动受限
	FEV_1 或 PEF≤60% 预计值
	PEF 或 FEV_1 变异率 >30%

注：一个患者只要具备某级严重度的一个特点则可将其列入该级之中。

表5-2 治疗中哮喘严重度的分类

治疗中患者的症状和肺功能	目前治疗用药级别		
	间歇发作用药	轻度持续用药	中度持续用药
		严重度	
一级：间歇发作	间歇发作	轻度持续	中度持续
症状少于每周 1 次			
短暂急性发作			
夜间症状不多于每月 2 次			
二级：轻度持续	轻度持续	中度持续	重度持续
症状多于每周 1 次，但少于每日 1 次			
夜间哮喘多于每月 2 次，但少于每周 1 次			
两次发作之间肺功能正常			
三级：中度持续	中度持续	重度持续	重度持续
每天均有症状			
急性发作可能影响活动和睡眠			
夜间症状至少每周 1 次			
60% < FEV_1 < 80% 预计值，或 60% < PEF < 80% 平素最高值			
四级：重度持续	重度持续	重度持续	重度持续
每天均有症状			
经常发生急性发作			
经常出现夜间症状			
FEV_1 ≤60% 预计值，或 PEF≤80% 平素最高值			

（三）哮喘急性发作时严重程度的评价

哮喘急性发作是指气促、咳嗽、胸闷等症状突然发生，常有呼吸困难，以呼气流量降低为其特征，常因接触变应原等刺激物或治疗不当所致。其程度轻重不一，病情加重可在数小时或数天内出现，偶尔可在数分钟内即危及生命，故应对病情作出正确评估，以便给予及时有效的紧急治疗。哮喘急性发作时严重程度的评估，见表5-3。

表 5-3　哮喘急性发作时严重程度的评估

临床特点	轻度	中度	重度	危重
气短	步行、上楼时	稍事活动	休息时	
体位	可平卧	喜坐位	端坐呼吸	
讲话方式	连续成句	常有中断	单字	不能讲话
精神状态	可有焦虑，尚安静	时有焦虑或烦躁	常有焦虑、烦躁	嗜睡或意识模糊
出汗	无	有	大汗淋漓	
呼吸频率	轻度增加	增加	常 >30 次/分	
辅助呼吸肌活动及三凹征	常无	可有	常有	胸腹矛盾运动
哮鸣音	散在，呼吸末期	响亮、弥漫	响亮、弥漫	减弱乃至无
脉率	<100 次/分	100~120 次/分	>120 次/分	脉率变慢或不规则
奇脉	无，<10 mmHg	可有，10~25 mmHg	常有，>25 mmHg	无，提示呼吸肌疲劳
使用 β_2 受体激动剂后 PEF 占正常预计值或本人平素最高值%	>80%	60%~80%	<60%，或 <100L/min，或作用时间 <2 小时	
PaO_2（吸空气）	正常	>60 mmHg	<60 mmHg	
$PaCO_2$	<45 mmHg	≤45 mmHg	>45 mmHg	
SaO_2（吸空气）	>95%	91%~95%	≤90%	
pH				降低

（四）控制水平的分级

这种分级方法更容易被临床医师掌握，有助于指导临床治疗，以取得更好的哮喘控制。控制水平的分级见表5-4。

表 5-4　控制水平的分级

	完全控制（满足以下所有条件）	部分控制（在任何 1 周内出现以下 1~2 项特征）	未控制（在任何 1 周内）
白天症状	无（或 ≤2 次/周）	>2 次/周	出现 ≥3 项部分控制特征
活动受限	无	有	
夜间症状/憋醒	无	有	
需要使用缓解药的次数	无（或 ≤2 次/周）	>2 次/周	
肺功能（PEF 或 FEV_1）	正常或 ≥正常预计值/本人最佳值的80%	<正常预计值（或本人最佳值）的80%	
急性发作	无	≥每年 1 次	在任何 1 周内出现 1 次

四、鉴别诊断

哮喘急性发作时，患者都会有不同程度的呼吸困难。呼吸困难的第一个症状就是气促，患者的主诉就是胸闷、憋气、胸部压迫感。症状的出现常常与接触过敏原或激发因素（如冷空气、异味等）有关，也常常发生于劳作后或继发于呼吸道感染（如气管炎）之后。但任何原因引起的缺氧也可出现类似症状。由此可见，胸闷、憋气不是哮喘所特有的症状，应该注意区别，以免导致误诊和误治。非哮喘所致的呼吸困难可见于下列几种情况。

1. 慢性支气管炎和COPD

慢性支气管炎常发生于吸烟或接触粉尘及其他刺激性烟雾职业的人，其中尤以长期吸烟为最常见的病因。因此患者多为中老年人，大多有长期咳嗽、咳痰史，在寒冷季节时症状加剧。一个人如果每年持续咳嗽3个月以上，连续2年，并排除其他可引起咳嗽、咳痰的原因者，即可诊断为慢性支气管炎。病程较长的慢性支气管炎患者的气道也可造成气流的受限，可并发肺气肿、发生通气功能障碍，而且常易发生急性呼吸道细菌或病毒感染。慢性阻塞性肺疾病（COPD）的患者与哮喘患者一样，运动常常引起症状的发作，但两者有区别。COPD患者一般是在运动或劳作后发生喘息和呼吸困难，而哮喘患者通常是在运动过程发生中症状发作或加重。

2. 心源性哮喘

大多数发生于老年人，特别是原有高血压病、冠心病者，也常见于风湿性心脏病、心肌病的患者。由于他们的心功能较弱，导致肺循环淤血。这时，即使肺通气功能正常，也会因肺循环障碍，肺泡与其周围的毛细血管的气体交换不足而缺氧。急性左心功能不全（常见与急性广泛心肌梗死）还可出现喘息症状（医学上称为心源性哮喘），特点为夜间出现阵发性呼吸困难，不能平卧，咳嗽频数，且有多量血性泡沫痰，与哮喘有别。心源性哮喘是非常严重的病症，如治疗延误，往往危及患者的生命，应紧急诊治。

3. 肺癌

大部分肺癌发生于支气管腔内，肿瘤的生长增大必将导致支气管腔的狭窄，造成通气功能的障碍。位于气管腔内的癌症，对气流的影响更为严重，可以引起缺氧，使患者喘息，甚至误诊为哮喘。发生于大气道的肺癌常常引起阻塞性肺炎。当感染或肺炎形成以后，患者的气促、咳嗽、喘鸣等症状更加明显，有时还会造成混淆。但是肺癌引起的咳嗽、喘息症状往往是逐渐形成，进行性加重，常有咯血丝痰或少量血痰的现象，平喘药物治疗无效。此外，发生于气管内的正气管癌也可引起呼吸困难，但这时的呼吸困难为吸气性呼吸困难，即空气吸不进肺，而哮喘的呼吸困难是呼气性呼吸困难，即肺里的气体不容易排出。

4. 胸腔积液

胸腔积液常常由结核病引起，液体积存于肺外一侧或双侧的胸膜腔内。少量的积液不会引起呼吸困难，但如果积液量较多，就可能使肺受压迫，因而出现通气和换气障碍。患者得不到足够的氧气，从而出现胸闷、气短、憋气等症状。胸腔积液与哮喘的鉴别诊断比较容易，胸部透视或摄胸部X线片就可区分。当然，两者的症状也不同。结核性胸膜炎的患者一般有发热、胸痛的症状，而哮喘患者除非并发感染，通常无发热，除非并发气胸，否则无胸痛。胸腔积液引起的呼吸困难经胸腔穿刺，积液引流以后症状很快缓解，而平喘药无效。

5. 自发性气胸

病程长的哮喘患者，由于肺气肿和肺大泡的形成，偶可在哮喘急性发作时并发气胸，使呼吸困难的症状突然加重。患者和医务人员如果忽略了并发气胸的可能性，误认为是哮喘发作加剧，而反复使用平喘药物，就必将延误治疗。并发气胸时的特征是出现胸部重压感，大多为单侧性，吸气性呼吸困难，且平喘药物治疗无效。通过医师仔细的检查，或者胸部 X 线检查即可及时作出诊断，关键在于不失时机地检查治疗。

6. 肺栓塞

肺栓塞是肺动脉被某种栓子堵住，以致血流不通的严重病症。肺栓塞的早期症状都是显著的胸闷、憋气、呼吸困难，这些症状可使患者坐卧不安，极为难忍。血气分析可显示明显的低氧血症，但一般肺部听不到哮鸣音，平喘药无效，这些都是与哮喘明显不同之处。进一步的确诊须借助与核素的肺通气/灌注扫描和肺动脉造影等。

7. 弥漫性肺间质纤维化

这是一组病因极其复杂的疾病综合征，大部分患者病因不清楚，如所谓特发性肺间质纤维化，少数患者的病因较清楚，最常见为系统性红斑狼疮、类风湿性关节炎、系统性进行性硬皮病、皮肌炎、干燥综合征等。弥漫性肺间质纤维化患者的病情变化可急可缓，突出症状是进行性呼吸困难，因此多数患者主诉胸闷、憋气，也可表现刺激性干咳嗽。但这些症状一般无季节性、其发作性的特点也不突出，除非并发感染。肺无哮鸣音，但有时肺可听到爆裂音。肺功能检查显示限制性通气功能障碍。这些特点均与哮喘不同。

8. 高通气综合征

这是一组由于通气过度，超过生理代谢所需要的病症，通常可由焦虑和某种应激反应所引起，因此过度通气激发试验也可引起同样的临床症状。过度通气的结果是呼吸性碱中毒，从而表现呼吸深或快、呼吸困难、气短、胸闷、憋气、心悸、头昏、视物模糊、手指麻木等症状。严重者可出现手指，甚至上肢强直、口周麻木发紧、晕厥、精神紧张、焦虑、恐惧等症状。这组综合征不同于哮喘，它并不由器质性疾病所引起，因此各种内脏的功能检查一般都正常，也无变应原。症状的发作无季节性，肺无哮鸣音。只有过度通气激发试验才能作出本病的诊断，乙酰甲胆碱或组胺吸入均不能诱发本病症。吸入皮质激素和支气管扩张剂均不是本综合征的适应证。

（郝延喆）

第四节　治疗

一、常用药物简介

哮喘治疗药物分为控制药物和缓解药物。①控制药物：每天需要长期使用的药物，主要通过抗炎作用使哮喘维持临床控制，包括吸入糖皮质激素（简称激素）、静脉给予激素、白三烯调节剂、长效 β_2 受体激动剂（LABA，须与吸入激素联合应用）、缓释茶碱、色苷酸钠、抗 IgE 抗体及其他有助于减少全身激素剂量的药物等；②缓解药物：按需使用的药物，这些药物通过迅速解除支气管痉挛从而缓解哮喘症状，包括速效吸入 β_2 受体激动剂、全身应用激素、吸入性抗胆碱能药物、短效茶碱及短效口服 β_2 受体激动剂等。

1. 激素

激素是最有效的控制气道炎症的药物。给药途径包括吸入、口服和静脉应用等，吸入为首选途径。

（1）吸入给药：吸入激素的局部抗炎作用强，通过吸入给药，药物直接作用于呼吸道，所需剂量较小。通过消化道和呼吸道进入血液药物的大部分被肝脏灭活，因此全身性不良反应较少。吸入激素可有效减轻哮喘症状、提高生活质量、改善肺功能、降低气道高反应性、控制气道炎症，减少哮喘发作的频率和减轻发作的严重程度，降低病死率。多数成人哮喘患者吸入小剂量激素即可较好的控制哮喘。过多增加吸入激素剂量对控制哮喘的获益较小而不良反应增加。由于吸烟可降低激素的效果，故吸烟者须戒烟并给予较高剂量的吸入激素。吸入激素的剂量与预防哮喘严重急性发作的作用之间有非常明确的关系，所以严重哮喘患者长期大剂量吸入激素是有益的。

吸入激素在口咽部局部的不良反应包括声音嘶哑、咽部不适和念珠菌感染。吸药后及时用清水含漱口咽部，选用干粉吸入剂或加用储雾器可减少上述不良反应。吸入激素的全身不良反应的大小与药物剂量、药物的生物利用度、肠道吸收、肝脏首过代谢率及全身吸收药物的半衰期等因素有关。通常成人哮喘患者每天吸入低至中剂量激素，不会出现明显的全身不良反应。长期高剂量吸入激素后可能出现的全身不良反应包括皮肤瘀斑、肾上腺功能抑制和骨密度降低等。吸入激素可能与白内障和青光眼的发生有关，现无证据表明，吸入激素可增加肺部感染（包括肺结核）的发生率，因此伴有活动性肺结核的哮喘患者可以在抗结核治疗的同时给予吸入激素治疗。

气雾剂给药：临床上常用的吸入激素包括二丙酸倍氯米松、布地奈德、丙酸氟替卡松等。一般而言，使用干粉吸入装置比普通定量气雾剂方便，吸入下呼吸道的药物量较多。

溶液给药：布地奈德溶液经以压缩空气为动力的射流装置雾化吸入，对患者吸气配合的要求不高，起效较快，适用于轻中度哮喘急性发作时的治疗。

（2）口服给药：适用于中度哮喘发作、慢性持续哮喘吸入大剂量吸入激素联合治疗无效的患者和作为静脉应用激素治疗后的序贯治疗。一般使用半衰期较短的激素（如泼尼松、泼尼松龙或甲泼尼龙等）。对于激素依赖型哮喘，可采用每天或隔天清晨顿服给药的方式，以减少外源性激素对下丘脑—垂体—肾上腺轴的抑制作用。泼尼松的维持剂量为每天≤10 mg。长期口服激素可引起骨质疏松症、高血压、糖尿病、下丘脑—垂体—肾上腺轴的抑制、肥胖症、白内障、青光眼、皮肤菲薄导致皮纹和瘀斑、肌无力。对于伴有结核病、寄生虫感染、骨质疏松、青光眼、糖尿病、严重忧郁或消化性溃疡的哮喘患者，全身给予激素治疗时应慎重并应密切随访。全身使用激素不是一种经常使用的缓解哮喘症状的方法，但严重的急性哮喘是需要的，可预防哮喘的恶化、减少因哮喘而急诊或住院的机会、预防早期复发、降低病死率。推荐剂量为泼尼松龙30~50 mg/d 使用/疗程5~10 天。具体使用要根据病情的严重程度，当症状缓解或其肺功能已经达到个人最佳值，可以考虑停药或减量。地塞米松因对垂体—肾上腺的抑制作用大，不推荐长期使用。

（3）静脉给药：严重急性哮喘发作时，应经静脉及时给予琥珀酸氢化可的松（400~1 000 mg/d）或甲泼尼龙（80~160 mg/d）。无激素依赖倾向者，可在短期（3~5 天）内停药；有激素依赖倾向者应延长给药时间，控制哮喘症状后改为口服给药，并逐步减少激素用量。

2. β₂ 受体激动剂

通过对气道平滑肌和肥大细胞等细胞膜表面的 β₂ 受体的作用，舒张气道平滑肌，减少肥大细胞和嗜碱性粒细胞脱颗粒和介质的释放，降低微血管的通透性，增加气道上皮纤毛的摆动等，缓解哮喘症状。此类药物较多，可分为短效（作用维持 4～6 小时）和长效（维持 12 小时）β₂ 受体激动剂。后者又可分为速效（数分钟起效）和缓慢起效（30 分钟起效）2 种。

（1）短效 β₂ 受体激动剂（SABA）：常用的药物如沙丁胺醇和特布他林等。

吸入给药：吸入用短效 β₂ 受体激动剂包括气雾剂、干粉剂和溶液等，通常在数分钟内起效，疗效可维持数小时，是缓解轻至中度急性哮喘症状的首选药物，也可用于运动性哮喘。如每次吸入 100～200 μg 沙丁胺醇或 250～500 μg 特布他林，必要时每 20 分钟重复 1 次。这类药物应按需间歇使用，不宜长期、单一使用，也不宜过量应用；否则可引起骨骼肌震颤、低血钾、心律失常等不良反应。压力型定量手控气雾剂（pMDI）和干粉吸入装置吸入短效 β₂ 受体激动剂不适用于重度哮喘发作；其溶液（如沙丁胺醇、特布他林、非诺特罗及其复方制剂）经雾化泵吸入适用于轻至重度哮喘发作。

口服给药：如沙丁胺醇、特布他林、丙卡特罗片等，通常在服药后 15～30 分钟起效，疗效维持 4～6 小时。如沙丁胺醇 2～4 mg，特布他林 1.25～2.5 mg，每天 3 次；丙卡特罗 25～50 μg，每天 2 次。使用虽较方便，但心悸、骨骼肌震颤等不良反应比吸入给药时明显。缓释剂型和控释剂型的平喘作用维持时间可达 12 小时，特布他林的前体药班布特罗的作用可维持 24 小时，可减少用药次数，适用于夜间哮喘患者的预防和治疗。长期、单一应用 β₂ 受体激动剂可造成细胞膜 β₂ 受体的向下调节，表现为临床耐药现象，故应予避免。

贴剂给药：为透皮吸收剂型。妥洛特罗，分为 0.5 mg、1 mg、2 mg 三种剂量。药物经皮肤吸收，因此可减轻全身不良反应，每天只需贴敷 1 次，效果可维持 24 小时。

（2）长效 β₂ 受体激动剂（LABA）：舒张支气管平滑肌的作用可维持 12 小时以上。目前常用的吸入型 LABA 有 2 种。沙美特罗，给药后 30 分钟起效，平喘作用维持 12 小时以上。推荐剂量 50 μg，每天 2 次吸入。福莫特罗，给药后 3～5 分钟起效，平喘作用维持 8 小时以上。平喘作用具有一定的剂量依赖性，推荐剂量 4.5～9 μg，每天 2 次吸入。吸入 LABA 适用于哮喘（尤其是夜间哮喘和运动诱发哮喘）的预防和治疗。福莫特罗因起效迅速，可按需用于哮喘急性发作时的治疗。联合吸入激素和 LABA，具有协同的抗炎和平喘作用，可获得相当于（或优于）应用加倍剂量吸入激素时的疗效，并可增加患者的依从性、减少较大剂量吸入激素引起的不良反应，尤其适合于中至重度持续哮喘患者的长期治疗。临床上不推荐长期单独使用 LABA 治疗哮喘，LABA 应该与吸入激素联合使用。

3. 白三烯调节剂

主要是通过对气道平滑肌和其他细胞表面白三烯受体的拮抗，抑制肥大细胞和嗜酸性粒细胞释放出的半胱氨酰白三烯的致喘和致炎作用，产生轻度支气管舒张和减轻变应原、运动和二氧化硫（SO_2）诱发的支气管痉挛等作用，并有一定的抗炎作用。可减轻哮喘症状、改善肺功能、减少哮喘的恶化。但作用不如吸入激素，也不能取代激素。可减少中至重度哮喘患者每天吸入激素的剂量，并可提高吸入激素治疗的临床疗效，尤适用于阿司匹林哮喘、运动性哮喘和伴有过敏性鼻炎哮喘患者的治疗。扎鲁司特 20 mg，每天 2 次；孟鲁司特 10 mg，每天 1 次；异丁司特 10 mg，每天 2 次。

4. 茶碱

具有舒张支气管平滑肌作用，并具有强心、利尿、扩张冠状动脉、兴奋呼吸中枢和呼吸肌等作用。低浓度茶碱具有抗炎和免疫调节作用。可作为症状缓解药。

口服给药：用于轻至中度哮喘发作和维持治疗。剂量为每天 6 ~ 10 mg/kg。口服控（缓）释型茶碱后昼夜血药浓度平稳，平喘作用可维持 12 ~ 24 小时，尤适用于夜间哮喘症状的控制。联合应用茶碱、激素和抗胆碱药物具有协同作用。但本品与 β_2 受体激动剂联合应用时，易出现心率增快和心律失常，应慎用并适当减少剂量。

静脉给药：氨茶碱加入葡萄糖溶液中，缓慢静脉注射 [注射速度不宜超过 0.25 mg/（kg·min）] 或静脉滴注，适用于哮喘急性发作且近 24 小时内未用过茶碱类药物的患者。负荷剂量为 4 ~ 6 mg/kg，维持剂量为 0.6 ~ 0.8 mg/（kg·h）。由于茶碱的"治疗窗"窄，以及茶碱代谢存在较大的个体差异，可引起心律失常、血压下降甚至死亡，临床上应监测其血药浓度，及时调整浓度和滴速。茶碱有效、安全的血药浓度范围应在 6 ~ 15 mg/L。影响茶碱代谢的因素较多，如发热、妊娠，抗结核治疗可以降低茶碱的血药浓度；而肝脏疾患、充血性心力衰竭以及合用西咪替丁或喹诺酮类、大环内酯类等药物均可影响茶碱代谢而使其排泄减慢，增加茶碱的毒性作用，应酌情调整剂量。多索茶碱的作用与氨茶碱相同，但不良反应较轻。双羟丙茶碱的作用较弱，不良反应也较少。

5. 抗胆碱药物

吸入抗胆碱药物，如溴化异丙托品和噻托溴铵等，可阻断节后迷走神经传出支，通过降低迷走神经张力而舒张支气管。现有气雾剂和雾化溶液两种剂型。经 pMDI 吸入溴化异丙托品气雾剂，常用剂量为 20 ~ 40 μg，每天 3 ~ 4 次；经雾化泵吸入溴化异丙托品溶液的常用剂量为 50 ~ 125 μg，每天 3 ~ 4 次。噻托溴铵为长效抗胆碱药物，对 M_1 和 M_3 受体具有选择性抑制作用，仅需每天 1 次吸入给药。抗胆碱药物与 β_2 受体激动剂联合应用具有协同、互补作用，对有吸烟史的老年哮喘患者较为适宜，但对妊娠早期妇女和患有青光眼或前列腺肥大的患者应慎用。

6. 抗 IgE 治疗

抗 IgE 单克隆抗体可应用于血清 IgE 水平增高的哮喘患者，目前主要用于经过吸入糖皮质激素和 LABA 联合治疗后症状仍未控制的严重哮喘患者。

7. 其他治疗哮喘药物

（1）抗组胺药物：口服第二代抗组胺药物（H_1 受体阻断剂）具有抗变态反应作用，在哮喘治疗中的作用较弱，如酮替芬、氯雷他定、阿司咪唑、氮䓬司丁、特非那丁等，可用于伴有变应性鼻炎哮喘患者的治疗。药物的不良反应主要是嗜睡。阿司咪唑和特非那丁可引起严重的心血管不良反应，应谨慎使用。

（2）其他口服抗变态反应药物：如曲尼司特、瑞吡司特等，可应用于轻至中度哮喘的治疗，其主要不良反应是嗜睡。

二、治疗原则

从理论上讲，支气管哮喘的预防比治疗更为重要，但由于哮喘的致病因素和诱发因素都非常复杂，各种因素常互相交错，而且往往是多重性的，再加上绝大多数患者还没有建立"预防为主"的坚定信念，导致预防措施难以起到主导的地位，在这种情况下，哮喘的治疗就显得尤为重要。但我们认为应当坚持"防中有治，治中有防"的基本原则。

（1）哮喘的治疗必须规范化，任何哮喘治疗方案都应把预防工作放在首位，为此应当尽可能地让患者了解"自己"，了解病因，了解药物。

（2）所有患者应尽最大可能地避免接触致病因素和诱发因素，对于特应性哮喘患者，采用脱敏疗法来提高患者对变应原的耐受性，也应作为预防措施来看待。

（3）以吸入肾上腺皮质激素（简称激素）为主的抗感染治疗应是哮喘缓解期的首要治疗原则，以达到控制气道的慢性炎症，预防哮喘的急性发作的目的。

（4）哮喘急性发作时，治疗的关键是迅速控制症状，改善通气，纠正低氧血症。

（5）强化对基层医师的培训，对哮喘患者的医学教育是哮喘防治工作的主要环节。

三、治疗目标

哮喘是一种对患者及其家庭和社会都有明显影响的慢性疾病。气道炎症是所有类型的哮喘的共同病理、症状和气道高反应性的基础，它存在于哮喘的所有时段。虽然目前尚无根治办法，但以抑制气道炎症为主的适当的治疗通常可以使病情得到控制。哮喘治疗的目标为：①有效控制急性发作症状并维持最轻的症状，甚至无任何症状；②防止哮喘的加重；③尽可能使肺功能维持在接近正常水平；④保持正常活动（包括运动）的能力；⑤避免哮喘药物治疗过程发生不良反应；⑥防止发生不可逆的气流受限；⑦防止哮喘死亡，降低哮喘死亡率。

哮喘控制的标准如下：①最少（最好没有）的慢性症状，包括夜间症状；②最少（不常）发生哮喘加重；③无需因哮喘而急诊；④基本不需要使用 β_2 受体激动剂；⑤没有活动（包括运动）限制；⑥PEF 昼夜变异率低于 20%；⑦PEF 正常或接近正常；⑧药物不良反应最少或没有。

四、长期治疗方案

1. 以哮喘的严重程度选择治疗药物

哮喘治疗方案的抉择基于其在治疗人群中的疗效及其安全性。药物治疗可以酌情采取不同的给药途径，包括吸入、口服和肠道外途径（皮下、肌内或静脉注射）。吸入给药的主要优点是可以将高浓度的药物送入气道以提高疗效，而避免或使全身不良反应减少到最低程度。哮喘治疗应以患者的严重程度为基础，并根据病情控制变化增减（升级或降级）的阶梯治疗原则选择治疗药物（表5-5）。

表 5-5 哮喘患者长期治疗方案的选择[*]

严重度	每天治疗药物	其他治疗选择[**]
一级	不必	
间歇发作哮喘[***]		
二级	吸入糖皮质激素（≤500 μg BDP 或相当剂量）	缓释茶碱，或色甘酸钠，或白三烯调节剂
轻度持续哮喘		

续表

严重度	每天治疗药物	其他治疗选择**
三级 中度持续哮喘	吸入糖皮质激素（200～1 000 μg BDP 或相当剂量），加上长效吸入 β₂ 受体激动剂	吸入糖皮质激素（500～1 000 μg BDP 或相当剂量），加上缓释茶碱，或吸入糖皮质激素（500～1 000 μg BDP 或相当剂量），加上吸入长效 β₂ 受体激动剂，或吸入大剂量糖皮质激素（>1 000 μg BDP 或相当剂量），或吸入糖皮质激素（200～1 000 μg BDP 或相当剂量），加上白三烯调节剂
四级 重度持续哮喘	吸入糖皮质激素（>1 000 μg BDP 或相当剂量），加上吸入长效 β₂ 受体激动剂，需要时可再加上一种或一种以上下列药物： 缓释茶碱 白三烯调节剂 长效口服 β₂ 受体激动剂 口服糖皮质激素	

注：*，各级治疗中除了规则的每日控制治疗以外，需要时可快速吸入 β₂ 受体激动剂以缓解症状，但每日吸入次数不应多于 3～4 次；

**，其他选择的缓解药包括吸入抗胆碱能药物、短作用口服 β₂ 受体激动剂、短作用茶碱；

***，间歇发作哮喘，但发生严重急性加重者，应按中度持续患者处理。

2. 以患者的病情严重程度为基础

哮喘患者长期治疗方案可分为 5 级。对以往未经规范治疗的初诊哮喘患者可选择第 2 级治疗方案，哮喘患者症状明显，应直接选择第 3 级治疗方案。从第 2 级到第 5 级的治疗方案中都有不同的哮喘控制药物可供选择。而在每一级中都应按需使用缓解药物，以迅速缓解哮喘症状。如果使用含有福莫特罗和布地奈德单一吸入装置进行联合治疗时，可作为控制和缓解药物应用。如果使用该分级治疗方案不能够使哮喘得到控制，治疗方案应升级直至达到哮喘控制为止。当哮喘控制并维持至少 3 个月后，治疗方案可考虑降级。建议减量方案：①单独使用中至高剂量吸入激素的患者，将吸入激素剂量减少 50%；②单独使用低剂量激素的患者，可改为每日 1 次用药；③联合吸入激素和 LABA 的患者，按 2010 年 2 月 1 日美国 FDA 在长效 β₂ 受体激动剂治疗哮喘的安全通告中的建议，LABA 应该短期应用，一旦哮喘得到有效控制，则应该停止使用 LABA。也就是，如果哮喘患者应用 ICS 和 LABA 联合治疗哮喘，哮喘达到完全控制后，需要降阶梯治疗，应用单一的 ICS 吸入治疗，而不再继续使用 LABA 吸入治疗。

若患者使用最低剂量控制药物达到哮喘控制 1 年，并且哮喘症状不再发作，可考虑停用药物治疗。上述减量方案尚待进一步验证。通常情况下，患者在初诊后 2～4 周回访，以后每 1～3 个月随访 1 次。出现哮喘发作时应及时就诊，哮喘发作后 2 周至 1 个月内进行回访。

五、急性发作期的治疗

哮喘急性发作的严重性决定其治疗方案，表 5-3 为根据检查时所确定的哮喘急性发作严重度而制定的指南，各类别中的所有特征并不要求齐备。如果患者对起始治疗不满意，或症状恶化很快，或患者存在可能发生死亡的高危因素，应按下一个更为严重的级别治疗。

（一）哮喘急性发作的一般治疗

一般来说，如果患者突然咳喘、胸闷、气促，而且进行性加重，平时所用的常规平喘药效果不明显时就应该到医院进一步检查，包括肺功能和血气分析等。不失时机进行治疗，以尽快缓解症状，纠正低氧血症，保护肺功能。

哮喘轻度急性发作者，可用沙丁胺醇（舒喘灵）或间羟舒喘宁（喘康速）气雾剂作吸入治疗，每次吸 200 μg，通常可在数分钟内起作用，也可口服 β_2 受体激动剂，如特布他林（博利康尼）每次 2.5 mg，每日 3 次；通常在服药 15～30 分钟起效，疗效维持 4～6 小时，但心悸、震颤稍多见。如果急性发作或每天用药次数、剂量增加，表示病情加重，需要合用其他药物，如舒弗美等。此外，在轻度急性发作时禁忌使用镇静药。

中度哮喘急性发作者，气促明显，稍活动即气促加重，喜坐位，有时焦虑或烦躁，出汗、呼吸快、脉率达 120/分，喘鸣音响亮。吸支气管舒张剂后，仅部分改善症状，因此往往需要联合使用丙酸倍氯米松或布地奈德气雾剂吸入，每次 250 μg（每揿 250 μg），每 12 小时或 8 小时 1 次，有较强的局部抗炎作用。吸入皮质激素的疗效仍不满意者，需改用口服泼尼松（强的松）每次 10 mg，每日 3 次，一般用 3～4 天，然后停用口服泼尼松改用吸入皮质激素（在完全停用口服泼尼松以前即应开始辅以吸入皮质激素）。

中度哮喘急性发作者常有夜间哮喘发作或症状加剧，因此常常需要使用长效缓释型茶碱，如舒弗美 200 mg（1 片），每 12 小时 1 次。也可用控释型 β_2 受体激动剂如全特宁每次 4～8 mg，每 12 小时 1 次。此外，长效 β_2 受体激动剂，如丙卡特罗（美喘清，普鲁卡地鲁）每次 25 μg（小儿每次每千克体重 1.25 μg），沙美特罗（施立稳）每次吸入 50 μg，也可口服班布特罗，每晚 10 mg，能有效防治夜间哮喘发作和清晨加剧。有时可吸入可必特治疗，尤其是使用压缩空气吸入该药时效果更明显，优于单纯吸入 β_2 受体激动剂。

重度急性发作或危重患者，气促更严重，静息时气促也很明显，焦虑烦躁或嗜睡，大汗淋漓，呼吸困难，呼吸 >30/分，脉率 >120/分，发绀，用支气管扩张剂效果不明显。此时必须立即送医院。这时吸入 β_2 受体激动剂或糖皮质激素的效果均不明显，往往需在医院急诊室观察，并静脉滴注皮质激素和氨茶碱，一般还必须吸氧等。危重患者伴呼吸衰竭者还应酌情进行插管，并进行机械通气。

（二）机械通气

哮喘患者急性重度发作，经支气管扩张剂、激素、碱剂和补液等积极治疗，大部分可得到缓解，但仍有 1%～3% 病情继续恶化，发生危重急性呼吸衰竭。动脉血气分析提示，严重缺氧和二氧化碳潴留伴呼吸性酸中毒，如不及时抢救，即会危及生命。这时，由于气道阻力很高，胸廓过度膨胀，呼吸肌处于疲劳状态。因此，若注射呼吸兴奋剂（可拉明等），通气量的增加很有限，相反呼吸肌兴奋可能加重呼吸肌疲劳，氧消耗量和二氧化碳的产生也随之增多，不但效果极差，而且会适得其反，加重病情，故只有及时采用机械通气，方能取得满意疗效。

机械通气的指征是：①呼吸心跳停止；②严重低氧血症，$PaO_2 < 7.98$ kPa（60 mmHg）；③$PaCO_2 > 6.67$ kPa（50 mmHg）；④重度呼吸性酸中毒，动脉血 pH < 7.25；⑤严重意识障

碍、谵妄或昏迷；⑥呼吸浅而快，每分钟超过 30 次，哮鸣音由强变弱或消失，呼吸肌疲劳明显。

危重哮喘患者在机械通气时仍应当强化抗气道炎症的治疗，静脉滴入糖皮质激素是必不可少的，甚至常常需要较大剂量。在这种严重的状态下吸入支气管扩张药往往是无效的，勉强为之，有时还可增加气道阻力，加重呼吸困难。静脉使用氨茶碱是否有效，一直有争议。至于辅助机械通气的方式应根据患者的反应和血气分析的跟踪监测及时调整。因为这时患者的气道阻力和气道内压及肺泡压显著增高，因此采用控制性低潮气量辅助呼吸（MCHV）或压力支持（PSAV）较为合理。用 MCHV 时呼吸机参数为：通气频率 6 ~ 12 次/分，潮气量 8 ~ 12 mL/kg，这些参数约为常规预计量的 2/3。也有报道，在机械通气时让患者吸入氦（80%）- 氧（20%）混合气，可使气道内压降低，肺泡通气量增加，改善低氧血症，降低 $PaCO_2$。呼气末正压（PEEP）的治疗是否合适尚有许多争论。因为严重哮喘发作时已存在内源性呼气末正压（PEEPi），肺泡充气过度，呼气末胸膜腔内压增高，小气道陷闭，气道阻力增加呼气流速减慢，肺泡压增高，呼气末肺泡压可高于大气压。此时若进行气道正压通气（CPAP）或 PEEP 通气，虽可提高气道内压力，使之超过肺泡压，部分地克服气道阻力，减少呼吸功，从而改善通气，但内源性压力和外源性压力的相加必使肺泡进一步膨胀，导致气胸等气压性损伤，因此应用时必须非常慎重。同时，正压通气可能影响静脉血回心，使心排血量减少，血压下降，组织灌注不足，因此在正压通气前应充分补液，扩充血容量。机械通气过程注意气道湿化，防止气道内黏液栓的形成。

（三）防止特异性和非特异性因素的触发

这是一个要时刻注意的问题，即使在哮喘急性发作时，也应该让患者脱离过敏原的接触，如治疗药物的选择，病室环境的布置和消毒都应当在详细了解患者的过敏史和哮喘发作诱发因素后周密地安排。除了避免和清除患者所提供的明确的触发因素以外，一般来说，含酒精的药物（如普通的氢化可的松）、来苏消毒液、挥发性杀虫剂均不宜使用。急性发作的哮喘患者更不宜安排在新装修的病室内，也不宜在其病室内摆设奇花异草。

六、脱敏疗法

脱敏疗法是特异性脱敏疗法的简称，是针对引起病变的过敏物质的一种治疗方法，即用过敏原制成的提取液（即为浸出液），定期给对相应过敏原皮肤试验阳性的患者进行注射，以刺激体内产生"封闭"抗体（又名阻断抗体）。"封闭"抗体和特异性 IgE 抗体一样，也具有识别过敏原的功能。当相同过敏原再次进入体内，"封闭"抗体与肥大（嗜碱粒）细胞表面的 IgE 竞争和过敏原结合，然后变成复合物而被网状内皮系统清除掉，过敏原和附着于肥大（嗜碱粒）细胞表面的 IgE 的结合少了，哮喘的发作也就得以避免或减轻，但有些患者的病情改善和"封闭"抗体的形成没有关系。脱敏疗法"封闭"抗体的学说近年来已发生动摇，有些学者发现"封闭"抗体（主要是 IgG）在身体外虽证实能和特异性过敏原相结合，但在体内却不能和进入黏膜的过敏原相结合，且血清中"封闭"抗体并不确切反映是来源于局部的"封闭"抗体，而仅提示免疫刺激（注射过敏原）的结果，只是一种免疫伴随现象，与病情改善程度缺乏相关性。因此有人认为，脱敏疗法能使患者血清中的 IgE 生成受到抑制，IgE 量减少，肥大细胞不再继续致敏，病情也就减轻。脱敏疗法还可使释放炎性介质细胞的反应性减弱等，从而减少或阻止过敏性疾病的发作，这就叫作脱敏疗法，而这种专门配制的脱敏液即为"特异性脱敏抗原"。这种疗法目前主要用于呼吸道疾患，诸如过敏性鼻炎、支气管哮喘等。

脱敏疗法的适应证主要为：①哮喘患者对某些吸入过敏原的皮肤试验阳性和（或）血清特异性 IgE 升高；②皮肤试验虽呈阴性，但病史中强烈提示由某过敏原诱发哮喘，或经抗原激发试验证实，或血清中查到该特异性 IgE，或者特异性嗜碱性粒细胞脱颗粒试验和组胺释放试验均呈阳性；③经一般平喘药物治疗后效果不理想，而当地已证实用某种过敏原提取物作脱敏疗法有效；④对药物、食物过敏的患者，一般用避免方法而不用脱敏疗法，无法避免或不能替代者可考虑用脱敏疗法。

脱敏疗法应用于防治哮喘已有半个世纪，既往国内外多数学者持肯定态度，认为可减轻再次接触过敏原后的过敏反应，甚至可长期控制哮喘发作。小儿的效果较成人显著，外源性哮喘效果更好。根据国内报道，用脱敏疗法疗程 2～4 年，成人哮喘总有效率达 79.8%，小儿哮喘总有效率为 95%，2 年治愈率为 61.3%。一般经脱敏疗法后，哮喘病情减轻，发作次数减少，平喘药物用量也减少，皮肤敏感性下降，部分患者过敏原的皮肤试验由阳性转变为阴性或反应性降低，引起休克器官的耐受性也提高。特异性 IgE 抗体先上升，以后下降到低于原来水平，特异性 IgG 升高而嗜碱性粒细胞敏感性下降。但脱敏疗法有一定的局限性，因此各国学者的评价不尽相同，有些学者对脱敏疗法的钟爱程度不高。有人认为，如果哮喘全年发作，表明气道过敏性炎症持续存在，脱敏疗法不能使之恢复，这时宜选用吸入抗过敏性炎症药物来替代本法。

七、哮喘患者的教育和管理

尽管哮喘尚不能根治，但通过有效的药物治疗和哮喘管理，通常可以实现哮喘控制。成功的哮喘管理目标是：①达到并维持症状的控制；②维持正常活动，包括运动能力；③维持肺功能水平尽量接近正常；④预防哮喘急性加重；⑤避免因哮喘药物治疗导致的不良反应；⑥预防哮喘导致的死亡。

（一）建立医患之间的合作关系

哮喘的显著特点是长期性、反复性、可逆性，多数患者症状的发作有明显的变应原接触史，有明显的刺激性诱因，有明显的季节性和周期性。这些特点患者自己了如指掌，而临床医师往往不了解，所以临床上建立医患之间的合作关系是实现有效的哮喘管理的首要措施。其目的是指导患者自我管理，对治疗目标达成共识，制订个体化的书面管理计划，包括自我监测、对治疗方案和哮喘控制水平周期性评估、在症状和（或）PEF 提示哮喘控制水平变化的情况下，针对控制水平及时调整治疗以达到并维持哮喘控制。患者教育的目标是增加对哮喘的理解、增强吸入治疗的技能、增加疗效满意度、增强战胜疾病的自信心、增加治疗的依从性和自我管理能力，增进健康减少卫生保健资源使用。

哮喘联谊会或哮喘之家之类的群众性医学教育组织是很好的管理形式。医师把自己的医学知识和经验直接传授给患者，教会患者如何掌握自己疾病的规律，如何合理使用药物，这对于哮喘的预防和及早治疗都是极为重要，极为有效的方法。

在患者的教育和管理方面，让患者养成记哮喘周记的习惯是非常有意义的，医生和患者都可以通过系列的哮喘周记表了解患者的临床症状变化及其部分诱发因素，最大呼气流速变异率，从而了解病情的稳定性，为药物的增减和调整提供客观依据，使哮喘的治疗由经验治疗变为科学的治疗。此外，还可了解患者在一段时间内用于哮喘治疗的经济开支。

1. 教育内容

（1）通过长期规范治疗能够有效控制哮喘。

（2）避免触发、诱发因素方法。

（3）哮喘的本质、发病机制。

（4）哮喘长期治疗方法。

（5）药物吸入装置及使用方法。

（6）自我监测：如何测定、记录、解释哮喘日记内容，症状评分、应用药物、PEF，哮喘控制测试（ACT）变化。

（7）哮喘先兆、哮喘发作征象和相应自我处理方法，如何、何时就医。

（8）哮喘防治药物知识。

（9）如何根据自我监测结果判定控制水平，选择治疗方式。

（10）心理因素在哮喘发病中的作用。

2. 教育方式

（1）接诊教育：是最重要的基础教育和启蒙教育，是医患合作关系起始的个体化教育，首先应提供患者诊断信息，了解患者对哮喘治疗的期望和可实现的程度。

（2）随访教育：是长期管理方法，随访时应回答患者的疑问、评估最初疗效。定期评价、纠正吸入技术和监测技术，评价书面管理计划，理解实施程度，反复提供更新教育材料。

（3）团队教育：定期开办哮喘学校、学习班、俱乐部、联谊会进行大课教育和集中答疑。

（4）自学教育：通过阅读报纸、杂志、文章、看电视节目、听广播进行。

（5）互助学习：举办患者防治哮喘经验交流会。

（6）社区教育：与社区卫生单位合作，有计划地开展社区、患者、公众教育。

（7）科普教育：调动全社会各阶层力量宣传普及哮喘防治知识。

哮喘患者的教育和管理还应当包括基层的医务人员，对医院、社区、专科医师、全科医师及其他医务人员进行继续教育，通过培训哮喘管理知识，提高与患者沟通技巧，做好患者及家属教育。

（二）评估、治疗和监测

哮喘治疗的目标是达到并维持哮喘控制。大多数患者通过药物干预，能够达到这一目标。哮喘控制评估工具有哮喘控制测试（ACT）、哮喘控制问卷（ACQ），哮喘治疗评估问卷（ATAQ）等，也可用于评估哮喘控制水平。经国内多中心验证表明，哮喘评估工具 ACT 不仅易学易用且适合中国国情。ACT 仅通过回答有关哮喘症状和生活质量的 5 个问题的评分进行综合判定，25 分为控制、20～24 分为部分控制、19 分以下为未控制，并不需要患者检查肺功能。这些问卷不仅用于临床研究，还可以在临床工作中评估患者的哮喘控制水平，通过长期连续检测维持哮喘控制，尤其适合在基层医疗机构推广，作为肺功能的补充，既适用于医生，也适用于患者自我评估哮喘控制，患者可以在家庭或医院，就诊前或就诊期间完成哮喘控制水平的自我评估。这些问卷有助于改进哮喘控制的评估方法并增进医患双向交流，提供了反复使用的客观指标，以便长期监测。

（陈汉宸）

第六章

动脉粥样硬化和调脂治疗

动脉硬化是指动脉管壁增厚、变硬，管腔缩小的退行性改变和增生性病变的总称。其最常见的类型包括动脉粥样硬化（AS）、小动脉硬化和动脉中层钙化。

AS是动脉硬化中常见且最重要的一种。AS的特点是病变从动脉内膜开始，先后有脂质和复合糖类积聚、出血和血栓形成、纤维组织增生和钙质沉着，并有动脉中层的逐渐退变和钙化。在动脉内膜积聚的脂质外观呈黄色粥样，因此称为动脉粥样硬化。小动脉硬化是小型动脉的弥漫性增生性病变，主要累及糖尿病或高血压患者的小型动脉。糖尿病患者的小动脉壁常出现玻璃样增厚、变性，管腔狭窄，引起弥漫性缺血，特别是在肾。高血压患者则常发生增生性小动脉硬化，通常出现管壁层状向心性增厚和管腔狭窄，有时伴有纤维素样沉积物和血管壁坏死。动脉中层钙化好发于老年人的中型动脉，多见于四肢动脉，尤其是下肢动脉，病变血管的管壁中层变质和钙盐沉积，多无明显的临床症状，常常在X线检查时被发现。

随着我国经济的发展、生活习惯及生活节奏的改变，AS的发病率日趋增加，现已成为人类死亡的主要原因之一。

第一节　发病原因与发病机制

一、病因与危险因素

AS是一种由多因素引起的，以高度特异性的细胞分子反应为特征的慢性炎症过程，这些因素称为易患因素或危险因素。

（一）血脂异常

血浆所含的脂类统称为血脂，其中包括：①中性脂肪，包括胆固醇（TC）和三酰甘油（TG）；②类脂质，包括磷脂（PL）、糖脂和类固醇等。血脂不溶于水，在血液中都与蛋白质结合成各种颗粒大小及密度不同的脂蛋白，以脂蛋白的形式在人体中运输。运用超速离心法可将血浆中的脂蛋白分为以下4种类型：①乳糜微粒（CM），主要功能是转运外源性TG和TC；②极低密度脂蛋白（VLDL），主要功能是转运内源性TG；③低密度脂蛋白（LDL-C），主要功能是将肝合成的内源性TC转运至肝外组织；④高密度脂蛋白（HDL-C），主要功能是参与胆固醇由肝外组织转运至肝的逆向转运。

除上述 4 类脂蛋白外，还有中等密度脂蛋白（IDL）和脂蛋白（a）[Lp（a）]。目前有关 IDL 的认识尚不一致，但最新的研究结果表明，IDL 是一种有自身特点的脂蛋白，应将其与 VLDL 和 LDL 区分开来。LDL 也可分为不同的亚型，如小而密的低密度脂蛋白（sLDL，或称为 B 型 LDL）、大而疏 LDL（或称为 A 型 LDL）。LDL 还可被氧化生成氧化型 LDL（ox-LDL）。HDL 又可分为 HDL_2 和 HDL_3 等亚型。

上述血脂与 AS 的关系如下：

CM 因其代谢迅速，本身并无致 AS 作用，但 CM 残粒可能与 AS 有关。高 TG 血症目前也被认为是导致冠心病的一个独立危险因子，且与血中 TG 水平成正比，并不受血浆 HDL-C 水平的影响。冠状动脉造影研究观察到富含三酰甘油脂蛋白（TRLs）与冠状动脉狭窄程度呈显著正相关，TRLs 在冠状动脉粥样硬化病变进展中起重要作用，而且可能作用于动脉粥样硬化病变的早期。VLDL 的增加往往体现在血浆三酰甘油水平的升高，VLDL 水解产生的 VLDL 残粒被证实有较强的致 AS 作用。现已明确冠心病的发生与血总胆固醇（TC）、LDL-C 及 Lp（a）的升高有密切关系。而 LDL-C 是目前公认的首要致 AS 的脂蛋白。而 ox-LDL 的致 AS 作用相比 LDL-C 更强，所以防治 LDL-C 氧化已成为防治 AS 的重要内容。LDL-C 的亚型 sLDL 目前也被认为具有很强的 AS 作用，其机制可能与 sLDL 更易氧化和诱导内皮功能异常有关。对于"血管清道夫"HDL 的传统观点认为其有抗 AS 作用，即 HDL-C 水平与 AS 的发生率呈负相关。但最新研究表明，HDL-C 功能不全也可诱发 AS。载脂蛋白 A I 是 HDL-C 的主要载脂蛋白，所以 Apo A I 的水平也与冠心病的发生呈负相关。Lp（a）可能是促进 AS 的独立因素，其水平越高，形成 AS 的危险就越大。但 Lp（a）水平必须与 LDL 水平联合观察，才有更大的价值。

（二）吸烟

吸烟可增加 AS 的发病率和病死率（达 2～6 倍），且与每日吸烟支数成正比，如吸烟与高血压或高胆固醇血症同时存在，则冠心病的发病率可增加 16 倍。吸烟通过多种机制导致 AS。①激活交感系统；②促进高凝状态；③损伤内皮细胞；④促进斑块中组织因子的表达和活性增高，导致血栓形成；⑤轻度升高 LDL-C 等。吸烟是可消除因素，戒烟后冠心病的危险性迅速降低。

（三）高血压

高血压与冠心病和脑卒中的发病率直接相关。舒张压升高较正常者的冠心病事件的发生率高 6 倍，而单纯收缩压升高也同样可增加罹患冠心病的危险。收缩压和脉压的升高程度与动脉粥样硬化的程度呈正相关，是比舒张压升高更强的预测因子。

（四）糖尿病

糖尿病在我国的发病率呈逐年上升的趋势，目前糖尿病已被列为冠心病的等危症。糖尿病患者中动脉粥样硬化发生较早并更为常见，且病变较重。冠心病、脑血管疾病和周围血管疾病在成年糖尿病患者的死亡原因中占 75%～80%。高血糖状态可损伤内皮细胞功能，促进血小板聚集，诱发血管痉挛，并介导 CD36 mRNA 翻译效率升高，使巨噬细胞 CD36 受体表达增加，从而促进动脉粥样硬化的发生和发展。

（五）体力活动减少、肥胖

对不同职业的回顾性调查表明，久坐人员比积极活动者患冠心病的相对危险增加 1.9

倍。从事中等度体育活动的人群中冠心病的死亡率比活动少的人降低近 1/3。运动可增加迷走神经张力、改善脂质代谢、增加机体对胰岛素的敏感性、降低静态心率、减轻心脏负荷，起到稳定斑块、改善内皮功能的作用，从而减少 AS 的发生。

冠心病的发生也随 BMI 的增加而升高。而体内脂肪的分布与冠心病的发生也有密切关系。中心性肥胖是冠心病的一个危险因素，一般腰臀围之比男性 >1.0，女性 >0.85，即为中心性肥胖。

（六）遗传因素

AS 有家族聚集倾向，在控制其他危险因素后，家族史是一个独立的危险因素。阳性家族史伴随的危险性增加可能是由于基因对其他危险因素介导而起作用，如肥胖、高血压、血脂异常和糖尿病等。现今的许多动物试验陆续发现，许多基因编码与 AS 有关。

（七）年龄与性别

病理研究表明，AS 是从婴儿期开始的缓慢发展过程，随年龄增长其发病率增加，49 岁后进展较快，而冠心病的死亡率也随年龄的增长而增高，因此预防 AS 应从青少年做起。

AS 多见于男性，男性冠心病的病死率为女性的 2 倍，男性发病较女性提早 10 年，但绝经期后女性的发病率迅速增加。目前一些新的危险因素，如 C 反应蛋白、同型半胱氨酸和 Lp（a）似乎对女性更有意义。

（八）代谢综合征

据国际糖尿病联盟的定义，代谢综合征应首先具备中心性肥胖，以腰围为标准，中国男性 >90 cm，女性 >85 cm；同时具备下列 4 项中的 2 项者即可诊断。①血 TG≥1.7 mmol/L（150 mg/dL）；②血 HDL - C，男性 <1.04 mmol/L（40 mg/dL），女性 <1.30 mmol/L（50 mg/dL）；③血压≥130/85 mmHg；④空腹血糖≥5.6 mmol/L（100 mg/dL）或有糖尿病史。代谢综合征者患冠心病的风险是无代谢综合征者的 2 倍，其发生机制尚不明确，多数认为与胰岛素抵抗有关。胰岛素抵抗及其所产生的高胰岛素血症引起了多种代谢紊乱，如血脂异常增加了脂质在血管壁的沉积；交感系统兴奋性增加，可刺激血管壁生长并产生多种生长因子，致平滑肌细胞增殖；糖耐量异常、高血糖及纤溶系统功能异常引发高凝状态等；这些均促使了 AS 的形成。

（九）高同型半胱氨酸血症

同型半胱氨酸（Hcy）是甲硫氨酸代谢的中间产物，虽然近年来多数研究支持高 Hcy 是 AS 的一个独立危险因素，但其致 AS 的具体机制尚不完全清楚，而且也有学者认为，高 Hcy 只是患冠心病的一个重要变量或伴发因素，血浆 Hcy 水平与冠状动脉病变的严重程度之间不存在相关性。因此，高 Hcy 与 AS 的确切关系尚待进一步研究证实。

（十）凝血因子的变化

机体有凝血因子Ⅰ（纤维蛋白原）增高、凝血因子Ⅶ增高、纤溶活性降低和纤维蛋白溶酶原激活剂抑制物-1（PAI-1）增高时，患冠心病的危险性增加。而这些凝血因子的变化常伴随高血压、吸烟、肥胖和高龄等。

（十一）肾功能不全

肾功能不全通过多种途径促进动脉 AS 的发展，包括使高血压和胰岛素抵抗恶化，降低

Apo A I 水平，增高 Lp（a）、同型半胱氨酸、凝血因子 I 和 C 反应蛋白水平。

（十二）其他

其他的因素包括：①A 型性格；②微量元素，如铬、锰、锌、钒、硒等摄入不足，铅、镉、钴摄入过多；③食物中缺乏抗氧化剂，如维生素 A、维生素 E 缺乏等；④铁储存过多；⑤血管紧张素转换酶基因的多态性和过度表达；⑥促血栓状态，如凝血因子 I 增高、纤溶酶原激活物抑制剂浓度增高等。这些均与 AS 的发生与发展有一定关系。另外，在粥样硬化的病灶中发现了肺炎衣原体、巨细胞病毒和单纯疱疹病毒等，这提示感染对 AS 的进程也有一定的影响。反应蛋白可能通过多种机制对 AS 形成有直接作用。

二、动脉粥样硬化的发病机制

正常动脉壁由内膜、中膜和外膜 3 层组成。内膜为单层内皮细胞、内皮下疏松结缔组织基质和少量成纤维细胞、平滑肌细胞组成，具有抗凝血功能，并阻止循环中单核细胞和巨噬细胞进入血管壁，调节平滑肌细胞的功能等作用。中膜为平滑肌细胞层，具有收缩功能，能保持动脉壁、细胞外基质或纤维（包括弹力纤维、胶原蛋白和黏蛋白）的协调性，并提供血管结构的支撑作用。外膜则由松散的结缔组织构成，主要由成纤维细胞、胶原纤维、弹性纤维、肥大细胞和少量平滑肌细胞组成，并含有血管壁的滋养血管、淋巴管和神经。

尽管目前有关 AS 的发病机制学说数量众多，内容繁杂，但基本都是从脂质浸润学说、炎症学说和血栓形成学说等衍生发展而来的。近年来，有关 AS 发病机制的进展主要有免疫学说和干细胞学说等。

（一）脂质浸润学说

早在 1863 年德国病理学家 Virchow 就提出了 AS 的脂质浸润学说，认为 AS 病变主要是由血浆脂质水平增高所引起的。然而，直到 1913 年 Nikolai N. Anitchov 的经典实验才证实，胆固醇能单独导致血管壁的粥样病变，并阐述了循环中胆固醇水平与 AS 之间的重要关系，为脂质浸润学说奠定了坚实的科学基础。AS 的脂质浸润学说认为正常的动脉内皮能阻止脂蛋白颗粒进入动脉内膜屏障；血脂过高和内皮屏障功能障碍时，大量脂质尤其是胆固醇进入动脉壁并在局部沉积，沉积的胆固醇引发单核巨噬细胞和平滑肌细胞局部集结，滞留的细胞吞噬脂质后形成泡沫细胞；同时各种细胞间质合成增多，血管内膜增厚，导致 AS 病变形成。与 AS 发生过程相关的血浆脂质成分包括 LDL-C、Lp（a）、TG 和 HDL-C。

尽管 AS 的脂质浸润学说得到了很多研究结果的证实和多数学者的认可，但对于 AS 的发生，只重视血脂而忽略血管壁就不是完整的学说。

（二）炎症学说

AS 的炎症学说是最早形成的 AS 发病学理论。早在 1815 年 Hodgson 就发现 AS 病变部位有巨噬细胞存在，并提示 AS 是一种慢性炎症性疾病；1999 年，Ross 就炎症在 AS 中的作用做了综合论述。该学说将各种危险因素视为致炎刺激因子，这些危险因素长时间反复持续作用于血管壁，通过炎性介质的分泌，炎性细胞的活化，促使 AS 病变形成。

AS 全过程中不管局部还是全身都表现出炎症所有的基本特征，局部炎症细胞浸润，出现炎症介质的级联反应，病变存在变质、渗出和增殖基本变化。各种危险因素可损伤血管内皮，上调血管细胞黏附分子-1（VCAM-1）、细胞间黏附分子-1（ICAM-1）、巨噬细胞集落刺激因子（MCSF）和单核细胞趋化蛋白（MCP）的表达，增强对血液中的单核细胞趋化黏附作用，并使进入管壁的单核细胞转变为巨噬细胞。激活的单核巨噬细胞分泌大量炎性因子，如肿瘤坏死因子-α（TNF-α）、白细胞介素 IL-1、IL-6 等。各种细胞黏附分子还促使血小板、粒细胞等黏附于血管内皮，释放多种生物活性因子，触发启动炎症反应，促成 AS 病变的发生和发展。炎症除了促进 AS 病变的发生与发展之外，更受关注的是在粥样斑块破裂引发急性临床事件过程中，炎症细胞浸润和介质释放的关键作用。

（三）血栓形成学说

1841 年，澳大利亚病理学家 Carl Von Rokitansky 首先提出了 AS 的血栓形成学说，认为 AS 病变是血栓形成的结果。血栓形成学说认为 AS 斑块由动脉内附壁血栓嵌入血管壁后演变而成，并指出其演变过程大致如下：血管内血栓形成后堵塞管腔，若机体能存活则血栓可再通，形成新通道，部分循环恢复；新通道覆盖内膜形成新的管腔，被内膜覆盖的血栓成为血管壁的一部分；血栓机化后纤维组织形成，引起内膜增生；之后被包埋的血栓软化降解，释放脂质，形成粥样斑块。附壁血栓可以多处反复发生，以致斑块病变呈散在灶性分布。血栓形成学说的提出，拓宽了 AS 发病机制的研究领域，注重研究循环血液中引起纤维蛋白沉积的其他各种因素的作用，确立了血小板在 AS 发生与发展过程中的重要地位。

（四）损伤反应假说

1976 年，Ross 提出 AS 的损伤反应学说，认为各种危险因素造成的动脉内膜损伤是 AS 病变发生的始动环节。正常动脉壁的内膜由单层内皮细胞组成，具有多种重要功能。损伤反应学说认为，在多种病理因素的反复刺激之下，内皮细胞遭受严重损伤，破坏内膜的平滑性和完整性，出现通透性和分泌功能障碍，促进血液中的脂质进入动脉壁。进入动脉壁的脂质沉积于内膜，趋化血液中单核细胞进入内膜，并引发中膜平滑肌细胞向内膜迁徙并大量增生。与此同时，内皮损伤处引发大量血小板迅速黏附、聚集，并被暴露的胶原等激活，释放出多种血管活性物质和生长因子。增殖的平滑肌细胞表型改变，可迅速合成和分泌大量胶原等细胞外基质，最终促使 AS 斑块形成。

（五）单克隆学说

1973 年，EP Benditt 和 JM Benditt 提出了 AS 的单克隆学说。该学说认为 AS 的每个斑块是由一个突变的平滑肌细胞分裂增殖演变而成，而诱发平滑肌细胞突变的因素可以来自病毒或者其他致突化学物质。然而，此学说提出的观点在当时和现在都没有得到大多数学者的普遍认同，但是它首次将肿瘤细胞生物学引入 AS 的研究领域，具有重要的开拓性意义，所得的相关资料促进了人们对 AS 病变性质的认识，所提出的问题如斑块中平滑肌细胞的来源与血管壁或循环中的祖细胞的关系等可启发相关领域研究的新方向。

（六）氧化学说

1983 年，Steinberg 提出 AS 的氧化学说，其实际上是上述脂质浸润学说的完善，其认为氧化应激产生活性氧和 ox-LDL 是 AS 病变发生的关键中心环节。氧化应激主要通过损伤血管内皮功能和诱发泡沫细胞形成两个方面促使 AS 病变形成。活性氧及其相关氧化产物是内皮损伤、诱导内皮细胞上调和释放各种促炎症细胞因子的主要原因，活性氧是引发 AS 炎症反应的始动因素。流行病学研究虽早已确定 LDL-C 是 AS 的一个重要危险因素，但许多研究证实，在人体内主要是 ox-LDL 被单核巨噬细胞清道大受体识别和介导吞噬脂质形成泡沫细胞，促使 AS 其他病变的发生。

（七）免疫学说

尽管免疫机制在 AS 病变发生与发展过程中的重要位置早就受到关注，但直到 1999 年美国免疫学家 Janeway 提出天然免疫模式识别理论之后，才逐渐形成动脉粥样硬化的免疫学说。实际上 AS 的免疫学说是炎症学说的补充和完善，将 AS 过程中脂质代谢紊乱与炎症反应联系起来，近年来颇受研究者的关注。

AS 的免疫学说强调免疫反应在 AS 病变形成过程中贯穿始终，由各种抗原和免疫细胞启动血管壁的免疫反应，最终诱发 AS 病变的形成。AS 开始于动脉内膜脂质聚积和修饰产物的天然免疫反应，AS 病变的发生是因脂质代谢障碍产生的氧化修饰产物 ox-LDL 作为病原相关分子模式作用于血管壁而启动天然免疫反应，天然免疫被激活后通过抗原递呈细胞激活获得性免疫，最终引发血管炎性损伤，导致 AS 病变形成。参与这个过程的天然免疫效应细胞包括单核/巨噬细胞、NK 细胞、树突状细胞、肥大细胞、B_1 细胞等，还包括天然免疫效应分子炎症介质、补体等。

免疫学说确定 AS 的免疫学性质，尤其探索天然免疫在 AS 发生早期的作用，为 AS 的防治提供了新思路。从引发天然免疫反应的病原相关分子模式考虑，抗氧化防治（如普罗布考）不仅可阻断泡沫细胞形成，更重要的是减少 ox-LDL 形成，抑制血管的免疫性炎症损伤；可用 ox-LDL、Apo B100 抗原肽免疫接种以刺激机体产生保护性免疫应答；通过黏膜接种 HSP60 抗原诱导免疫耐受等。

近年来，AS 免疫机制的研究有较大的进展，但仍不成熟，一些重要的观点尚未获得共识。故而加强 AS 免疫机制的研究，尤其是探索天然免疫在 AS 发生早期的作用，仍是一个不可懈怠的研究领域。

（八）干细胞学说

近年来出现的动脉粥样硬化干细胞学说对 AS 的性质和发病机制提出了新的观点。实际上 AS 的干细胞学说是损伤反应学说的扩展，虽然两者都认为内皮细胞损伤在 AS 病变发生过程中具有决定性作用，但因对血管内皮损伤修复过程和细胞来源存有异议，所以对 AS 的性质和发病机制有不同的观点。损伤反应学说认为内皮细胞损伤是由邻近成熟内皮细胞分裂增生以修复 AS，在各种危险因素持久作用下动脉壁本身无法修复其损伤而发生的；干细胞学说则认为，内皮细胞损伤的修复主要由血液和血管壁的干细胞所完成，因此 AS 病变是各种危险因素引发血管干细胞存活、生长和分化紊乱以致内皮细胞损伤无法修复而形成。大量研究资料表明，动脉粥样硬化的发生与内皮祖细胞（EPC）存活、生长和分化紊乱相关。在 AS 危险因素作用下血管内皮细胞受损程度与 EPC 正常修复能力之间的平衡遭受破坏，以致受损内皮得不到充分修复。

动脉粥样硬化干细胞学说的另一重要观点是有关 AS 内膜病变中平滑肌细胞（SMC）来源的论述。损伤反应学说认为内膜病灶中的 SMC 是由中膜 SMC 表型改变迁徙而致，而新近资料显示新生内膜中的 SMC 可能存在其他来自循环或组织的平滑肌祖细胞（SPC）。SPC 既可从循环血黏附到受损处进入内膜，也可从外膜和中膜迁移入内膜。迁移入内膜后 SPC 与内膜中的平滑肌细胞发生融合，并在损伤处分化为新生平滑肌细胞，吞噬 ox-LDL 形成泡沫细胞，参与 AS 斑块的发生过程。

动脉粥样硬化干细胞学说的主要观点的指向可能导致 AS 病变防治的新思路，出现新的诊断手段和防治策略。比如，恢复骨髓产生 EPC 的能力或补充外源性 EPC 以修复血管；补充高增殖活性的 EPC 促进旁路血管新生以代偿缺血部位的血液供应；开发动员骨髓干细胞修复损伤内皮细胞和定向分化 EPC 的药物等。然而，干细胞学说不仅在理论上还很不完善，临床实际应用也遇到更多技术困难，因此动脉粥样硬化干细胞学说尚未受到普遍认同。

（何光桥）

第二节　临床表现与诊断

一、临床表现

本病发展过程可分为四期。

（一）无症状期或隐匿期

其过程长短不一，包括从较早的病理变化开始直到 AS 形成，但尚无器官或组织受累的临床表现。

（二）缺血期

症状由于血管狭窄、器官缺血而产生。

当有脑动脉缺血时，患者可有记忆力减退、头晕、头痛，甚至短暂意识障碍等，长期的脑动脉供血不足还可产生脑萎缩，引起痴呆和性格改变。病变累及冠状动脉可引起稳定型或不稳定型心绞痛、急性心肌梗死、心肌纤维化，以及慢性缺血性心肌病、心力衰竭等。肾动脉狭窄可导致顽固性高血压、蛋白尿、肾功能受损等。肠系膜动脉狭窄可引起消化不良、腹痛、腹胀等。四肢动脉也可受累，尤以下肢较多见，出现下肢发凉、麻木、间歇性跛行（行走时腓肠肌麻木、疼痛甚至痉挛，休息后消失，再行走又会出现上述症状），足背动脉搏动减弱或消失。

（三）坏死期

血管内血栓形成或管腔闭塞产生器官组织坏死的症状。

脑动脉闭塞可引起脑梗死，出现头晕、头痛、恶心、呕吐，严重者出现意识丧失、肢体瘫痪、偏盲或失语等症状。冠状动脉闭塞引起心肌梗死。肾动脉闭塞可引起肾区疼痛、少尿和发热等。肠系膜动脉闭塞表现为剧烈腹痛、腹胀、发热，若肠壁坏死时，可表现为便血、麻痹性肠梗阻和休克等。下肢动脉闭塞可表现为肢体的坏疽。

（四）纤维化期

长期缺血，器官组织硬化（纤维化）和萎缩而引起症状。

长期缺血可导致靶器官组织纤维化及萎缩。脑萎缩可引起性格异常、行为改变、智力及记忆力减退，出现痴呆的临床表现。心脏的长期缺血可导致心脏扩大、心功能不全及各种心律失常等，形成缺血性心肌病。而肾萎缩可引起慢性肾功能不全，最后导致肾衰竭。

不少患者不经过坏死期而进入纤维化期，而在纤维化期患者也可重新发生缺血期的表现。

AS 早期一般无特异性体征，由于脂质在真皮内沉积，部分患者可见黄色瘤，尤其在眼睑处，也可出现在肌腱、手掌、四肢关节及臀部等处，少数高三酰甘油血症患者的口腔黏膜也可受累。主动脉粥样硬化在叩诊时可发现胸骨柄后主动脉浊音区增宽，主动脉瓣区第二心音亢进而带金属音，可闻及收缩期杂音，并伴有收缩压升高，脉压增宽。桡动脉触诊可类似促脉。

AS 患者还可形成主动脉瘤，以腹主动脉最多见，其次是主动脉弓和降主动脉。腹主动脉瘤多在体检时发现，或因在腹部触及搏动性肿块而发现，在腹壁相应位置可听到血管杂音，股动脉搏动可减弱。胸主动脉瘤可引起胸痛、气急、吞咽困难、咯血，若喉返神经受压可引起声音嘶哑，以及气管移位或阻塞、上腔静脉或肺动脉受压等临床表现。

按受累动脉部位的不同，本病有下列类别：①主动脉及其主要分支粥样硬化；②冠状动脉粥样硬化；③脑动脉粥样硬化；④肾动脉粥样硬化；⑤肠系膜动脉粥样硬化；⑥四肢动脉粥样硬化等。

二、辅助检查

本病尚缺乏敏感而又特异性的早期实验室和辅助检查方法。患者多有脂代谢异常，主要表现为血 TC、LDL-C、TG、Apo B 和 Lp（a）增高，HDL-C 和 Apo A 降低。X 线检查主动脉粥样硬化时表现为主动脉结向左上方凸出，主动脉扩张与扭曲，有时可见片状或弧状的斑块内钙质沉着影；形成主动脉瘤时可见相应部位增大。选择性或电子计算机数字减影动脉造影可显示冠状动脉、脑动脉、肾动脉、肠系膜动脉和四肢动脉粥样硬化所造成的管腔狭窄或动脉瘤病变，以及病变的所在部位、范围和程度，有助于确定外科治疗的适应证和选择施行手术的方式。多普勒超声检查，有助于判断四肢动脉和肾动脉粥样硬化的斑块和血流情况。肢体电阻抗图、脑阻抗图及脑电图、脑 X 线、计算机化 X 线或磁共振断层显像有助于判断四肢、脑动脉的功能情况及脑组织的病变情况。放射性核素检查有助于了解心、脑、肾组织的血供情况，超声心动图检查、心电图检查及其负荷试验所示的特征性变化有助于诊断冠状动脉粥样硬化，包括多普勒测压、光电容积描记法和空气容积描记法的多功能周围血管检查仪，在诊断周围血管闭塞方面与血管造影有很好的相关性。

有多种通过导管进行的影像学技术可用于识别容易破裂的易损斑块，包括血管内超声显像（IVUS，可从管腔内显示血管的横截面，直接观察 AS 病变情况）、血管镜（特别是识别血栓形成）、斑块温度图（监测活动性炎性斑块内增高的温度）、光学相干断层成像（使用红外线激光进行成像）和弹性图（识别软的富含脂质的斑块）。免疫闪烁造影法使用能定位于易损斑块的放射性示踪剂，是可供选择的非侵入性方法。CRP 浓度 > 30 g/L（3 mg/dL）预示极可能发生心血管事件。脂蛋白相关的磷脂酶 A_2 水平增高在正常或低 LDL 水平的患者中似乎能预测心血管事件的发生。

三、诊断与鉴别诊断

在本病发展到一定程度时，尤其是有明显的组织器官病变时，诊断并不困难，但早期诊断并不容易。血脂异常者检查发现有血管狭窄性病变，应首先考虑本病的诊断。

主动脉粥样硬化引起的主动脉变化和主动脉瘤，需与梅毒性主动脉炎和主动脉瘤以及纵隔肿瘤相鉴别。冠状动脉粥样硬化引起的心绞痛和心肌梗死，需与其他冠状动脉病变（如冠状动脉炎、冠状动脉先天畸形、冠状动脉栓塞）所引起者相鉴别。心肌纤维化应与其他心脏疾病尤其是扩张型心肌病相鉴别，脑动脉硬化所引起的脑血管意外应与其他原因所引起的脑血管意外相鉴别。肾动脉硬化引起的高血压应与其他原因引起的高血压相鉴别。肾动脉血栓形成应与肾结石相鉴别。四肢动脉粥样硬化所产生的症状应与其他病因的动脉病变所引起的症状相鉴别。

（王　宇）

第三节　治疗

AS 重在预防。首先应积极预防 AS 的发生（一级预防）。如已发生，应积极治疗，防止病变发展并争取其逆转（二级预防）。已发生并发症者，应及时治疗，防止其恶化，延长患者的寿命（三级预防）。

一、一般防治措施

1. 发挥患者的主观能动性配合治疗

已有客观证据表明，本病经防治病情可以控制，病变可能部分消退，病变本身又可以促使动脉侧支循环的形成，使病情得到改善。因此，说服患者耐心接受长期的防治措施至关重要。

2. 合理膳食

（1）膳食成分：应减少饱和脂肪酸和胆固醇摄入，增加不饱和脂肪酸（如以脱脂奶代替全脂奶等），使饱和脂肪酸供热量不超过总热量的 10%，单不饱和脂肪酸占总热量的 10% ~ 15%，多不饱和脂肪酸占总热量的 7% ~ 10%；膳食中胆固醇含量不宜超过 200 mg/d。保证每日摄入的新鲜水果及蔬菜达 400 g 以上，并注意增加深色或绿色蔬菜的比例；膳食成分中应含有足够的维生素、矿物质、微量元素、植物固醇（2 g/d）和可溶性纤维（10 ~ 25 g/d），但应适当减少食盐摄入。

（2）膳食总热量：勿过高，以维持正常体重为度。正常体重的简单计算法为：身高（cm）－110 = 体重（kg），或 BMI = 体重（kg）／［身高（m）］^{2}，国人 BMI ≥ 24 kg/m^2 为超重，BMI ≥ 28 kg/m^2 为肥胖。

3. 适当体力劳动和体育活动

参加一定的体力劳动和体育活动，对预防肥胖、锻炼循环系统的功能和调整血脂代谢均有裨益，是预防本病的一项积极措施。体力活动应根据原来身体情况、原来体力活动习惯和心脏功能状态来规定，以不过多增加心脏负担和不引起不适感觉为原则。体育活动可循序渐进，不宜勉强做剧烈活动，提倡有氧运动，如快走、慢跑、骑自行车或游泳等（每日半小时至 1 小时）。

4. 合理安排工作和生活

生活要有规律，保持乐观、愉快的情绪，避免过度劳累和情绪激动，注意劳逸结合，保证充足睡眠。

5. 戒烟、少量饮酒

适量饮用酒精（红葡萄酒）可升高 HDL，可能有抗血栓形成、抗氧化和抗感染作用。但长期大量饮酒可引起肝硬化、胃癌、酒精性心肌病等疾病，还会造成意外事故及其他精神社会问题，因此不宜提倡。

　　6. 积极治疗与本病有关的疾病

如高血压、血脂异常、痛风、糖尿病、肝病、肾病综合征和有关的内分泌系统疾病等。

二、调脂治疗

（一）血脂异常治疗的原则

　　血脂异常治疗最主要的目的是防治动脉粥样硬化性疾病，所以应根据是否已有动脉粥样硬化疾病以及有无心血管危险因素，结合血脂水平进行全面评价，以决定治疗措施及血脂的目标水平。

　　不同的危险人群，开始药物治疗的 LDL-C 水平以及需达到的 LDL-C 目标值有很大的不同，结合我国人群的循证医学的证据制定了以下数值（表6-1）。

表6-1　血脂异常开始药物治疗的 LDL-C 值及其目标值

危险等级	开始药物治疗 LDL－C 值［mmol/L（mg/L）］	LDL－C 目标值［mmol/L（mg/L）］
低危（10 年危险性 <5%＊）	≥4.92（190）	<4.14（160）
中危（10 年危险性 5% ~10%＊＊）	≥4.14（160）	<3.37（130）
高危（冠心病或冠心病等危症，或 10 年危险性 10% ~15%＊＊＊）	≥2.59（100）	<2.59（100）
极高危（急性冠状动脉综合征或缺血性心血管病合并糖尿病）	≥2.07（80）	<2.07（80）

　　注：＊，无高血压且其他危险因素 <3；或虽有高血压或其他危险因素 ≥3，但 LDL-C 值 <4.14 mmol/L；

　　＊＊，有高血压或其他危险因素 ≥3，且 LDL-C 值 ≥4.14 mmol/L；或高血压 + ≥1 个其他危险因素，但 LDL-C 值 <4.14 mmol/L；

　　＊＊＊，高血压 + ≥1 个其他危险因素 + LDL-C 值 ≥4.14 mmol/L。

　　其他危险因素包括：年龄（男性 ≥45 岁，女性 ≥55 岁）、吸烟、低 HDL-C 值（<1.04 mmol/L）、肥胖和早发缺血性心血管病家族史（一级男性亲属发病时 <55 岁，一级女性亲属发病时 <65 岁），HDL-C 值 ≥1.55 mmol/L 时可抵消 1 个"其他危险因素"。

　　血清 TG 的理想水平是 1.70 mmol/L（150 mg/dL），HDL-C 值 ≥1.04 mmol/L（40 mg/dL）。对于特殊的血脂异常类型，如轻、中度 TG 升高［2.26 ~5.63 mmol/L（200 ~500 mg/dL）］，LDL-C 达标仍为主要目标，非 HDL-C 达标为次要目标，即非 HDL-C = TC-HDL-C，其目标值为 LDL-C 目标值 +0.78 mmol/L（30 mg/dL）；而重度高三酰甘油血症［≥5.65 mmol/L（500 mg/dL）］，为防止急性胰腺炎的发生，首先应积极降低 TG。而依据最新的欧洲血脂异常管理指南，HDL-C 不再作为干预靶点。

（二）调脂药物的分类

　　临床上供选用的调脂药物可分为他汀类、贝特类、烟酸类、胆固醇吸收抑制剂、树脂类和其他（如普罗布考、鱼油制剂和多甘烷醇）。

1. 他汀类

也称 3-羟基-3-甲基戊二酰辅酶 A（HMG-CoA）还原酶抑制剂，可以竞争性抑制细胞内胆固醇合成早期过程中限速酶的活性，继而上调细胞表面 LDL 受体，加速血浆 LDL 的分解代谢，此外还可抑制 VLDL 的合成。因此，他汀类药物能显著降低 TC、LDL-C 和 Apo B，也降低 TG 水平和轻度升高 HDL-C。此外，他汀类还可能具有独立于调脂之外的多种有益作用，称为多效性。主要包括改善血管内皮功能、抑制炎症反应、抑制平滑肌细胞的增生和促进凋亡、抑制血栓形成和稳定斑块等。在现有的调脂药物中，他汀类药物对于冠心病一级预防和二级预防具有最充分的循证医学获益证据，被证实可显著降低患者的心血管事件、心血管死亡率和总死亡率。因此，当前主要的临床指南均推荐他汀类药物作为血脂异常患者的首选调脂药物。

国内已上市的他汀类药物有：洛伐他汀、辛伐他汀、普伐他汀、氟伐他汀、阿托伐他汀、瑞舒伐他汀和匹他伐他汀。他汀类药物使 LDL-C 降低 18%～55%，HDL-C 升高 5%～15%，TG 降低 7%～30%。他汀类药物降低 TC 和 LDL-C 的作用虽与药物剂量有相关性，但不呈直线相关关系。当他汀类药物的剂量增大 1 倍时，其降低血脂 TC 及 LDL-C 约 6%，不良反应如肝病和肌病却成倍增加，故有他汀作用六原则之说。

大多数人对他汀类药物的耐受性良好，不良反应通常较轻且短暂，包括头痛、失眠、抑郁，以及消化不良、腹泻、腹痛、恶心等消化道症状。有 0.5%～2.0% 的病例发生肝氨基转移酶升高，如丙氨酸氨基转移酶（ALT）和天冬氨酸氨基转移酶（AST），且呈剂量依赖性。由他汀类药物引起并进展成肝功能衰竭的情况罕见。胆汁淤积和活动性肝病被列为使用他汀类药物的禁忌证。他汀类药物可引起肌病，包括肌痛、肌炎和横纹肌溶解。肌痛表现为肌肉疼痛或无力，不伴肌酸激酶（CK）升高。肌炎有肌肉症状并伴 CK 升高。横纹肌溶解是指有肌肉症状，伴 CK 显著升高超过正常上限的 10 倍（即 $10 \times ULN$）和肌酐升高，常有褐色尿和肌红蛋白尿，严重者可以引起死亡。肌炎最常发生于合并多种疾病和（或）使用多种药物治疗的患者。多数他汀类药物由肝脏细胞色素 P450 进行代谢，因此同其他与 CYP 药物代谢系统有关的药物同用时会发生不利的药物相互作用。同时他汀类药物忌用于孕妇。

为了预防他汀类药物相关性肌病的发生，应十分注意可增加其发生危险的情况，如高龄（尤其 >80 岁）患者（女性多见）、体形瘦小、虚弱、多系统疾病（如慢性肾功能不全，尤其是由糖尿病引起的慢性肾功能不全）、合用多种药物、剂量过大、围手术期和合用下列特殊的药物或饮食，如贝特类（尤其是吉非贝齐）、烟酸（罕见）、环孢霉素、吡咯抗真菌药、红霉素、克拉霉素、HIV 蛋白酶抑制剂、奈法唑酮（抗抑郁药）、维拉帕米、胺碘酮和大量西柚汁及酗酒（肌病的非独立易患因素）。

在启用他汀类药物时，要检测 ALT、AST 和 CK，治疗期间定期监测复查。轻度的氨基转移酶升高（$<3 \times ULN$）并不作为治疗的禁忌证。无症状的轻度 CK 升高常见。

2. 贝特类

也称苯氧芳酸类药物，此类药物可激活过氧化物酶增生体活化受体 α（PPARα），通过基因调控，增加血中脂蛋白脂酶（LPL）、Apo A I、Apo A II 的浓度和活性，抑制 Apo C III 基因的表达，有利于去除血液循环中富含 TG 的脂蛋白，降低血浆 TG 和提高 HDL-C 水平，促进胆固醇的逆向转运，并使 LDL 亚型由小而密颗粒向大而疏松颗粒转变。贝特类药物可平均降低 TG 20%～50%，降低 TC 6%～15%，降低 LDL-C 5%～20%，升高 HDL-C

15%～25%；它还具有抗感染、降低纤维蛋白原、改善内皮功能及改善胰岛素敏感性等调脂以外的抗 AS 作用。其适应证为高 TG 血症或以 TG 升高为主的混合型高脂血症和低高密度脂蛋白血症。虽然一些临床研究或亚组分析表明，贝特类药物单用或与他汀类药物合用可有效改善血脂谱，尤其是导致动脉粥样硬化性的血脂异常，延缓 AS 病变的进展，降低心血管事件。但是，还没有随机对照临床研究证实贝特类药物单用或与他汀类能降低总死亡率。

临床上可供选择的贝特类药物有：非诺贝特片剂 0.1 g，每日 3 次；微粒化片剂 0.16 g，每日 1 次；苯扎贝特 0.2 g，每日 3 次；吉非贝齐 0.6 g，每日 2 次。

此类药物的常见不良反应为胃肠道不适（消化不良、恶心、呕吐、便秘和腹泻）、皮疹、胆囊炎和胆石症等，也可引起肝脏血清酶升高。贝特类药物还可引起可逆性的血清肌酐升高。最严重的不良反应是肌病，尤其是与他汀类药物联合应用时风险增大。吉非贝齐虽有明显的调脂疗效，但安全性不如其他贝特类药物。由于贝特类单用或与他汀类合用时也可发生肌病，应用贝特类药时也须监测肝酶与肌酶。绝对禁忌证为严重肾病和严重肝病。

3. 烟酸及其衍生物

烟酸属 B 族维生素，当用量超过作为维生素作用的剂量时，可有明显的调脂作用。此类药物通过抑制脂肪组织内的二酰甘油酶活性，而抑制脂肪组织的动员，减少脂肪组织中 TG 库游离脂肪酸的动员，降低血浆中的游离脂肪酸含量，从而减少肝 TG 合成和 VLDL 的分泌。增强 LPL 的活性，促进血浆 TG 的水解，降低 VLDL 浓度，进而减少 VLDL 向 LDL 转化。减少 Apo B 的合成，促进 VLDL 的分解代谢，从而降低 VLDL 和 TG 的水平。烟酸能通过阻断肝脏摄取 Apo A I 和增加 Apo A I、Apo A II 的合成，升高 HDL-C 的水平，是现有调脂药物中升高 HDL-C 作用最强的。烟酸也是目前唯一观察到的能降低 Lp（a）的调脂药物，但作用机制不明，可能与烟酸能减少 Lp（a）的合成有关。因此，烟酸具有较全面的调脂作用，可使 TC 降低 5%～20%、LDL-C 降低 5%～25%、TG 降低 20%～50%、HDL-C 升高 15%～35% 和 Lp（a）降低 20%～30%。其适用于高 TG 血症、低高密度脂蛋白血症或以 TG 升高为主的混合型高脂血症。

烟酸有速释剂和缓释剂两种剂型。速释剂的不良反应明显，一般难以耐受，现多已不用。缓释型烟酸片的不良反应明显减轻，较易耐受。烟酸缓释片的常用量为 1～2 g，每日 1 次。一般临床上建议，开始用量为 0.375～0.5 g，睡前服用；4 周后增量至 1 g/d，逐渐增量至最大剂量 2 g/d。阿昔莫司的常用量为 0.25 g，每日 3 次，是一种新合成的烟酸衍生物，与烟酸相比，阿昔莫司具有半衰期长、抗脂肪分解作用持续时间较长及效能较强、能改善糖代谢、不引起尿酸代谢变化、较少引起肝功能异常等作用的特点。

烟酸的常见不良反应有皮肤瘙痒、颜面潮红、皮疹、胃肠道不适、糖耐量异常（胰岛素抵抗）、诱发痛风和肝脏毒性等。这类药物的绝对禁忌证为慢性肝病和严重痛风，相对禁忌证为消化性溃疡、肝毒性和高尿酸血症。

4. 胆固醇吸收抑制剂

依折麦布是目前已经上市的唯一一种胆固醇吸收抑制剂。胆固醇吸收抑制剂可选择性抑制位于小肠黏膜刷状缘的一种特殊转运蛋白 NPCIL1 的活性，从而减少肠道内胆固醇的吸收，降低血浆胆固醇水平以及肝脏胆固醇储备，进而促进肝脏 LDL 受体的合成，加速 LDL 的代谢，可进一步增加血液中胆固醇的清除。依折麦布不影响小肠对 TG、脂肪酸、胆汁酸、孕酮及脂溶性维生素等的吸收。此药几乎不经细胞色素 P450 代谢，很少与其他药物相互影响。

依折麦布的常用剂量为 10 mg/d，可使 LDL-C 降低约 18%，与他汀类合用对 LDL-C、HDL-C 和 TG 的作用进一步增强，未见有临床意义的药物间药代动力学的相互作用，安全性和耐受性良好。最常见的不良反应为头痛和恶心，CK 和 ALT、AST 和 CK 升高超过 $3 \times$ ULN 的情况仅见于极少数患者。考来烯胺可使此药的曲线下面积增大 55%，故两者不宜同时服用，必须合用时注意要在服考来烯胺前 2 小时或 4 小时后服此药。环孢素可增高此药的血药浓度。

5. 胆酸螯合剂

又称碱性阴离子交换树脂。其在肠道内能与胆酸呈不可逆结合，从而阻碍胆酸的肠肝循环，促进胆酸随粪便排出体外，阻断胆汁酸中胆固醇的重吸收，通过反馈机制刺激肝细胞膜表面的 LDL 受体，加速血液中 LDL 清除，结果使血清 LDL-C 水平降低。胆酸螯合剂可使 TC 降低 15% ~ 20%、LDL-C 降低 15% ~ 30%、HDL-C 升高 3% ~ 5%；对 TG 无降低作用甚或稍有升高。研究显示，胆酸螯合剂还具有调脂以外的多效性作用，如降低 C 反应蛋白的抗感染作用、改善 2 型糖尿病患者血糖控制水平的降糖作用。

常用的胆酸螯合剂有考来烯胺（每日 4 ~ 16 g，分 3 次服用）和考来替泊（每日 5 ~ 20 g，分 3 次服用）。胆酸螯合剂的常见不良反应有腹胀、便秘等胃肠道不适，并会影响某些药物的吸收，干扰叶酸和脂溶性维生素的吸收。鉴于其不良反应较多，现已很少单独应用，但可与其他调脂药合用。此类药物的绝对禁忌证为异常 β 脂蛋白血症和 TG > 4.52 mmol/L（400 mg/dL）；相对禁忌证为 TG > 2.26 mmol/L（200 mg/dL）。

6. 其他调脂药物

（1）抗氧化剂：普鲁布考是一种轻度降脂药。它通过掺入脂蛋白颗粒影响脂蛋白代谢，而产生调脂作用。可使血浆 TC 降低 20% ~ 25%、LDL-C 降低 5% ~ 15%，而 HDL-C 也明显降低（可达 25%），但该药虽使 HDL-C 降低，但可使黄色瘤减轻或消退，动脉粥样硬化病变减轻，其确切作用机制未明。主要适应于高胆固醇血症尤其是纯合子型家族性高胆固醇血症。普罗布考尚具有强烈的抗氧化作用，常用剂量为 0.5 g，每日 2 次。常见的不良反应包括恶心、腹泻、消化不良等；也可引起嗜酸细胞增多，血浆尿酸浓度增高；最严重的不良反应是引起 Q-T 间期延长，但极为少见，因此有室性心律失常或 Q-T 间期延长者禁用。

（2）多甘烷醇：是一种新型调脂药物，是从古巴西部甘蔗蜡中提取的含 8 种脂肪醇的混合物。它通过激活腺苷激酶途径，抑制胆固醇合成中的关键酶 HMG-CoA 还原酶的活性，或增加其降解，从而抑制胆固醇的合成；通过增加 LDL 受体数量，增大 LDL-C 的血液清除率，促进血清中 LDL-C 的降低。多甘烷醇的常用剂量为 5 ~ 20 mg/d，能显著降低 TC 13% ~ 23%、LDL-C 19% ~ 30%，升高 HDL-C 8% ~ 29% 及轻度降低 TG，疗效呈非线性依赖性。常见不良反应有头痛、嗜睡、恶心、腹痛和蛋白尿。本药适用于高胆固醇血症或低 HDL-C 血症伴他汀类不耐受或肝功能受损或老年患者。本药禁用于孕妇，也不推荐用于儿童。

（3）鱼油制剂：主要有效成分为 ω-3 脂肪酸，主要包括二十碳戊烯酸（EPA）和二十二碳己烯酸（DHA），ω-3 脂肪酸制剂（多烯酸乙酯）中的 EPA + DHA 含量应 > 85%，否则达不到临床调脂效果。ω-3 脂肪酸通过诱导 Apo B 降解，减少 Apo B 从肝细胞的分泌，抑制肝脏 VLDL 和 TG 的合成，降低 VLDL 的形成，加速 VLDL 代谢并形成 LDL 颗粒。ω-3 脂肪酸可降低 TG，轻度升高 HDL-C，对 TC 和 LDL-C 无影响；当用量为 2 ~ 4 g/d 时，可使 TG 下降 25% ~ 30%。本药主要用于高 TG 血症，也可与他汀类药物合用治疗混合型高脂血症。ω-3 脂肪酸制剂还具有多效性，能够抑制血小板聚集和炎症反应、抗氧化、改善血管内皮功能和顺应性、改善心功能和降低血压。ω-3 脂肪酸制剂的常用剂量为 0.5 ~ 1.0 g，每日 3 次。该类制剂的不良反应少，有 2% ~ 3% 的患者服药后出现消化道症状，如恶心、消化不良、腹胀、便秘；少数病例出现氨基转移酶或 CK 轻度升高，偶见出血倾向。

（4）中草药：我国的传统医学中含有大量的调节血脂的药物，如泽泻、首乌、大麦须根、茶树根、水飞蓟、山楂、桑寄生、虎杖、参三七、葛根、黄精、决明子、灵芝、玉竹、蒲黄、大蒜、冬虫夏草、绞股蓝等。

（三）调脂药物的联合应用

尽管目前他汀类药物是血脂异常患者的首选调脂药物。但是，越来越多的证据显示，即使应用大剂量的他汀类药物治疗，也不能规避所有的心血管风险，仍有不少患者发生心血管事件和死亡，即所谓的剩留心血管风险。目前认为剩留心血管风险可能与 HDL-C 降低、TG 显著升高等复杂血脂异常有关，而非他汀类调脂药物针对此类血脂谱异常具有很好疗效，对减少剩留心血管风险可能具有重要意义。因此，为最大限度地降低心血管风险，不同类别调脂药物的联合应用是有必要的。由于他汀类药物作用肯定、不良反应少、可降低患者总死亡率以及具有降脂以外的多效性，因此，联合使用调脂药物的原则多是在他汀类药物的基础上加用另一种调脂药物。

1. 调脂药物联合应用方案

（1）他汀类与贝特类药物联合应用：此种联合治疗适用于混合型患者，目的是使 TC、LDL-C 和 TG 水平明显降低，HDL-C 水平明显升高，适用于可能导致动脉粥样硬化血脂异常的治疗，尤其是在糖尿病和代谢综合征时伴有的血脂异常。由于他汀类和贝特类药物均有潜在损伤肝功能的可能，并有发生肌炎和肌病的危险，应高度重视他汀类和贝特类药物联合用药的安全性。最引人关注的不良反应是肌病。在中等剂量他汀类与贝特类药物合用时，肌病的发生率较低。他汀类药物与吉非贝齐合用较与非诺贝特合用更易发生肌病，可能是由于吉非贝齐与他汀类药物的药动学相互影响较为显著，前者可干扰细胞色素 P450（CYP450 3A4）通路，抑制他汀类药物的葡萄糖醛酸化，从而使他汀类药物的血药浓度增加。

（2）他汀类与依折麦布联合应用：可协同作用于胆固醇的生成和吸收环节，较单独增加他汀类药物的剂量可更好地改善血脂紊乱，提高降脂治疗的达标率。目前的研究结果均已证实，依折麦布与他汀类药物联用，降低 LDL-C 的疗效优于他汀类剂量翻倍（可使 LDL-C 进一步降低 18% ~ 24%），还可以使 TG 降低 8% ~ 11%、HDL-C 升高 1% ~ 5%，并显著改善患者的其他心血管参数，如 Apo B 和 C 反应蛋白。依折麦布不良反应小，联合使用他汀类药物和依折麦布治疗的患者耐受性好，不增加肝脏毒性、肌病和横纹肌溶解的发生。因此，依折麦布与低剂量他汀联合治疗使降脂疗效大大提高，达到高剂量他汀类药物的效果，但无大剂量他汀类药物发生不良反应的风险。因此，在大剂量使用他汀类药物仍不能达标时，加用依折麦布也不失为当前的最佳选择。

（3）他汀类与烟酸类药物联合应用：在常规他汀类药物治疗的基础上，加用小剂量烟酸是一种合理的联合治疗方法，烟酸类药可以协同他汀类药物进一步降低 LDL-C，而且在降低 TG、升高 HDL-C 方面又强于他汀类药物。研究发现烟酸与他汀类联合治疗还可进一步降低心血管死亡、非致死性心肌梗死和血管重建术的发生率。缓释型烟酸与洛伐他汀复方制剂的临床观察证实其疗效确切、安全，更利于血脂全面达标。目前的研究并未发现他汀类药物和烟酸缓释剂联用会增加肌病和肝脏毒性的发生。但由于烟酸增加他汀类药物的生物利用度，可能有增加肌病的危险，同样需要监测 ALT、AST 和 CK，指导患者注意肌病症状，一旦发现征兆，及时就诊。联合治疗较单用他汀类治疗有升高血糖的危险，应加强血糖监测。

（4）他汀类与胆酸螯合剂联合应用：两药合用有协同降低血清 LDL-C 水平的作用。研究还表明，两者联用可延缓动脉粥样硬化的发生和发展进程，可减少冠心病事件的发生。他汀类与胆酸螯合剂合用并不增加其各自的不良反应，且可因减少用药剂量而降低发生不良反应的风险。但由于胆酸螯合剂具体服用的一些不便，此种联合方案仅用于其他治疗无效或不能耐受者。

（5）他汀类与 ω-3 脂肪酸联合应用：也是临床治疗混合型血脂异常的安全、有效的选择组合。流行病学研究及临床研究均已显示 ω-3 多不饱和脂肪酸可降低 TG，并可减少 sLDL 颗粒及餐后血脂增高，他汀类药物与 ω-3 多不饱和脂肪酸联合应用并不会增加两药的不良反应。但需注意，服用较大剂量 ω-3 多不饱和脂肪酸有增加出血的危险，并且对于糖尿病和肥胖患者可因增加热量的摄入而不利于长期应用。

2. 调脂药物联合应用的策略

（1）TG 升高但 <4.5 mmol/L，同时伴 TC 或 LDL-C 增高，应首选他汀类药物，使LDL-C 水平达标。对于伴 LDL-C 水平显著增高的心血管疾病高危或极高危患者，单纯增加他汀类药物剂量可能难以达标，可联合应用标准剂量的他汀类药物与依折麦布、胆酸螯合剂或烟酸，以进一步改善 LDL-C 的达标率。

（2）TG 显著升高并 >5.65 mmol/L，有诱发急性胰腺炎的危险，且伴有 TC 或 LDL-C 轻中度增高，应首选贝特类药物或烟酸以降低 TG。对动脉粥样硬化性心血管疾病伴严重高三酰甘油血症患者，通常需要联合应用他汀类与贝特类药物或烟酸类药物。

（3）TC 或 LDL-C、TG 均有升高，可选他汀类或贝特类药物。但对冠心病或其他动脉粥样硬化性疾病患者，应首选他汀类药物。

（4）高 LDL-C 伴 HDL-C 显著降低患者，LDL-C 仍为达标的首要目标。在此基础上根据 HDL-C 水平，首先以生活方式改变为主，必要时特别是存在代谢综合征时，建议合用可升高 HDL-C 的贝特类或烟酸类药物。

3. 调脂药物联合应用的注意事项

联合用药须特别注意安全性，根据药物的药动学特点，选择较少发生药物间相互作用的药物，可从各自的较低剂量开始，严密观察不良反应。初始用药 4 周需复查血脂和安全性指标 ALT、AST 和 CK，以后仍需注意复查上述指标。若 ALT 或 AST 超过正常上限值 3 倍，应暂停用药。肌病是联合治疗的严重不良反应，如有肌痛、肌压痛、肌无力、乏力和发热等症状，血 CK 升高超过正常上限值 5 倍，应及时停药，停药后绝大多数肌病症状自行缓解消失。老年、肝肾功能不全或患有其他多系统慢性疾病患者，联合应用调脂药物导致肌病的危险性增加，需持谨慎态度。

由于联合应用他汀类与贝特类药物或烟酸可增加肌病的风险，治疗时还要特别注意：①可采取晨服贝特类药物、晚服他汀类药物的服药方法，以避免血药浓度显著升高；②指导患者识别关于肌病危险和警示性信号（如肌痛、肌无力、棕色尿），当出现肌病警示性信号时，应及时就诊；③注意易于诱发肌病的危险因素，包括老年、女性、肝肾疾病、糖尿病、甲状腺功能减退症、虚弱状态、手术、休克、酗酒及剧烈运动等；④联合应用他汀类和贝特类药物治疗需尽量避免与大环内酯类抗生素、抗真菌药物、人免疫缺陷病毒（HIV）蛋白酶抑制剂，以及环孢素、地尔硫䓬和胺碘酮等药物合用；⑤糖尿病患者注意加强血糖监测。

三、其他治疗方法

（一）抗血小板及抗凝药物

抗血小板黏附和聚集的药物可防止血栓形成，有助于防止血管阻塞性疾病的发生和发展，可用于动脉粥样硬化的一级预防和二级预防。

1. 抗血小板治疗

（1）环氧化酶抑制剂：阿司匹林可降低 AS 患者短期和长期死亡率，如无禁忌证应无限期小剂量（75～100 mg/d）使用。阿司匹林的主要不良反应是胃肠道反应和上消化道出血，部分患者还存在血小板抵抗现象。对有胃肠道出血或消化性溃疡病史者，推荐联合用质子泵抑制剂。

（2）二磷酸腺苷（ADP）受体拮抗剂：氯吡格雷和噻氯匹定属噻吩吡啶类衍生物，能选择性阻断血小板 ADP 受体，从而抑制 ADP 诱导的血小板聚集。噻氯匹定起效较慢且不良反应较多，已少用。对于急性冠状动脉综合征患者不论是否行介入治疗，阿司匹林加氯吡格雷均为常规治疗，联合应用至少 12 个月。氯吡格雷起始负荷剂量为 300 mg，并维持 75 mg/d。对于不能耐受阿司匹林的患者，氯吡格雷可替代阿司匹林作为长期的抗血小板治疗。双嘧达莫（潘生丁）可使血小板内环磷酸腺苷增高，抑制钙离子活性，因可引起所谓的"冠状动脉窃血"，反而使心肌缺血加重引起心绞痛，目前不推荐使用。

普拉格雷和替格瑞洛是近年来上市的新型 ADP P2Y12 受体拮抗剂，前者是新一代噻吩吡啶类药物，后者是另一类抗血小板药物属环戊基—三唑并嘧啶。与氯比格雷相比，两者具有抗血小板聚集作用更强、起效快、作用更持久的特点。

（3）GPⅡb/Ⅲa 受体拮抗剂：激活的 GPⅡb/Ⅲa 受体与凝血因子Ⅰ结合，形成在激活血小板之间的桥梁，导致血小板血栓形成。阿昔单抗是直接抑制 GPⅡb/Ⅲa 受体的单克隆抗体，在血小板激活起重要作用的情况下，特别是患者接受介入治疗时，该药多能有效地与血小板表面的 GPⅡb/Ⅲa 受体结合，从而抑制血小板的聚集，可明显降低急性和亚急性血栓形成的发生率。一般使用方法是先静脉注射冲击量 0.25 mg/kg，然后以 10 μg/（kg·h）的速度静脉滴注 12～24 小时，PCI 术前 6 小时内开始应用该类药物，疗效更好。合成的该类药物还包括替罗非班和依替非巴肽。替罗非班是目前国内 GPⅡb/Ⅲa 受体拮抗剂的唯一选择，其用法如下：①急性冠状动脉综合征保守治疗，负荷量 0.4 μg/（kg·min），30 分钟；维持量 0.1 μg/（kg·min），48～108 小时；②急性冠状动脉综合征介入治疗，负荷量 10 μg/（kg·min），静脉推注 >3 分钟；维持量 0.15 μg/（kg·min），静脉泵入 24～36 小时。肌酐清除率 <30 mL/min 者减半。

（4）环核苷酸磷酸二酯酶抑制剂：西洛他唑除有抗血小板聚集和舒张外周血管作用外，还具有抗平滑肌细胞增生、改善内皮细胞功能等作用，主要用于慢性周围动脉闭塞症。但目前西洛他唑预防冠心病 PCI 术后急性并发症的研究证据尚不充分，所以对于冠心病患者仅作为阿司匹林不耐受或氯吡格雷耐药患者的替代药物。

2. 溶栓和抗凝治疗

对动脉内形成血栓导致管腔狭窄或闭塞者，可用溶解血栓制剂继而用抗凝药物治疗。

（二）介入治疗和手术治疗

当 AS 达到一定的程度或药物治疗不能奏效时，还可行介入或手术治疗，包括对狭窄或闭塞血管，特别是冠状动脉、主动脉、肾动脉和四肢动脉施行再通、重建或旁路移植等外科手术。如可用带气囊导管进行经腔血管改形术、经腔激光再通、经腔 AS 斑块旋切或旋磨、经腔血管改形术后放置支架、经腔超声再通等介入性治疗。对不能进行内科介入手术治疗的患者可考虑外科旁路移植术。对颈动脉斑块增生严重者，还可行动脉内膜剥脱术。

（三）其他治疗

有外科手术治疗、透析疗法和基因治疗等。外科手术治疗包括部分小肠切除和肝移植等，现已基本不用。基因治疗对单基因缺陷所致的家族性高胆固醇血症是一种有希望的治疗方法，但目前技术尚不成熟。透析疗法是一种通过血液体外转流而除去血中部分 LDL 的方法，能降低 TC、LDL-C，但不能降低 TG，也不能升高 HDL-C。这种措施降低 LDL-C 的作用也只能维持 1 周左右，故需每周重复 1 次，每次费用偏高且是有创性治疗，甚至可能同时移出血液中的某些有益成分。因此不适用于一般的血脂异常治疗，仅用于极个别的对他汀类药物过敏或不能耐受者或罕见的纯合子家族性高胆固醇血症患者。

（白晓鹏）

第七章

心肌梗死

第一节　病理与临床分型

随着心肌坏死生物标志物检测技术敏感性和特异性的提高、成像技术不断的发展与成熟以及操作相关性心肌梗死发生率的增高，从流行病学调查、临床研究到公共卫生政策的制定以及临床实践，都需要一个更为精确的心肌梗死（MI）定义。据此，2012 年欧洲心脏病学会（ESC）、美国心脏病学院（ACC）、美国心脏学会（AHA）和世界心脏联盟（WHF）联合颁布了第三次全球 MI 的通用定义。该定义维持了急性心肌梗死（AMI）的病理学定义，即由持续较长时间的心肌缺血导致的心肌细胞死亡。急性 MI 的诊断标准为：检测到心脏生物标志物心肌肌钙蛋白（cTn）水平升高超过 99% 正常值上限，且符合下列条件中至少 1 项：①心肌缺血的症状；②心电图提示新发缺血性改变（新发 ST-T 改变或新发左束支传导阻滞）；③心电图出现病理性 Q 波；④影像学证据提示新发局部室壁运动异常或存活心肌丢失；⑤冠状动脉造影或尸检发现冠状动脉内存在新鲜血栓。

一、病理

（一）冠状动脉斑块易损与破裂

冠状动脉粥样硬化是导致几乎所有 MI 的病理基础。MI 的多样临床表现均由冠状动脉病变的急性变化（即粥样斑块的破裂）所致。

易损斑块的组织学特征包括：①薄帽纤维粥样硬化（即有较大的脂质核心、薄纤维帽和富含巨噬细胞的斑块）；②富含糖蛋白基质或炎症导致内皮受侵蚀和血栓形成；③钙化结节斑块。研究显示，65%～70% 的血栓由薄纤维帽引起，25%～30% 的血栓来源于斑块侵蚀，2%～5% 的血栓由钙化结节突出管腔所致。决定纤维帽易碎性的因素主要有 3 个：圆周壁张力（或称纤维帽"疲劳"性）、病变特征（位置、大小和坚固度）及血流特征。近年来的研究发现，导致粥样斑块破裂的机制为：①斑块内 T 细胞通过合成细胞因子 γ 干扰素能抑制平滑肌细胞分泌间质胶原使斑块纤维帽结构变薄弱；②斑块内巨噬细胞、肥大细胞可分泌基质金属蛋白酶，如胶原酶、凝胶酶、基质溶解酶等，加速纤维帽胶原的降解，使纤维帽变得更易损；③冠状动脉管腔内压力升高、冠状动脉血管张力增加或痉挛、心动过速时心室过度收缩和扩张所产生的剪切力，以及斑块滋养血管破裂均可诱发与正常管壁交界处的斑块破裂。实际上，具有相似特征的斑块可有不同的临床表现，这要归因于很多其他因素，如较强的凝血功能等。易损斑块的形成与很多因素有关，如血小板及凝血因子活化、炎症、氧化应激、细胞凋亡、血管重构、内皮功能障碍、白细胞迁移、细胞外基质降解等都对易损斑块的形成及发展起到重要作用。而且这些因素之间互相影响，共同促进。其中血小板对易损斑块的形成起关键作用。动脉血栓是建立在动脉粥样硬化病变破损基础上的急性并发症，已成为最常见的致急性冠状动脉综合征及致死的原因。血小板、炎症细胞和内皮细胞相互作用成为启动动脉粥样硬化的基石。此外，1/3急性冠状动脉综合征猝死患者并无斑块破裂，而是出现明显管腔狭窄和斑块纤维化，这是由于全身因素启动了高凝状态导致血栓形成。这些全身因素包括低密度脂蛋白（LDL）增加、高密度脂蛋白（HDL）减少、吸烟、糖尿病及与血栓复合物相关的止血过程。

一系列炎症因子均参与易损斑块的形成过程。当存在血管内或血管外源的氧化应激和感染等促炎危险因素时，机体即在白细胞介素18（IL-18）、肿瘤坏死因子（TNF-α）等促炎细胞因子作用下，通过信使细胞因子白细胞介素6（IL-6）诱导肝细胞产生C反应蛋白（CRP）等，继而会触发急性炎症反应，使大量的白细胞、单核细胞浸润在斑块局部，激活为巨噬细胞，分泌基质金属蛋白酶，如基质金属蛋白酶1（MMP-1）、基质金属蛋白酶9（MMP-9）以及妊娠相关蛋白A（PAPP A）等，可以降解细胞外基质，使斑块的纤维帽变薄，也可使斑块变得不稳定，最后导致斑块破裂和血栓形成，同时伴有血小板活化。此外，内皮黏附分子活化，如细胞间黏附因子1（ICAM-1）和E选择素，也能促进单核细胞及白细胞渗出到血管外间隙中；斑块内的炎症还能刺激血管生长，从而导致斑块内出血和斑块不稳定，血管内皮生长因子（VEGF）、胎盘生长因子（PIGF）和肝细胞生长因子（HGF）都是有力的血管生长因子，都易引起斑块出血破裂。

（二）急性冠状动脉血栓性狭窄与闭塞

冠状动脉病变或粥样硬化斑块的慢性进展，可导致冠状动脉严重狭窄甚至完全闭塞，但由于侧支循环的渐渐形成，通常不一定产生MI。相反，冠状动脉的粥样硬化病变在进展过程中即使狭窄程度不重，只要发生急性变化即斑块破裂，就会经血小板黏附、聚集和激活凝血系统，诱发血栓形成，致冠状动脉管腔的急性狭窄或闭塞而产生MI。若冠状动脉管腔急性完全闭塞，血供完全停止，临床上表现为典型的ST段上抬型MI，导致所供区域心室壁心肌透壁性坏死，即传统的Q波MI；若冠状动脉管腔未完全闭塞，仍有血供，临床则表现为非ST段上抬型即非Q波MI或不稳定型心绞痛，心电图仅出现ST段持续压低或T波倒置。如果冠状动脉闭塞时间短，累计心肌缺血 < 20 分钟，组织学上无心肌坏死，也无心肌酶的释出，心电图呈一过性心肌缺血改变，临床上就表现为不稳定型心绞痛；如果冠状动脉严重狭窄时间较长，累计心肌缺血 > 20 分钟，组织学上有心肌坏死，心肌坏死标志物也会异常升高，心电图上呈持续性心肌缺血改变而无ST段上抬和病理性Q波出现，临床上即可诊断为非ST段上抬型或Q波MI。非ST段上抬型MI虽然心肌坏死面积不大，但心肌缺血范围往往不小，临床上依然很高危，这可以是冠状动脉血栓性闭塞已有早期再通，或痉挛性闭塞反复发作，或在严重狭窄的基础上急性闭塞后已有充分的侧支循环建立的结果。

MI时冠状动脉内血栓既有白血栓（富含血小板）又有红血栓（富含纤维蛋白和红细胞）。ST段上抬型MI的闭塞性血栓是白、红血栓的混合物，从堵塞处向近端延伸部分为红血栓，而非ST段上抬型MI时的冠状动脉内附壁血栓多为白血栓；也有可能是斑块成分或血小板血栓向远端栓塞所致；偶有由破裂斑块疝出而堵塞冠状动脉管腔者被称为斑块灾难。

（三）冠状动脉栓塞与无再流

无再流是指闭塞的冠状动脉再通后，无心肌组织灌注的现象。冠状动脉造影表现为血流明显减慢（血流 TIMI≤2 级），而无冠状动脉残余狭窄、夹层、痉挛或血栓形成等机械性梗阻存在。无再流产生的病理生理机制还不完全清楚，但其结果是由于微循环损伤或功能障碍使微血管水平血流受阻致心肌组织无血流灌注已被公认。目前认为可能的机制有：①毛细血管结构完整性破坏；②毛细血管功能完整性损伤；③血小板激活；④微栓子栓塞；⑤白细胞聚集；⑥氧自由基损伤，氧自由基能破坏细胞膜的通透性和功能、钙的内环境稳定和微循环的完整性。无再流或慢血流的临床表现与冠状动脉急性濒临闭塞或完全闭塞相似，发生率为1%～5%，无再流现象使 MI 的死亡率明显升高。

（四）心肌缺血与坏死

冠状动脉闭塞后的心肌坏死是由心内膜下扩向心外膜下，坏死范围的大小取决于冠状动脉供血减少的程度、供血停止的时间和侧支循环血流的多少。不少患者的 MI 呈间歇性加剧和缓解，相应提示冠状动脉血流完全中断和部分再通。这种由冠状动脉张力变化或痉挛所产生的梗死相关冠状动脉血流的动态变化可能与血小板激活释放出血管活性胺和血管内皮功能丧失有关。

病理学上将 MI 分为透壁性和非透壁性（或心内膜下）。前者 MI 累及心室壁全层，多由冠状动脉持续闭塞所致；后者坏死仅累及心内膜下或心室壁内，未达心外膜，多是冠状动脉短暂闭塞而持续开通的结果。不规则片状非透壁梗死多见于非 ST 段上抬型 MI，在未形成透壁梗死前，早期再灌注（溶栓或经皮冠状动脉介入治疗）成功的患者。

光学显微镜下，MI 心肌坏死有 3 种类型：①凝固性坏死，主要由心肌持续严重缺血所致，多位于梗死中央区，心肌细胞静止于舒张期并处于被动拉长状态。所见肌原纤维被动拉长、核固缩，血管充血，线粒体损伤伴絮状物沉积而无钙化，坏死细胞通过吞噬作用而消除；②收缩带坏死，又称凝固性心肌细胞溶解，主要是心肌严重缺血后再灌注的结果，心肌细胞死亡过程中由于钙离子内流增加而停止于收缩状态，多位于大面积 MI 的周围，在非透壁 MI 中更多见，是 MI 成功再灌注（如溶栓或经皮冠状动脉介入治疗）后的特征性心肌坏死。可见肌原纤维高度收缩伴收缩带形成，线粒体有钙超载损伤，血管明显充血，坏死细胞可溶解而使 MI 愈合；③心肌细胞溶解，是长时间严重缺血的结果，多位于梗死边缘区，镜下特征为细胞水肿或肿大、肌原纤维和核溶解呈空壳样，无中性粒细胞浸润，通过坏死细胞溶解、被吞噬和最终瘢痕形成从而愈合。

MI 再灌注后的典型病理改变为不可逆心肌损伤区内心肌细胞坏死和出血；再灌注区内的凝固性心肌细胞溶解伴收缩带形成和细胞结构变形，非存活细胞线粒体中有磷酸钙沉积并最终导致细胞钙化，加速胞质内蛋白（血浆标志物）的快速洗出并产生提前峰值，如肌钙蛋白 T、肌钙蛋白 I 和酶（如 CK-MB）。

MI 后坏死心肌的组织学改变和修复过程如下。发生 MI 后 2～3 小时，光镜下可见梗死边缘区心肌纤维呈波浪样；8 小时后，心肌间质水肿，心肌纤维内脂肪沉积，有中性粒细胞和红细胞浸润，心肌细胞核固缩核溶解，小血管坏死；24 小时后胞质成团失去横纹，呈局灶玻璃样变性，核固缩甚至消失，心肌毛细血管扩张，中性粒细胞在梗死周边或中央区聚集；头 3 天内，心肌间质水肿，红细胞外渗；第 4 日，巨噬细胞开始从梗死边缘区清理坏死组织，随后淋巴细胞、巨噬细胞和纤维白细胞浸润；第 8 日，坏死心肌细胞全部分解；第 10 日，白细胞浸润减少，肉芽组织在边缘区开始生长；直到此后 4～6 周，梗死区血管和成纤维细胞（纤维母细胞）一直在生长，伴胶原修复，替代坏死心肌细胞；梗死后 6 周前，梗死区被坚固的结缔组织瘢痕修复，其间可见散在完整的心肌纤维。

二、临床分型

第三次全球心肌梗死的定义对心肌梗死的临床分型进行了较大的更新。1 型：自发性心肌梗死（MI），由原发性冠状动脉事件如粥样斑块破裂、溃疡、侵蚀和（或）破裂、裂隙或夹层导致一个或多个冠状动脉内血栓形成。2 型：继发性心肌缺血性 MI，主要由心肌氧供减少或氧耗增加（如冠状动脉痉挛、冠状动脉栓塞、缓慢或快速心律失常、低血压等）而非冠状动脉本身疾病引起。3 型：猝死型 MI，此型患者有前驱心脏不适症状和心电图改变，但死亡发生在心脏生物标志物升高前，或没有采集到心脏生物标志物。4a 型：经皮冠状动脉介入治疗（PCI）相关性 MI，存在支持诊断的阳性症状、心电图改变、血管造影结果和区域变化成像，cTn 较 99% 正常值上限升高需达 5 倍，如果基线值原本已升高，cTn 再升高 20% 并稳定且有下降趋势，也具有诊断价值。4b 型：支架内血栓相关性 MI，通过冠状动脉造影或尸检可检出支架内血栓形成，cTn 升高超过 99% 正常值上限 1 倍。5 型：冠状动脉旁路移植术（CABG）相关性 MI，cTn 升高超过 99% 正常值上限的 10 倍，还应具备以下标准之一：①新发病理性 Q 波或新发 LBBB；②冠状动脉造影显示新的移植血管或原冠状动脉闭塞；③影像学证实新发的存活心肌丢失或室壁运动异常。

近年来，随着心脏瓣膜病介入治疗的发展，除 PCI 相关性 MI 外的介入相关性 MI 也有发生，如经皮主动脉瓣置换术和二尖瓣修复术等均有导致心肌损伤的风险，主要是由操作相关的直接心肌损伤和冠状动脉闭塞所致。这与 CABG 相似，也会导致心肌生物标志物升高和预后恶化，但由于临床资料较少，尚难确定诊断标准，可参照 CABG 相关性 MI 的诊断标准。

（孙云晖）

第二节　临床表现

一、诱因和前驱症状

1. 诱因

临床上约有一半 AMI 患者可追及诱因的存在。任何可能诱发冠心病粥样"软化"斑块不稳定或破裂的因素均是 AMI 的诱因。相对于患者平时的任何"过度"甚或"极度"的日常活动均可能成为 AMI 的诱因，主要包括：①过度体力活动，如过度用力（搬运重物、排便）、剧烈运动（长跑）等；②过度情绪（精神）波动，如大喜、大悲、生气、激动、压抑等；③过度不良生活方式，如过饱、过度吸烟或饮酒、过度熬夜或娱乐等；④过度辛劳，如连续加班工作、远途旅行劳顿、身体疲惫不堪等；⑤过度气候变化，如冬季清晨外出遇冷、遇大风，甚至夏日进入过冷的空调环境等；⑥身体疾病或应激状态，如手术、感染、发热、休克、低氧、低血压、低血糖、肺栓塞、应用拟交感神经药物和可卡因使用等。上述各种诱因刺激均可导致心率增快、血压升高和冠状动脉痉挛而诱发斑块不稳定和破裂，而启动 AMI 的病理生理过程。

此外，AMI 的发病也存在明确的"昼夜节律"规律，以每日早上 6 时到中午时发病率最高。这主要是由于人体生理状态和生化指标受到"昼夜节律"影响，使早晨血浆儿茶酚胺和皮质醇激素增高，以及血小板聚集性增强。事先服用 β 受体阻滞药和阿司匹林的 AMI 患者则无特征性的"昼夜节律"现象。另外，AMI 是多种因素的复合和叠加诱发的，受季节和自然灾害应激的影响。

2. 前驱症状

是指 AMI 前患者所表现的与随后发生 AMI 有关联的症状，也可视为 AMI 的先兆症状。任何提示易损斑块已破裂的不稳定型心绞痛发作，均可视为 AMI 的前驱症状或先兆。患者往往多表现为频发劳力性心绞痛或自发性心绞痛，特别是第一次或夜间发作均提示 AMI 很快会发生。只是前驱症状轻而短暂，难以引起患者的警觉而主动就诊，即使就诊，又因"ECG 正常，心肌酶不高"难以抓住阳性诊断依据而易漏诊。临床上如能及时询问出并确定 AMI 的前驱症状或先兆，给予及时治疗包括强化药物或介入治疗的干预，就完全可能避免此次 AMI 的发生。因此，临床上对 AMI 的前驱症状的认识，不仅有重要的诊断价值，而且还有十分重要的治疗和预防价值，患者和医师均应高度警惕和重视。

二、典型症状

典型的临床症状是诊断 AMI 的三大关键的元素或依据之一，也是临床上考虑 AMI 诊断最为重要的基础。AMI 最为特征性的临床症状是：持续性剧烈胸痛 >30 分钟，含硝酸甘油 1~2 片后症状无缓解，并伴有恶心、呕吐和大汗。疼痛部位可以从心脏的前后、左右和上下区域反映出来，多为心前区，如左胸前、胸骨后、食管和咽部；其次为胸骨下区，如心窝、上腹部；也可在后背部，个别还有心外部位疼痛，如牙痛、头痛，甚至大腿痛。疼痛同时往往向左上肢前臂尺侧放射，甚至到手指；也可放射至下颌部、颜面、肩部，甚至肩胛部，以左侧为主。胸痛的性质多为压榨样或刀绞样、压迫感或窒息感、火辣感或烧灼感，也有闷痛、咽堵感或上腹痛。疼痛程度多数剧烈难忍，少数轻些。对有心绞痛病史的患者，AMI 的疼痛部位与平时心绞痛发作部位多一致，但疼痛更剧烈、更严重，持续时间更长，且休息或含服 1~2 片硝酸甘油无缓解。

AMI 时，持续剧烈胸痛往往提示冠状动脉已发生急性狭窄或堵塞，供血急剧减少或中断，使心肌发生了严重缺血。口含硝酸甘油 1~2 片不能缓解，即提示冠状动脉供血减少并非动力性痉挛所致，而是机械堵塞的结果，此时的冠状动脉血流应 <TIMI 3 级（TIMI 2 级或以下）。因此，剧烈胸痛变化及持续时间都由冠状动脉堵塞或开通情况而定，若冠状动脉持续完全堵塞而未开通（血流 TIMI 0~1 级），则胸痛将一直持续到缺血心肌彻底坏死为止，6~12 小时；若冠状动脉堵塞因溶栓（或介入治疗）或自溶开通而恢复正常血流（TIMI 3 级）供应，则再剧烈的胸痛多会在数分钟或 1~2 小时迅速减轻、缓解或消失。若冠状动脉堵塞因溶栓（或介入治疗）或自溶部分开通而恢复部分血流（TIMI 2 级）供应，则胸痛也会明显减轻，然后在数小时内消失。若冠状动脉完全堵塞未开通（TIMI 0/1 级血流），但伴有侧支循环形成，也会使疼痛逐渐减轻或消失。可见，胸痛有无、剧烈程度和消长变化均反映着冠状动脉供应情况和心肌缺血的有无、程度和范围；也同时应验了中医"痛则不通，

通则不痛"的医学原理。

另外，恶心、呕吐和出汗也是 AMI 时较为特征性的症状和表现。特别是 ST 段抬高型 AMI（STEMI）患者，除持续性剧烈胸痛外，几乎均伴有恶心、呕吐和大汗，即使在少数无胸痛的患者，也多会有恶心、呕吐和大汗的症状。恶心、呕吐时又往往伴有面色苍白和大汗（或冷汗），这是由于血压降低所致，与心肌缺血时刺激左心室受体产生了迷走反射导致心动过缓和低血压有关，在下壁 AMI 多见。AMI 时出汗多伴有面色苍白，是低血压的直接结果，故几乎均为冷汗，或一身冷汗，严重时大汗淋漓，这也是 AMI 需要立即急救的信号。

AMI 时，也有部分患者表现的症状不典型，包括：①心力衰竭，即无胸痛，以呼吸困难为首发症状或仅表现为心力衰竭加重；②晕厥，与完全房室传导阻滞有关；③休克，是循环衰竭所致，也可由于长时间低血压引起；④只有典型心绞痛发作症状，无疼痛加重和时间延长；⑤疼痛部位不典型，如以头痛为表现；⑥中枢神经系统表现，如脑卒中，是在并发脑动脉粥样硬化基础上继发了心排血量减少所致；⑦神经精神症状，如躁狂或精神不正常，也是脑供血不足的结果。此外，还有无症状性 AMI，包括一半是确实无症状，另一半是可回顾性问出相关症状，多见于老年和糖尿病患者。

三、体征

AMI 患者的体征随发病轻重缓急所反映的梗死相关冠状动脉（IRCA）堵塞及其程度、血流状态和梗死缺血范围的大小差别很大。由于 AMI 直接影响心肌的电稳定性及心脏功能和循环状态，随时可危及患者生命，因此体格检查应快速和重点检查患者的一般状况、生命体征、心律失常和心血管的阳性体征，以对 AMI 的诊断、鉴别诊断、并发症及心功能和循环状态有一个初步而快速的判断。

一般状况下，患者多因剧烈胸痛而呈痛苦、焦虑病容，多因不敢动而取"静卧"或因难以忍受而取"转辗不安"体位，多有面色苍白，出冷汗。神志多清楚，只有在严重快速心律失常或房室传导阻滞、心功能低下和心源性休克致心排血量明显降低出现低血压状态时，表现为意识淡漠、嗜睡、甚至烦躁、谵妄和精神症状；心脏停搏时会立即意识丧失和抽搐。若因大面积心肌梗死（或缺血）或在陈旧性心肌梗死基础上出现左心衰竭、肺水肿时，患者可呈端坐位、呼吸困难，伴窒息感、面色苍白、大汗淋漓、咳粉红色泡沫痰。若严重低血压和（或）心源性休克时，则患者因循环衰竭而出现四肢湿冷、肢端和甲床发绀、躯体皮肤花斑等因低灌注导致的微循环淤滞的体征。

生命体征中，反映每搏量、心室率和心律的脉搏，因每搏量降低而细弱，多偏快，也可偏慢，律多不整齐或有期前收缩。反映心、肺功能状态的呼吸多平稳，也可因大面积或反复心肌梗死并发左心衰竭而出现不同程度的呼吸困难，从呼吸增快到明显呼吸困难；老年患者或使用吗啡后还可出现潮式（Cheyne-Stokes）呼吸。直接反映循环状态的血压多因胸痛和交感神经兴奋而升高，平时血压正常者可升高（>160/90 mmHg），有高血压病史者，则更高；也可因大冠状动脉（如前降支开口或左主干）突然闭塞、每搏量急剧降低而明显降低（<90/60 mmHg），致循环状态不稳定；或因右冠状动脉近端闭塞并发迷走反射出现房室传导阻滞和严重心动过缓，或因伴有右心室梗死、容量不足和心源性休克而出现一过性或持续性低血压。一般来说，下后壁 AMI 因副交感神经刺激多会出现低血压和心率慢的体征，而前壁 AMI 因交感神经刺激则多会发生高血压和心动过速的体征。AMI 患者发病时体温一般

正常，大面积 AMI 者可于发病后 24～48 小时出现体温升高，为非特异性的坏死心肌吸收热，4～5 天恢复正常。AMI 发作时室性心律失常很常见，应警惕随时发生心室颤动致心搏骤停。

AMI 发作时，反映右心房压力的颈静脉通常无扩张或怒张，搏动也无特殊改变。若有"大范围"右心室 MI 影响右心室血流动力学异常，左心衰竭伴有肺动脉血压升高，心源性休克和右心室乳头肌梗死或缺血并发了三尖瓣大量反流时，可见颈静脉明显"充盈"和"搏动"，超声心动图和漂浮导管可加以鉴别；容量不足则颈静脉充盈不足或塌陷。颈动脉搏动更能反映心脏每搏量和血压状态，急救时有利于快速判断。

肺部检查应重点检查呼吸音、湿啰音、干啰音、喘鸣音。AMI 时多数患者特别是首次下后壁 AMI 患者呼吸音正常，无干湿啰音，提示呼吸功能和心功能均无异常。若伴有心力衰竭，则除了呼吸困难、呼吸增快外，可闻及湿啰音，往往先出现在双肺底部，中度心力衰竭时多限于 50% 的肺野内，重度心力衰竭时多 > 50% 肺野，甚至满肺野。心力衰竭时也可出现干啰音，甚至喘鸣音或心源性哮喘。此时与肺源性哮喘的鉴别要点除病史外，主要根据胸片上的"肺气肿"和"肺水肿"的特征加以鉴别。

心脏检查在小面积 AMI 患者可以无特殊发现；但对于大面积梗死，特别伴有泵功能低下或冠状动脉近端完全堵塞者，心脏体征明显，且有重要临床诊断和预后诊断意义。有过陈旧性心肌梗死并发心力衰竭或室壁瘤者，心尖搏动可向左下移位，搏动弥散偏弱，也可触及矛盾运动，收缩期前和舒张早期时搏动。第一心音（S_1）多低钝甚至难以听到，第二心音（S_2）在伴完全左束支传导阻滞或严重左心功能低下者可有逆分裂；在大面积梗死伴左心衰竭者可闻及第三心音（S_3），是由于舒张期左心室快速充盈使左心室充盈压迅速上升至充盈急减速的结果，心尖部明显，左侧卧位容易听到；多数患者可闻及第四心音（S_4），提示左心室因顺应性降低在舒张晚期充盈时左心房收缩增强。如果 S_3 和 S_4 来自右心室梗死时，则在左侧胸骨旁才能听到，并有吸气时增强。心率多偏快，心律多不整齐，可有期前收缩；也可有严重窦性心动过缓，见于下、后壁 AMI 伴低血压、房室传导阻滞和迷走反射者。心尖部可有但不易听到的收缩期杂音，多由继发于乳头肌功能不全或心室扩大的二尖瓣反流所致；心尖部或心前区新出现全收缩期杂音，粗糙伴震颤时，提示有乳头肌断裂致极重度二尖瓣反流或有室间隔破裂穿孔致心内左向右分流存在，此时多伴有严重心力衰竭或心源性休克。如果收缩期杂音是由于三尖瓣反流（如右心室 MI、乳头肌功能不全或心力衰竭）所致，则其收缩期杂音在右胸骨左缘最响，吸气时增强并伴随颈静脉搏动和 S_4。发病后第 2 日至 1 周左右，可闻及心包摩擦音，有心脏破裂风险。在大面积透壁 AMI 和肝素抗凝者多见，应警惕。

AMI 患者的体格检查应注意有针对性。重点判断患者 AMI 面积的大小、心功能状态、血流动力学状态（即循环状态稳定与否）以及有无并发症。若患者有颈静脉压升高充盈、肝肿大则提示右心室梗死存在。若 AMI 患者呈端坐位，面色苍白伴大汗，呼吸困难伴咳嗽、咳泡沫痰和发绀，窦性心动过速和两肺满布湿啰音等体征时，提示大面积心肌梗死或缺血并发肺水肿。若呈现低血压伴面色苍白或青灰，皮肤湿冷，口唇和甲床微循环缺血、淤滞和发绀，四肢皮肤青紫、淤滞带花斑、少尿、意识淡漠，甚至躁动、谵语等组织灌注不足的体征时，则提示心肌梗死或缺血面积很大，左心室泵血功能极低和心源性休克存在，此时死亡率极高。即使体格检查未发现明确异常体征，虽提示梗死范围小或当下尚未发生大面积心肌梗死或坏死，也应警惕心脏破裂的风险。

四、并发症

MI 的并发症可分为机械性并发症、心律失常、缺血性并发症、栓塞性并发症和炎症性并发症。

（一）机械性并发症

1. 心室游离壁破裂

3% 的 MI 患者可发生心室游离壁破裂，是心脏破裂最常见的一种并发症，占 MI 患者死亡的 10%。

左心室游离壁破裂多位于大面积 AMI 中央、室壁最薄弱和冠状动脉供血末端无侧支循环保护且透壁坏死最严重的部位（如心尖部），也可位于正常收缩心肌与无运动坏死心肌交界处，以及剪切力效应最集中的部位（如侧壁）；老化心肌坏死区伴有心肌微结构的锯齿状撕裂部位，心室游离壁破裂 1~14 天都可能发生。早高峰在 MI 后 24 小时内，晚高峰在 MI 后 3~5 天。早期破裂与胶原沉积前的梗死扩展有关，晚期破裂与梗死相关室壁的扩展有关。心脏破裂多发生在第一次 MI、前壁梗死、老年和女性患者中。其他危险因素包括 MI 急性期的高血压、既往无心绞痛和心肌梗死、缺乏侧支循环、心电图上有 Q 波、应用糖皮质激素或非甾体抗炎药、MI 症状出现 14 小时以后的溶栓治疗。临床表现依据有无完全破裂而完全不同。在完全破裂前，患者症状主要是胸痛，持续性或发作性，特别是不伴有 ECG ST 段变化的持续性或发作性胸痛，应高度怀疑心室壁破裂过程中的撕裂痛。另外，还可表现为晕厥、低血压、休克、心律失常、恶心、呕吐、烦躁不安、急性心包填塞和电机械分离等。当临床上怀疑有心脏破裂的可能性时，应及时行床旁超声心动图检查。

心室游离壁破裂也可为亚急性，即心肌梗死区不完全或逐渐破裂，形成包裹性心包积液或假性室壁瘤，患者能存活数月。

2. 室间隔穿孔

比心室游离壁破裂少见，常发生于 AMI 后 3~7 天。其发生率在未行再灌注治疗者为 1%~3%，在溶栓治疗者为 0.2%~0.34%，在心源性休克者高达 3.9%，病理上和左心室游离壁破裂一样，室间隔穿孔有大面积透壁心肌梗死基础，前壁 AMI 多位于心尖部室间隔，下后壁 AMI 则位于基部室间隔；穿孔直径从 1 厘米到数厘米不等；可以是贯通性穿孔，也可以是匍行性不规则穿孔。病理生理特点为心室水平左向右分流。室间隔穿孔的临床表现与梗死范围、心功能状态和室间隔穿孔大小有关，多表现为突然发生心力衰竭、肺水肿、低血压，甚至心源性休克；或心力衰竭突然加重并很快出现心源性休克，伴有心前区新的、粗糙的全收缩期杂音和震颤。彩色多普勒超声心动图检查能检出左向右分流和室间隔穿孔部位和大小；右心漂浮导管检查也可检出左向右分流，两者有确诊和鉴别诊断价值。AMI 后，胸骨左缘突然出现粗糙的全收缩期杂音或可触及收缩期震颤，或伴有心源性休克和心力衰竭，应高度怀疑室间隔穿孔，此时应进一步检查以明确诊断。

3. 乳头肌功能失调或断裂

左心室乳头肌的部分或完全断裂是透壁性 AMI 少见而致死性的并发症，发生率约为 1%，下壁、后壁 AMI 可致后内侧乳头肌断裂，比前侧壁产生的前侧乳头肌更多见。左心室乳头肌完全横断断裂，由于突发大量二尖瓣反流造成严重的急性肺水肿往往是致死性的；而乳头肌的部分断裂（通常是尖部或头部）虽有严重的二尖瓣反流，但往往不会立即致命。右心室乳头肌断裂并不常见，但可产生大量三尖瓣反流和右心衰竭。与室间隔穿孔并发于大面积 AMI 不同，一半的乳头肌断裂患者可并发于相对小面积的心肌梗死，有时冠状动脉仅为中度病变。

和室间隔穿孔一样，左心室乳头肌断裂的临床表现为心力衰竭进行性加重、低血压，甚至心源性休克。左心室乳头肌断裂造成不同程度的二尖瓣脱垂或关闭不全，心尖区出现收缩中晚期喀喇音和收缩期吹风样杂音，第一心音可不减弱，伴有心前区全收缩期杂音，杂音可随血压下降而减轻变柔和，甚至消失。彩色多普勒超声心动图能够正确诊断出乳头肌断裂和大量二尖瓣反流，并与室间隔穿孔相鉴别。因此，临床上对任何怀疑有乳头肌断裂的 AMI 患者应立即进行多普勒超声心动图检查，以尽快确诊。

4. 左心室室壁瘤

又称左心室真性室壁瘤，是指在左心室室壁大面积透壁性 AMI 的基础上，形成的梗死后室壁变薄、膨出、瘤样扩张和矛盾运动，发生率约为 5%。其多伴有左心室扩张、心功能低下，常发生在前壁 AMI，也可发生在下壁、后壁 AMI 患者，多在 AMI 早期形成，恢复期明显，出院后持续扩大。发病多位于前壁心尖部，瘤部的室壁明显变薄，尸检发现有的薄如牛皮纸，主要由纤维组织、坏死心肌和少量存活心肌组成，多伴有附壁血栓形成。其病理生理机制明确为梗死区心肌透壁坏死，变薄、膨出，即扩展和重构的结果，由于瘤部无收缩运动，血流多淤滞于此，容易诱发附壁血栓形成。基础冠状动脉病变多由 LAD 单支急性闭塞而无侧支循环形成，又未行早期冠状动脉开通治疗，或成功开通而无有效再灌注的结果。

临床表现可出现顽固性充血性心力衰竭，以及复发性、难治的致命性心律失常。体检可发现心浊音界扩大，心脏搏动范围较广泛或心尖抬举样搏动，可有收缩期杂音。心电图上除了有 MI 的异常 Q 波外，约 2/3 的患者同时伴有持续性 ST 段弓背向上抬高，恢复期仍然不回落，则提示室壁瘤存在。超声心动图、心脏 MRI 和 CT，以及左心室造影，均可见梗死区膨出、瘤样扩张伴矛盾运动，非梗死区收缩运动代偿性增强即可确诊。左心室室壁瘤的风险有心力衰竭、恶性心律失常和动脉系统栓塞，预后差。

5. 假性室壁瘤

在心室游离壁亚急性破裂过程中，血肿、机化血栓与心包粘连一起堵住破裂口而不出现心包积血和心脏压塞，渐渐形成假性室壁瘤。假性室壁瘤需与真性室壁瘤相鉴别：鉴别要点在于病理解剖上假性室壁瘤实际上没有发生心包积液和心脏压塞的心室壁破裂，故瘤壁只有机化血栓、血肿和心包，无心肌成分；而真性室壁瘤则是梗死区扩展和膨出形成，瘤壁就是梗死的心室壁，由心肌组织和瘢痕组织组成。另外，前者瘤体很大，但瘤颈狭而窄；而后者瘤体也大，但瘤颈更宽。这些诊断要点和特性均可通过超声心动图、CT 和 MRI 心脏影像而反映并明确诊断。

少数患者在临床或尸检中可见超过一种心脏结构破裂，甚至会有 3 种机械并发症组合发生的病例。

（二）心律失常

在 AMI 发生的早期即冠状动脉急性闭塞的早期，心律失常的发生率最高，不少患者也因发生严重心律失常而猝死于院外。院内心律失常也与冠状动脉持续闭塞致心肌缺血和泵功能低下有关，这种病症在过去很常见；目前已是再灌注时代，只在冠状动脉再通成功时多见，此后恢复期也较少见，仅在伴有严重心功能低下或心力衰竭患者中常见。心律失常包括快速型和缓慢型，前者包括室性和室上性期前收缩、心动过速和颤动；后者则包括心动过缓、窦房、房室和束支传导阻滞。心律失常的诊断主要依靠心电图（ECG）。

AMI 并发心律失常的主要机制：在冠状动脉急性闭塞期是由于缺血心肌心电特性不均一致折返所致，而在冠状动脉再灌注时则是由于缺血心肌堆积的离子（如乳酸和钾离子）以及代谢毒物冲刷所致。心律失常所产生的血流动力学后果轻则无妨，重则可产生心源性脑缺血综合征，甚至发生心搏骤停；结果主要取决于心脏每搏输出量（SV）和心输出量（CO）降低及其程度，以及对循环的影响；而影响 SV 和 CO 的决定因素是心率或心室率（如太快或太慢），还有心房的收缩作用。任何心律失常只要 SV 和 CO 无明显降低，对循环无影响，则血流动力学就会稳定；如果 SV 和 CO 严重降低，且循环受损血流动力学不稳定，若 SV 和 CO 接近 0，则会立即致心搏骤停。

（三）缺血性并发症

1. 梗死延展

指同一梗死相关冠状动脉供血部位的 MI 范围扩大，可表现为心内膜下 MI 转变为透壁性 MI 或 MI 范围扩大到邻近心肌，多有梗死后心绞痛和缺血范围的扩大。梗死延展多发生在 AMI 后的 2～3 周，多数原梗死区相应导联的心电图有新的梗死性改变，且 CK 或肌钙蛋白升高时间延长。

2. 再梗死

指 AMI 4 周后再次发生的 MI，既可发生在原来梗死的部位，也可发生在任何其他心肌部位。如果再梗死发生在 AMI 后 4 周内，则其心肌坏死区一定受另一支有病变的冠状动脉所支配。通常再梗死发生在与原梗死区不同的部位，诊断多无困难；若再梗死发生在与原梗死区相同的部位，尤其是 NSTEMI 的再梗死、反复多次的灶性梗死，常无明显或特征性的心电图改变，可使诊断发生困难，此时迅速上升且又迅速下降的酶学指标比肌钙蛋白更有价值。CK-MB 恢复正常后又升高或超过原先水平的 50% 对再梗死具有重要的诊断价值。

（四）栓塞性并发症

MI 并发血栓栓塞主要是指心室附壁血栓或下肢静脉血栓破碎脱落所致的体循环栓塞或肺动脉栓塞。左心室附壁血栓形成在 AMI 患者中较多见，尤其在急性大面积前壁 MI 累及心尖部时，其发生率可高达 60%，而体循环栓塞并不常见，国外一般发生率在 10% 左右，我国一般在 2% 以下。附壁血栓的形成和血栓栓塞多发生在梗死后 1 周内。最常见的体循环栓塞为脑卒中，也可产生肾、脾或四肢等动脉栓塞；如栓子来自下肢深部静脉，则可产生肺动脉栓塞。

（五）炎症性并发症

1. 早期心包炎

发生于心肌梗死后 1～4 天，发生率约为 10%。早期心包炎常发生在透壁性 MI 患者中，是梗死区域心肌表面心包并发纤维素性炎症所致。临床上可出现一过性的心包摩擦音，伴有进行性加重的胸痛，疼痛随体位而改变。

2. 后期心包炎（心肌梗死后综合征或 Dressler 综合征）

发病率为 1%～3%，于 MI 后数周至数月内出现，并可反复发生。其发病机制迄今尚不明确，推测为自身免疫反应所致；而 Dressler 认为它是一种过敏反应，是机体对心肌坏死物质所形成的自身抗原的过敏反应。临床上可表现为突然起病、发热、胸膜性胸痛、白细胞计数升高和红细胞沉降率增快、心包或胸膜摩擦音可持续 2 周以上、超声心动图常可发现心包积液，少数患者可伴有少量胸腔积液或肺部浸润。

（毕蔓茹）

第三节　诊断与鉴别诊断

一、辅助检查

（一）心肌损伤标志物

AMI 后，随着心肌细胞坏死和细胞膜的完整性破坏，心肌细胞内的大分子物质即心肌损伤标志物（心肌酶和结构蛋白）开始释放入血，使血中浓度出现异常升高和恢复正常的过程，这是临床上心肌损伤标志物诊断 AMI 的基础和依据。理论上，只要有心肌坏死，血中的心肌损伤标志物就应异常升高；若要诊断 AMI，就必须要有心肌损伤标志物的异常升高。因此，心肌损伤标志物异常升高已成为 AMI 诊断的主要依据和最终依据。目前，临床最常用的心肌损伤标志物包括肌酸磷酸激酶（CPK）或肌酸激酶（CK）及其同工酶 MB（CK-MB）、肌红蛋白、肌钙蛋白 T 或 I（cTnT 或 cTnI）、乳酸脱氢酶（LDH）和同工酶 LDHI 等。

1. CK 和 CK-MB 同工酶

肌酸激酶（CK）是最早用于常规诊断 AMI 的生物标志物。但其唯一缺陷是在肌病、骨骼肌损伤、剧烈运动后、肌内注射、抽搐和胸廓出口综合征、肺栓塞、糖尿病及饮酒后可出现假阳性升高。因此，其同工酶因组织分布的特异性（BB 主要分布在脑和肾中，MM 主要分布在骨骼肌和心肌中，MB 主要分布在心肌中）使 CK-MB 同工酶多年来一直成为诊断 AMI 更特异的生物标志物。然而由于骨骼肌中也有 1%~3% 的 CK-MB 存在，另一些器官（如小肠、舌、膈肌、子宫和前列腺）内也有少量存在，因此剧烈运动和上述器官的创伤、手术或甲状腺功能亢进时，也可出现 CK-MB 异常升高。可见，CK-MB 的心肌特异性只是相对的。

2. 心肌特异性肌钙蛋白 I 和肌钙蛋白 T

肌钙蛋白是调节横纹肌肌动蛋白收缩过程的钙调节蛋白，包括肌钙蛋白 C（TnC）、肌钙蛋白 I（TnI）和肌钙蛋白 T（TnT）3 个亚单位，分别结合钙离子、肌动蛋白和原肌球蛋白组成肌钙蛋白，附着于肌动蛋白细丝点，TnT 和 TnI 除结合在肌钙蛋白上，分别还有 6% 和 2%~3% 溶于细胞胞质内。由于骨骼肌和心肌中的 TnT 和 TnI 的基因编码不同，就可使用特异性抗体检测心肌的 TnT 和 TnI（cTnT 和 cTnI），并予以定量测出，这就是其心肌特异性的组织学和分子基础。只是 cTnT 检测技术由一家公司掌握，其正常值的载值是相对统一的；而 cTnI 检测技术则有数家公司开发，又受血清中所检测 cTnI 的不同片段（游离或复合的 cTnI）影响，故其正常载值就难以统一。无论是 cTnT 还是 cTnI，其异常升高的载值通常定义为 99% 正常参考上限值。就肌钙蛋白和 CK-MB 对 AMI 的诊断价值而言，如果以 CK-MB 为诊断标准，cTnT 或 cTnI 可诊断出更多的"假阳性"AMI 患者，反之如果以 cTnT 或

— 143 —

cTnI 为诊断标准，则 CK-MB 又可诊断出"假阴性"AMI 患者。可见，根据临床需要敏感性高（把所有 AMI 患者都诊断出来）和特异性强（把所有非 AMI 患者都除外）的诊断指标的基本要求，显然 cTnT 和 cTnI 比 CK-MB 诊断 AMI 敏感性和特异性更高，从而更准确。

3. 肌红蛋白

从坏死心肌释放入血更快、更早，在 AMI 后 1～2 小时即可检出，血中峰值明显提前至 4 小时左右，对 AMI 早期诊断有帮助，只是缺乏特异性，需要与 cTnT 或 cTnI 联合检测，才有 AMI 的诊断价值。

LDH 和 LDHI 是非心肌特异性生物标志物，而临床上已不再用于诊断 AMI。

上述心肌酶或心肌损伤标志物，一般在 AMI 发病后 4～8 小时在血中开始异常升高，平均 24 小时达峰值，2～3 天降至正常水平。只是肌红蛋白升高和峰值提前至 1～2 小时和 4 小时，对 AMI 早期诊断有帮助；cTnT 或 cTnI 峰值更后，持续时间更长，理论上 1～2 周才消失，可为延误就诊的 AMI（早期已误诊者）诊断提供证据，AMI 成功再灌注治疗（包括溶栓或急诊 PCI）可因血流快速冲刷作用，使血中心肌损伤标志物峰值提高并提前。近年研发的高敏肌钙蛋白 T 或肌钙蛋白 I（hscTnT 或 cTnI）可在 AMI 后 3～4 小时在血中就升高，对早期诊断优势突出。为提高对 AMI 诊断的准确率，临床一般在发病后 8～10 小时、20～24 小时和 48 小时连续多时间点取血，并检测多个心肌酶谱或组合，观察其动态变化，以综合判断。单一 CK 和 CK-MB 升高，可见于剧烈运动、肌肉损伤和甲状腺功能低下者，此时心肌结构特有的 cTnT 或 cTnI 正常。

（二）心电图检查（ECG）

ECG 是最为方便和普及的检查，又有其特征性改变和动态演变，是诊断 AMI 的必备依据之一。故临床上只要疑有 AMI，就必须尽快记录一张 12 导联或 18 导联（加做 $V_7 \sim V_9$ 和 $V_3R \sim V_5R$）ECG 以确定或除外 AMI 的诊断。AMI 时，心肌缺血、损伤和梗死在 ECG 相应导联上，分别特征性地表现为 ST 段压低或 T 波的高尖或深倒、ST 段上抬和 Q 波形成。AMI 超急性期，即冠状动脉全闭塞伊始，ECG 相应导联随即出现短暂的高尖 T 波，接下来很快进入急性期而出现 ST 段上抬，伴对侧导联 ST 段镜向性压低这一冠状动脉急性闭塞致 AMI 的特征性变化，1～2 小时后由于心肌坏死而渐出现病理性 Q 波和 R 波消失。因此，在 AMI 早期的数小时内，ECG 的典型改变是相应导联异常 Q 波、ST 段上抬和 T 波的直立或浅倒，偶见 T 波高尖或深倒，提示冠状动脉刚刚发生急性闭塞或闭塞后已再通。

然而，ECG 对 AMI 最具诊断价值的特征性改变是其"动态演变"，即 AMI 发病后数小时、数日、数周（个别数月）在 ECG 上有一个特征性的动态演变过程：抬高的 ST 段迅速或逐渐回复到等电位线；同时伴相应导联 Q 波的形成并加深、加宽，R 波的降低和消失，呈现典型的 QS 波形；T 波从短暂高尖到自 ST 段末端开始倒置并渐渐加深至深倒呈对称的"冠状 T"，然后又渐渐变浅和直立。若 ECG 呈这一"动态演变"过程，则原则上可确诊为 AMI；无动态演变则可除外诊断，如早期复极综合征和恒定不变"冠状 T"的心尖肥厚性心肌病。另外，新出现的完全左束支阻滞（CLBBB）也是 AMI 的特征性改变，提示发生了 AMI 且预后差。广泛前壁 AMI 患者出现完全右束支阻滞（CRBBB）者，提示梗死范围大、坏死程度重和预后差。

ECG 依据不同部位导联的特征性变化和动态演变对 AMI 进行定位诊断。前壁导联

（$V_1 \sim V_4$）、侧壁导联（$V_4 \sim V_6$）、高侧壁导联（Ⅰ、AVL）、下壁导联（Ⅱ、Ⅲ、AVF）、正后壁导联（$V_7 \sim V_9$）加上 RV 导联（$V_3R \sim V_5R$）的变化就诊断为该部位 AMI。在新出现 CLBBB 时，则是前壁 AMI。

AMI 均是由于心外膜主要冠状动脉及其分支急性闭塞所致，故冠状动脉闭塞与 ECG 梗死部位有明确的对应关系。冠状动脉左前降支（LAD）闭塞，引起前壁 + 高侧壁 AMI；右冠状动脉（RCA）闭塞可引起下壁、正后壁、侧壁和 RV 的 AMI；左回旋支（LCX）闭塞可引起下壁伴前侧壁、高侧壁或正后壁 AMI，其开口部闭塞偶呈前壁心肌梗死改变；左主干（LM）闭塞除产生 LAD + LCX 都闭塞的广泛心肌缺血和梗死外，aVR 肢体导联 ST 段上抬是其特征。重要的是，不同冠状动脉闭塞和相同冠状动脉不同部位闭塞所产生的 AMI 范围大不相同。就右优势型不同冠状动脉闭塞而言，梗死范围从大到小依次为 LM > LAD > RCA > LCX，左优势型冠状动脉时 RCA 闭塞时，理论上只产生单纯右心室梗死，左心室无梗死；而就相同的冠状动脉而言，三大主支近端闭塞梗死范围大，主支远端和分支闭塞则范围小，左主干闭塞（3% ~5%）的缺血和梗死范围最大，可随时因心血管崩溃而死亡。因此，临床上有必要也有可能依据 ECG 所累及的导联推测梗死范围，还可反推出梗死相关冠状动脉（IRA）及其堵塞部位的高低。

此外，AMI 特别是初期和早期的 ECG 变化是冠状动脉病变和血流供应状态及其变化的反映，因此临床上也可据此推测和判断 IRA 的血流状态和变化。一般来说，冠心病患者在安静状态下，IRA 在无侧支循环供血的情况下，只要正常供血达 TIMI 3 级血流，患者多无心肌缺血症状，也无 ECG 缺血的表现；若供血急剧减少至血流 < TIMI 3 级（TIMI 2 级或以下），患者则几乎无例外地立即出现心肌缺血症状和 ECG 的 T 波高尖和 ST 段上抬变化；此时如果供血再恢复正常 TIMI 3 级血流，则心肌缺血症状会立即减轻，甚至消失，ECG 上抬的 ST 段也会随之迅速回落，甚至回复至等电位线。如果有侧支循环存在，则心肌缺血症状和 ECG ST 段上抬能得到部分代偿，心肌缺血症状和 ST 段上抬程度会轻些；如果侧支循环较丰富，能较好代偿，则缺血症状和 ST 段上抬程度均很轻微；如果侧支循环很丰富，能完全代偿，则缺血症状和 ST 段上抬可以完全不发生。可见，AMI 时只要 ECG 有 ST 段上抬（与平时相比），就提示冠状动脉供血急剧减少至 TIMI 血流 ≤2 级，若上抬的 ST 段迅速回落或回复至等电位线，则提示冠状动脉血流又恢复了 TIMI 3 级。这一规律性的变化在当今冠状动脉再通治疗（溶栓或急诊 PCI）时代已成为共识，并且也是临床指导急诊 PCI 治疗的基本标准。

特别重要的是，AMI 时 ECG 的 ST 段上抬与回落已成为反映心肌组织灌注完全与否及其程度的"金标准"，也是检验 AMI 再灌注治疗时代心肌有无获得完全再灌注的主要依据或标准。临床上约 1/3 的 AMI 患者在发病后 1 ~2 小时胸痛迅速缓解，上抬的 ST 段迅速回落，这是由于 IRA 自发再通并实现了心肌组织的成功完全再灌注；部分患者特别是下壁 AMI 患者，IRA 未自发再通，而是通过侧支循环的迅速开放而实现心肌组织部分或个别完全再灌注。AMI 在给予溶栓治疗特别是 PCI 植入支架后冠状动脉已成功再通，但血流未达到 TIMI 3 级，产生了慢血流或无再灌注现象，ECG 出现 ST 段明显上抬，是因为微血管栓塞而未实现心肌再灌注；如果血流达到 TIMI 3 级，也有 3% ~5% 的患者 ECG 上抬的 ST 段不能迅速回落，表明心肌组织并无完全再灌注（心肌无再流），可能是心肌微血管栓塞甚至破坏的结果。

（三）影像学检查

1. 床旁 X 线胸片

能准确地评价 AMI 时有无肺瘀血和肺水肿存在，以及其消退吸收情况，并初步评价心影的大小，对诊断肺水肿有不可替代的重要价值。只是诊断和治疗效果评价有 12 小时的延迟，特别是肺水肿吸收和肺野清亮，需延迟 1~2 天。此外，对心脏大小的判断和主动脉夹层动脉瘤的诊断也有一定帮助。

2. 心血管 CT 或 MRI

对 AMI 的诊断和鉴别诊断有重要价值，然而只在特殊情况下（如疑有大动脉夹层和急性肺栓塞时）才应用。MRI 特别是钆显影延迟增强 MRI，不仅能检出坏死心肌，评价心功能，还可检测心肌灌注和存活心肌，预测预后，也有重要的临床应用价值。只是 AMI 急性期需搬运患者，不能常规检查，只能在恢复期进行。此外，MRI 对陈旧性心肌梗死瘢痕检查非常敏感和特异性强，对已错过急性期诊治的疑有陈旧性心肌梗死患者有独特的确定和排除诊断价值。

3. 超声多普勒心动图

可床旁检查，能直接检出梗死区室壁节段运动异常，包括减弱、消失、矛盾运动，甚至室壁瘤样膨出，并据此估测梗死范围，还能测量评价左心室大小和整体收缩功能，心内瓣膜结构和心内分流、跨瓣膜血流的情况，以及心包积液情况；对 AMI 左心室功能状态及其并发症（特别是机械并发症）的诊断、鉴别诊断和预后预测均有重要价值。加之超声多普勒心动图无创、便携式和床旁检查可重复操作的优势和便捷，已成为急诊室和 CCU 的常规检查手段。唯一不足是在某些患者中，如肥胖、肺气肿和气管内插管机械通气者，声窗不清，影响图像质量而难以评价，此时可行经食管超声（TEE）检查。应特别注意的是，在 STEMI 患者，切不可因等待此项检查和结果而延误早期再灌注治疗的时间。

4. 核素心肌灌注显像

虽可检出梗死区充盈缺损，对 AMI 有确诊价值；还可估测梗死面积，评价心功能状态，检测存活心肌，预测预后；但在 AMI 急性期不可作为常规检查。

5. 其他检查项目

AMI 后 24~48 小时，应常规检查血常规、肝肾功能、血脂、血糖、出凝血时间和血气等项目，部分有预后预测价值，但多不作诊断之用。其中，血清总胆固醇和高密度脂蛋白胆固醇，在 AMI 后 24~48 小时的检查值基本维持在基础水平，此后会明显下降；AMI 患者若在发病 48 小时后住院，则准确反映血脂水平的检测需在 8 周后。血白细胞计数通常在 AMI 后 2 小时开始升高，2~4 天达高峰值，1 周左右恢复正常。峰值为（12~15）×10^3/mL，在大面积 AMI 者可达 $20×10^3$/mL。通常，入院时白细胞计数越高，冠状动脉病变越不稳定，临床不良预后风险也越高。AMI 后 1~2 天，ESR 通常正常，第 4~第 5 日升高，并维持数周，与预后无关。而 C 反应蛋白（CRP）的升高则提示梗死相关血管病变的不稳定性，易并发心力衰竭。AMI 时血红蛋白（Hb）值有很强的独立预测心血管事件的价值。Hb < 150 g/L 或 >170 g/L 均增加心血管事件。贫血会影响组织的氧运转，而红细胞增多症的风险则与血液黏稠度增高有关。

二、诊断标准

依据传统 WHO 标准，临床上只要符合持续胸痛 > 30 分钟的典型缺血症状、ECG 动态演变和心肌酶学的异常升高 3 项指标中的任何 2 条（即 2/3 条件）就可确诊为 AMI。近年来，国际上已将心肌损伤标志物（CTnT、CTnI）的异常升高为 AMI 诊断的必备标准，再加上其他 2 条的任何 1 条检测（1 + 1 标准）即可确诊。但在 STEMI，一旦 ECG 有 ST 段上抬，就应当尽早给予再灌注治疗，切不可因等待心肌损伤标志物的检查结果而延误了冠状动脉再灌注治疗。

因此，临床上患者只要有持续剧烈胸痛发作 > 20 分钟，口含硝酸甘油不能缓解，伴有大汗、恶心、呕吐的典型表现，ECG 上 2 ~ 3 个相邻导联呈现 ST 段 ≥ 1 mm 的上抬（或压低），或呈新发 CLBBB 图形，则应高度怀疑 STEMI（或 NSTEMI），应当立即给予急救治疗。特别是 STEMI，应尽快准备行急诊 PCI 或溶栓冠状动脉开通治疗，切不可因等待心肌酶学的结果而耽误。只有在临床症状和 ECG 变化均不典型时，才依赖心肌损伤标志物的结果做最终的确诊和排除诊断。

三、鉴别诊断

AMI 诊断过程中，需与下列疾病相鉴别。

1. 主动脉夹层

有剧烈胸痛，ECG 无心肌梗死改变，X 线胸片有升主动脉和降主动脉增宽，超声多普勒心动图、CT 和 MRI 有确诊或排除诊断价值。

2. 急性肺栓塞

临床发病、ECG 改变和心肌酶学与 NSTEMI 均有重叠。血气分析、超声多普勒心动图、核素肺灌注显像和 CT 有确诊或排除诊断价值。

3. 气胸

胸片有确定或除外诊断价值。

4. 心肌心包炎

症状可酷似 STEMI，超声心动图和冠状动脉造影有鉴别诊断价值。

5. 胃痛和急腹症

以胃痛为表现的下后壁 AMI 常易被误诊为胃病或急腹症，应高度警惕。胃痛和急腹症时，ECG 无改变，并有相关的腹部体征可鉴别。

6. 心绞痛或心肌缺血

症状轻、持续数分钟、呈一过性、含硝酸甘油有效、ECG 呈一过性（非持续）缺血改变。

7. 应激性心肌病

又称鱼篓病，多似广泛前壁 AMI，但有明确情绪应激诱因，症状轻，病情重，急诊冠状动脉造影显示梗死相关冠状动脉（IRCA）通畅，达 TIMI 3 级血流，但左心室心尖部呈室壁瘤样扩张，且在 1 ~ 2 周又会恢复，即有"快速可逆性"室壁瘤形成。这与 AMI 时 IRCA 闭塞左心室室壁瘤不可逆的特点完全不同。

8. 上消化道大出血

部分患者呈现剑突下不适，恶心、呕吐、出汗，甚至血压偏低，临床表现与 AMI 相似，但 ECG、心肌酶学和影像学检查均正常，可由此鉴别。

（王　爽）

第四节　治疗

无论是 STEMI 还是 NSTEMI，一旦确诊或疑诊，就应立即给予监测和急救治疗。救治原则包括：①一般救治，包括舌下含服硝酸甘油，建立静脉通道、镇痛、吸氧、持续心电、血压监测等；②及时发现和处理致命性心律失常；③维持血流动力学和生命体征稳定；④立即准备并尽早开始冠状动脉再灌注治疗，包括急诊 PCI 或溶栓治疗；⑤抗血小板、抗凝；⑥保护缺血心肌，缩小梗死面积；⑦防止严重并发症；⑧稳定"易损斑块"。

一、院前急救

由于 AMI 发病后 1 小时内患者死亡风险很高，且多由心室颤动所致，故院前急救对挽救患者生命尤其重要，其重点任务是：①采取一切急救监护措施，保持患者存活和血流动力学稳定；②尽快转运患者到最近能行冠状动脉再通（急诊 PCI 或溶栓）治疗的医院急诊室；③做好与冠状动脉再通治疗的相关准备，包括通信联络和药物；④如果运送时间很长（＞1 小时），又有人员和设备条件时，也可开始院前溶栓治疗。

就院前溶栓治疗而言，理论上能够"争分夺秒"地尽早开通闭塞的冠状大动脉，缩小梗死面积，改善心脏功能和预后，是院前急救的重点内容。但是，基于 AMI 发病后 60～90 分钟开始冠状动脉再通治疗对降低病死率的获益最大的认识，考虑到在城市一般能于 30 分钟左右将 AMI 患者送到医院，加上院内流水线式绿色通道的实施，基本能达到 60～90 分钟这一冠状动脉再通最佳时间的目标，院前溶栓显得似乎已无必要；院前溶栓所需人员和设备的要求太高，相当于将急诊室装上救护车，这样又不太可行。因此，当下只有在转运时间长（如＞1 小时），又有人员和设备条件时，才考虑给予院前溶栓治疗。

二、急诊室救治

急诊室是 AMI 院内救治的入口，是最关键的一站，主要任务包括：①尽快明确 AMI 诊断；②尽快给予监护和急救治疗；③尽快完成冠状动脉再通治疗的准备工作；④努力使得来诊—急诊 PCI 时间（门—球时间）缩短在 90 分钟内，诊—静脉溶栓时间（门—针时间）＜30 分钟。具体处理如下。

1. 一般治疗

采集病史，立即记录 12 导联 ECG（必要时记录 18 导联 ECG，即加上右心室导联和正后壁导联），给予持续心电和血压监测，建立静脉通道；准备好除颤和心肺复苏等急救设备。

2. 抗血小板治疗

抗血小板治疗是急性冠状动脉综合征（ACS）治疗的基础，也是 AMI 急诊 PCI 治疗所必需的，治疗药物包括阿司匹林（ASA）＋ P2Y$_{12}$ 受体拮抗药的双抗血小板治疗（DAPT）。

ASA 不仅在心血管事件一级预防中有效，而且在治疗急性冠状动脉综合征中也有效。因此，对所有疑诊或确诊 AMI 的患者，只要无禁忌证（消化道溃疡或过敏），都应给予水溶阿司匹林 300 mg 嚼服，从口腔黏膜迅速吸收，迅速达到完全抑制血小板的效果，而小剂量阿司匹林（100 mg）不能迅速（需要数日）达到抗血小板的效果。$P2Y_{12}$ 受体拮抗药氯吡格雷和替格瑞洛是当下双联抗血小板治疗（DAPT）的主要组合用药，负荷剂量分别为 300 ~ 600 mg 和 180 mg，口服。其中，前者是前体药，口服后经肝脏 P450 代谢成有效成分而起作用，故有 30% 左右的患者因慢代谢致无反应或低反应，即抵抗而低效或无效；而后者本身就是起效成分，不经过肝脏代谢而直接起效，故不仅起效快、作用强，而且无抵抗现象，在急诊 PCI 中的优势似更为突出。$P2Y_{12}$ 受体拮抗药还有普拉格雷。

3. 镇痛

AMI 患者来急诊室时，多数都有较为严重的心肌缺血性疼痛，有进一步刺激交感神经兴奋的不良作用，故镇痛非常重要。救治措施包括镇痛药（如吗啡）、硝酸盐制剂、吸氧和选择性应用 β 受体阻滞药。

（1）镇痛药：首选吗啡，3 ~ 5 mg，静脉缓慢注入，5 ~ 10 分钟后可重复应用，总量不应超过 15 mg。吗啡除有强镇痛作用外，还有血管（静脉、动脉）扩张作用，降低左心室前、后负荷和心肌氧耗量，有抗缺血作用；其不良反应有恶心、呕吐、呼吸抑制和低血压，因此血压偏低（< 100 mmHg）者应慎用或减量使用。

（2）硝酸甘油：因为其强大的扩张冠状动脉（包括侧支循环）和扩张静脉容量血管致去心室负荷作用，可有效抗心肌缺血和止痛，是 AMI 患者最重要的基础用药。可先给硝酸甘油 0.5 ~ 0.6 mg 舌下含服，然后以 10 ~ 20 μg/min 静脉持续输注。若患者血压偏高可渐加量（每 3 ~ 5 分钟增加 5 μg/min）至收缩压降低 10 ~ 20 mmHg（仍 > 90 mmHg）为止。硝酸甘油除有抗心肌缺血而镇痛作用外，还有降低左心室舒张末压达 40% 和改善心功能的有益作用。不良反应有低血压，在伴右心室 MI 时容易发生，可以通过停药、抬高下肢、扩容或静脉注射多巴胺 2.5 ~ 5 mg 纠正。

（3）β 受体阻滞药：因能降低心肌氧耗量和抗交感神经过度激活的效用，而减轻心肌缺血性疼痛，缩小 MI 面积，预防致命性心律失常。因此，对临床无心力衰竭的 AMI 患者，均应使用，尤其适用于伴窦性心动过速和高血压的 AMI 患者。但是 AMI 伴心力衰竭、低血压 ［收缩压（SBP）< 90 mmHg］、心动过缓（HR < 60 次/分）和房室传导阻滞（PR 间期 > 0.24 秒）者禁用。在前再灌注治疗时代，对西方人群 AMI 患者经典使用方法是采用美托洛尔 3 个 5 mg 静脉缓慢注射方案，中间间隔 5 分钟观察，如出现心率 < 60 次/分或收缩压 < 100 mmHg，则不再使用下一个 5 mg 剂量。最后一个剂量结束后 15 分钟，如血流动力学稳定，则可给予口服美托洛尔 50 mg，每 6 小时一次，连服 2 天，再改成 100 mg，每日 2 次。对于我国 AMI 患者可以参照上述方法给药，也可根据患者病情给予口服 β 受体阻滞药，从小剂量开始，逐渐加量，以维持心率在 60 ~ 70 次/分。特殊情况下如伴有心力衰竭又缺血患者，为控制心室率，可以选用超短效的 β 受体阻滞药艾司洛尔 50 ~ 250 μg/（kg·min），然后以小剂量口服 β 受体阻滞药开始，并逐渐加量维持。使用 β 受体阻滞药期间应严密观察患者的心率、血压及心功能变化，我国 AMI 患者使用国外的 3 个 5 mg 方案时，更应警惕伴有心力衰竭患者诱发心源性休克的风险，必要时减量或根据病情调整方案。

（4）吸氧：AMI 早期由于心功能降低或心力衰竭致肺通气—血流比例失调，多有低氧血症存在，如并发肺炎或原有肺部疾病的 AMI 患者，低氧血症更严重。因此，对所有 AMI 患者于入院后 24 ~ 48 小时均应给予鼻导管或面罩吸氧，通过增加吸入氧浓度，增加载氧量而保护缺血心肌。通常吸入 100% 浓度的氧气，流量一般为 2 ~ 4 L/min，有明显低氧血症时需更大流量，如出现急性肺水肿，还需面罩加压给氧。不过，对于无低氧血症的 AMI 患者，吸氧提高载氧量有限，反而有轻度增加外周血管阻力和血压而降低心脏输出量的不良反应，故临床上对于指氧监测血氧饱和度正常者可以不给予吸氧。对于有明显低氧血症（如氧饱和度 < 90%）的 AMI 患者，应常规监测血气分析，及时评价吸氧效果，以确保低氧血症得以及时纠正。对于吸氧效果不显著者应寻找原因，对于急性肺水肿低氧血症难以纠正者，应当及早行气管内插管和呼吸机正压呼吸纠正。

4. 缩小梗死面积治疗

梗死面积或范围大小是决定 AMI 患者预后的重要因素。因心源性休克而死亡的 AMI 患者，要么是由于一次大面积梗死所致，或者是在以往多次陈旧性心肌梗死基础上，又有小、中面积心肌梗死的结果。大面积心肌梗死患者往往心功能受损严重，长期"病死率"高，而小面积心肌梗死患者，心功能还可代偿，病死率低。由于心肌梗死面积大小对预后有很大的决定性作用，故缩小梗死面积，一直是医学界基础研究和临床研究的重点和目标，也是从进入急诊室开始到住院期间都必须首先实施的重点治疗策略。当下，缩小梗死面积的措施如下：①早期再灌注治疗；②预防心肌缺血—再灌注损伤；③降低心肌能量需求即心肌氧耗量；④增加心肌能量供应。

AMI 早期除再灌注治疗外，经典缩小梗死面积的理论依据是维持最优的心肌氧的供需平衡，主要通过减少心肌氧耗以最大程度地挽救梗死边缘区的缺血心肌。决定心肌氧耗量的临床指标是心率和血压，故基本措施是将患者置于安静环境下，身心休息，并给予镇静药物，使决定心肌氧耗量的心率降低，β 受体阻滞药的应用也因此达到缩小梗死面积的作用；同时，应当禁用增加心率或心肌氧耗量的药物（包括阿托品或异丙肾上腺素），应积极有效地处理各种快速心律失常和心力衰竭。另一方面，维持血压稳定，避免血压过度波动（> 25 mmHg），因为当血压过高（室壁张力增加）会增加心肌氧耗量，过低（冠状动脉灌注压）又会减少心肌供血，均不利于缩小梗死面积。

此外，对于无禁忌证的患者均应做好冠状动脉再灌注治疗（包括急诊 PCI 或溶栓治疗）的相关准备：包括风险交代、签署知情同意书、应用双抗血小板药物、血液检查和向导管室运送等准备工作。对于部分临床表现高度怀疑 AMI，但 ECG 无诊断意义的变化（无 ST 段上抬或下移或 T 波深倒）者，应当留院观察，给予持续心电监测，系列记录 ECG，分次抽血检测心肌损伤标志物，床旁超声心动图检测室壁节段运动异常，尽早能在 12 小时内做出确诊和排除 AMI 的诊断。

三、再灌注治疗

再灌注治疗包括溶栓治疗和急诊 PCI，是 STEMI 患者的首选，且越早越好。因为这样能使急性闭塞的冠状动脉再通，恢复心肌灌注，挽救缺血心肌，缩小梗死面积；从而改善血流动力学、保护心功能、降低泵衰竭的发生率和住院病死率（< 5%）。因此，它已成为治疗 STEMI 公认的首选急救措施，而且开始越早越好。对此，美国心脏病协会（AHA）、美国心脏病学院（ACC）、欧洲心脏病学会（ESC）和中华医学会心脏病学分会（CSC）所制定的

指南均要求，STEMI 从发病开始算起，应在 120 分钟内使冠状动脉成功开通。

1. 溶栓治疗

即溶血栓治疗，是根据 STEMI 由冠状动脉血栓性闭塞所致的病理生理学机制，通过静脉注入溶栓剂溶解梗死相关冠状动脉（IRCA）内的新鲜血栓，使 IRCA 迅速再通，再通率可达 60%～80%。9 个临床试验（样本量均 >1 000）的 Meta 溶栓治疗研究分析（FTT）发现，溶栓治疗比不溶栓能够降低 AMI 患者的病死率 18%（9.6% 对 11.5%，$P<0.001$），对 45 000 例 STEMI 患者，其短期病死率降低 25%，其中发病后 1～2 小时溶栓者获益最大。FTT 中对于 >75 岁老年人的溶栓治疗能否降低病死率仍有争议，因为在早年临床试验中这些老年患者是除外标准之一，但是其在实际登记试验中可占到 35%，其死亡率没有降低。原因可能包括就医延迟、症状不典型、并发症和心电图不典型等致溶栓延迟。此外，LATE 和 EMERAS 研究发现即使在发病 >6 小时给予溶栓治疗，病死率也会显著降低。

（1）适应证和禁忌证：在 AMI 发病早（<3 小时），又无条件行急诊 PCI 时溶栓治疗是首选。STEMI、发病 <12 小时、年龄 ≤70 岁又无溶栓禁忌证者，都是溶栓治疗的适应证。禁忌证包括：①出血素质及凝血功能障碍者；②胃肠道、呼吸道和泌尿生殖系统有活动性出血者；③不能控制的高血压（血压 >160/110 mmHg）；④半年内有脑血管病或 TIA 发作史；⑤2 周内做过大手术或长时间的心肺复苏者；⑥严重疾病，如肿瘤、严重肝肾功能损害者。

（2）溶栓剂：即纤溶酶原激活剂，是指能将已形成的血栓溶解，使闭塞的冠状动脉再通，能通过静脉或导管法治疗 STEMI 的一类药物。溶血栓关键是溶解血栓内的纤维蛋白，需要纤维蛋白溶解酶，后者又是溶栓剂激活纤维蛋白溶解酶原而来。目前，国际公认能用于临床的溶栓剂包括链激酶（SK）、茴香酰纤溶酶原链激酶激活剂复合物［（复合纤溶酶链激酶（APSAC）、尿激酶（UK）和基因重组组织型纤溶酶原激活物（rt-PA，又称阿替普酶）］及其重组变异衍生物替奈普酶和瑞替普酶。溶栓剂的基本药理机制是使无活性的纤溶酶原转化成有纤溶活性的纤溶酶，从而溶解已生成的纤维蛋白及其血栓。纤溶酶原在体内有两种储存（或存在）形式：血液中的循环纤溶酶和血栓中与纤维蛋白结合的纤溶酶原。能够选择性激活血栓中纤溶酶原的溶栓剂是纤维蛋白特异性的溶栓剂，而对血液和血栓中纤溶酶原无选择性激活的溶栓剂则是非纤维蛋白特异性溶栓剂，后者往往能使血液中的纤溶酶大量增加，触发全身的溶栓状态。阿替普酶及其变异衍生物替奈普酶和瑞替普酶属于纤维蛋白特异性溶栓剂，而链激酶、纤溶酶原链激酶复合物和尿激酶则属于非纤维蛋白特异性的溶栓剂。

链激酶是 β 溶血性链球菌代谢产生的一种蛋白质，从乙型溶血性链球菌培养液中提取、冷冻干燥而成，相对分子质量为 47 000。与其他溶栓剂不同，链激酶不是酶，不能直接激活纤溶酶原，而是先与其 1：1 结合，使之产生构象改变，暴露出激活位点，通过此位点去激活纤溶酶原为纤溶酶，产生溶栓效应。链激酶为非纤维蛋白特异性溶栓剂，全面激活血液和血栓中的纤溶酶原产生纤溶酶，溶血栓的同时，也在血液中产生大量纤溶酶，起到压倒性地拮抗 α_2 抗纤溶酶的作用，也产生了全身纤溶状态。其不良反应有过敏反应，发生率约为 5%，表现为皮疹、发热、畏寒、甚至寒战；也可引起低血压，可能与纤溶酶原介导的缓激肽释放有关，多需要给予升压药，如多巴胺或去甲肾上腺素。此外，接受链激酶或既往有链球菌感染者都会产生链激酶抗体，从而降低溶栓疗效。我国还有基因重组链激酶（γ-SK），其药理特性和作用与 SK 相同。

纤溶酶原链激酶复合物由 SK 和等摩尔的赖氨酸—纤溶酶原混合而成，后者是纤溶酶的裂解形式，即 N 端有赖氨酸残基的纤溶酶原；赖氨酸—纤溶酶原与 SK 结合时所暴露出的活性位点则被茴香酰基所阻断。当静脉给药后，茴香酰基被脱酰化而缓慢去除，才暴露出两者复合物上的激活位点激活纤溶酶原，产生纤溶酶和溶栓效用，故使半衰期延长至 100 分钟，可以单次静脉或弹丸式注射给药是其优势，方便临床应用。药理机制、溶栓特性和不良反应几乎与 SK 相同。由于其疗效无优势，加之价格偏高，临床几乎不再使用。

尿激酶（UK）是一种内源性化合物，由肾和血管内皮细胞产生，是双链丝氨酸蛋白酶，相对分子质量为 34 000，能直接将纤溶酶原转变成纤溶酶而发挥溶栓作用。UK 无免疫原性，过敏反应罕见，为非纤维蛋白特异性，会产生全身纤溶状态。在国际上，除我国外，并未评价过治疗 STEMI 的溶栓疗效，仅用于导管内给药治疗深静脉、冠状动脉或外周动脉血栓症。因为国际上生产的尿激酶是从人胚胎肾细胞培养液中提取，价格偏高；而国产尿激酶主要从尿液中提取纯化而成，价格明显偏低，是我国最早用于治疗 STEMI 的溶栓剂。

阿替普酶，即 rt-PA，是用基因重组技术产生的单链 t-PA 溶栓剂。单链 t-PA 是人体内一种丝氨酸类蛋白酶，由血管内皮细胞分泌，相对分子质量为 68 000，主要结构包括指状（F）、表皮生长因子（EGF）、三环结构 1 区和 2 区和蛋白酶 5 个功能区域，其中，指状和三环结构区可介导与纤维蛋白的相互作用。在血栓内纤溶酶能使阿替普酶迅速转化成双链形式，以激活更多的纤溶酶原转化成纤溶酶，产生纤溶放大效应。阿替普酶是纤溶蛋白特异性溶栓剂，有纤维蛋白存在时的催化激活效应比无纤溶蛋白存在时高 2 ~ 3 个数量级，但这也受限于交联纤维蛋白的可溶性降解产物（DD）E 的竞争性抑制。于是，其在纤维蛋白表面的纤溶酶产生溶栓效用，而在（DD）E 表面的纤溶酶则降解纤维蛋白原，结果是纤维蛋白原的降解产物 X 碎片的积聚，可引起血管损伤处已形成的微血栓溶解导致出血。

替奈普酶是 rt-PA 的"点突变"变异体，主要为了延长半衰期和抵抗纤溶酶原激活物抑制物-1（PAI-1）的灭活。前者通过在三环结构 1 区增加一个糖基化位点，同时为抵消其削弱纤维蛋白特异性作用而移去原有的糖基化位点；后者是通过在主控 t-PA 和 PAI-1 相互作用的蛋白酶区引入四丙氨酸。因此，替奈普酶可以一次性弹丸式注射给药。另外，其纤维蛋白的特异性比 rt-PA 更强。因其与（DD）E 的亲和力更弱，产生纤维蛋白原溶解作用也更弱。

瑞替普酶是 rt-PA 的缺失变异体或衍生物，是去除了 rt-PA 的前 3 个功能区，仅剩余后两个区的衍生物，相对分子质量仅为 39 000。瑞替普酶因缺指状区的纤维蛋白而特异性减弱，又因为大肠埃希菌生产未有糖基化，半衰期更长。

新溶栓剂包括去氨普酶和蛇毒纤溶酶，前者是吸血蝙蝠唾液中纤溶酶原激活物的基因重组产物，纤维蛋白特异性比 rt-PA 好，曾经应用于临床缺血性卒中的治疗；后者是蛇毒溶栓酶，即蛇毒液的截短部分，属于金属蛋白酶，在循环中其活性被 α_2 巨球蛋白所抑制，故只能导管内给药，用于外周动脉堵塞或中心静脉导管堵塞的溶栓治疗。但是临床试验均令人失望，前者疗效与安慰剂相当，病死率反而更高；后者无效。可见，开发新型溶栓剂遭遇挑战和瓶颈。

（3）方案和疗效。

1）尿激酶（UK）：UK 溶栓治疗 STEMI，是我国的"八五"攻关项目，也是国际上首先开展的临床试验，因此一直没有国际经验借鉴。该研究通过 1 023 例发病 6 小时内的 STE-MI，在负荷阿司匹林 300 mg 基础上，随机分为低剂量（2.2 万 U/kg）和高剂量（3.3 万

U/kg）UK（均在 30 分钟内静脉输注完毕）两组溶栓治疗，结果 2 小时的冠状动脉通畅率、4 周病死率和出血并发症的发病率分别为 67.3% 对 67.8%、9.5% 对 8.7% 和 9.7% 对 7.7%，均无显著性差异，只是仅有的 2 例致命性脑出血（0.6%）均发生在高剂量组，故推荐 UK 低剂量为安全有效剂量。

2）链激酶（SK）和 APSAC：SK 溶栓治疗 STEMI 最早在欧洲实施，方案明确统一为：SK 150 万 U 静脉输注，30～60 分钟内输完，溶栓后 12 小时给予皮下肝素 12 500 U 每 12 小时一次（对我国患者的应用剂量应同 UK 方案）。而 APSAC 半衰期长，可使用 30 mg，只需静脉注射用药 1 次，3 分钟内推完方案，余同 SK。

3）阿替普酶（rt-PA）：rt-PA 溶栓治疗 STEMI 最早在美国应用，目前的治疗方案为 rt-PA 加速（100 mg/90 min）方案 [15 mg 冲击量；50 mg 或 0.75 mg/（kg·30 min）；35 mg 或 0.5 mg/（kg·60 min）]。对于我国 STEMI 患者，还可使用 rt-PA 加速方案的半量方案（50 mg/90 min，8 mg 静脉注射，余下 42 mg 静脉输注 90 分钟），此为我国 rt-PA 和 UK 对比研究（TUCC）结果而推荐。

4）瑞替普酶（r-PA）：因其半衰期比 rt-PA 长，给药方案为静脉注射 2 次，中间间隔 30 分钟（10 U + 10 U）。其疗效和风险虽与 rt-PA 几乎相同，但给药方便。

5）替奈普酶：其半衰期长，只需给药 1 次（0.53 mg/kg）。

（4）并发症。

1）出血：常见有牙龈、口腔黏膜和皮肤穿刺部位出血及尿中大量红细胞，可密切观察，不必处理；若出现消化道大出血（发生率为 1%～2%）或腹膜后出血则应给予止血药和输血治疗；颅内出血则是最为严重的并发症，占 1%～2%，通常是致命性的。

2）过敏反应：主要见于 SK 溶栓的患者，可有寒战、发热、支气管哮喘、皮疹，甚至出现低血压和休克。

3）低血压：可以是再灌注的表现（在下后壁 AMI 时），也可能是过敏反应（如 SK）或因溶栓剂输注过快所致。一旦发生，应立即给予处理，如扩容和输注多巴胺，对并发心动过缓者应给予阿托品。

（5）血管再通的判断：临床上尽快判断溶栓治疗成功与否，这对于接下来的补救治疗十分重要。对于临床判断溶栓成功使冠状动脉已再通（胸痛明显减轻或消失，上抬的 ST 段明显回落）的患者，可直接转入冠心病重症监护病房（CCU）进行监护和救治；对于临床判断溶栓未成功（胸痛无明显减轻或消失，上抬的 ST 段无明显回落），则应立即转送到导管室，行补救性急诊 PCI；若本院无急诊 PCI 设备或条件，则在给予患者溶栓治疗开始后，应着手转运患者到附近急诊 PCI 中心，以便及时行补救性 PCI。

临床上，主要依据溶栓开始后 2 小时内的以下特点，考虑血管再通成功：①胸痛突然减轻或消失，或突然加剧后再明显减轻；②上抬的 ST 段迅速（2 小时内）回落 >50%，甚至回到等电位线；③出现再灌注心律失常。前壁 AMI 时常出现快速心律失常包括室性期前收缩、加速性室性自主心律，甚至出现个别心室纤颤；下壁 AMI 时常出现缓慢心律失常，如窦性心动过缓、窦房传导阻滞或窦性停搏等长间歇伴低血压。再灌注心律失常虽为一过性或自限性，往往需要迅速处理，否则同样有生命危险；④CPK 或 CK-MB 的酶峰值提前。分别提前至距发病 16 小时和 14 小时以内。

（6）溶栓治疗中的特殊问题：①发病超过了时间窗（>12 小时）的溶栓。理论上，

STEMI 发病已经超过了 12 小时这一溶栓的时间窗,只要患者仍有胸痛和 ST 段上抬,提示存在存活心肌和心肌缺血,就有溶栓的指征。因为 AMI 发病或症状出现的时间不一定就是 IRCA 完全闭塞的时间,部分患者冠状动脉急性闭塞后会经过几十分钟甚至数小时的间歇性开通后才完全闭塞,临床上会相应地表现为持续胸痛的间歇性加重。因此,发病时间上虽已 > 12 小时时间窗,但是从冠状动脉完全闭塞的时间看,可能还在 12 小时以内。然而,LATE 和 EMERAS 研究发现对发病 12 ~ 24 小时的 STEMI 患者常规溶栓,并无降低病死率的获益;老年患者 (> 65 岁) 心肌梗死在发病 > 12 小时溶栓治疗者,心脏破裂的风险增高。因此,对超过时间窗的 STEMI 患者,特别是老年患者,应首选急诊 PCI 治疗,但是此类患者急诊 PCI 同样有较高心脏破裂的风险,应充分认识并告知患者;②老年患者的溶栓及早期危险。迄今,所有 STEMI 溶栓治疗的临床试验均将 > 75 岁的老年患者排除在外,然而在当今心肌梗死老龄化的时代,老年 STEMI 需要溶栓治疗者在临床试验中占 15%,在登记试验中占 35%。特别重要的是,老年人并发症多,症状轻,且不典型,在多年糖尿病患者甚至表现为"无痛",容易延误就诊,超再灌注治疗时间窗 (> 12 小时) 就诊者较常见;再者研究发现,溶栓治疗早期危险即比对照组在第一个 24 小时内有"过多死亡"的危险,又是在老年人和 > 12 小时溶栓者更突出,更易发生心脏破裂、致命性脑出血、心肌再灌注不足和心肌再灌注损伤致心力衰竭和心源性休克等致死性并发症。治疗者应有充分认识并让患者及其家属知情;③同部位再次心肌梗死的溶栓。这一点较为明确,只要持续胸痛伴 ST 段上抬,就应给予溶栓或急诊 PCI 的再灌注治疗,因为这些症状提示有大量存活心肌,需要挽救;④溶栓剂及其方案的选择。临床上,选择了溶栓则自然选择了方案,可根据临床疗效和费用的费效比来选择溶栓剂。就临床疗效而言,纤维蛋白特异性的阿替普酶及其衍生物明显优于非纤维蛋白特异性的 UK 和 SK,然而从价格来看正好相反。因此,在不考虑费用时应首选前者,费用有限时只能选择后者。另外,在日常临床实践中,就个体化治疗而言,安全最为重要,尤其应该尽量避免与溶栓剂相关的严重出血并发症 (虽然不太可能),因为这些并发症直接影响患者的生存。一旦发生,不易被患者家属甚至社会理解,容易引发医疗纠纷。此时可以从减小溶栓剂总量考虑和着手,即在溶栓方案上进行改良,采用阿替普酶的半量 rt-PA 加速方案 (50 mg/90 min);⑤净临床获益结果评价溶栓疗效,溶栓治疗一方面通过早期开通 IRCA,挽救缺血心肌能降低病死率而使 STEMI 患者获益;同时,其又有严重出血并发症 (特别是脑出血等致死并发症) 的风险,可致死。因此,将这两方面统一起来评价,才更科学、更客观,于是就有了临床净获益这一概念和评价标准,如死亡、致死性脑卒中、非致死性 MI 或非致死性脑出血,来评价不同溶栓剂之间的净疗效。

2. 急诊经皮冠状动脉介入治疗 (PCI)

是应用 PCI 技术机械开通 IRCA 而治疗 AMI 的再灌注治疗方法。急诊 PCI 兴起于溶栓时代,随介入技术进步而发展,随抗栓治疗措施的完善而不断完善,已成为 STEMI 首选、最佳和主流的治疗方法。急诊 PCI 包括冠状动脉球囊扩张术 (PTCA) 和支架植入术,能机械开通闭塞的冠状动脉,立即恢复心肌供血和再灌注,冠状动脉 TIMI 3 级血流率可达 85% ~ 90%,住院病死率可降至约 5% 甚至更低,是 STEMI 治疗的首选。但由于所需设备和人员技术的要求均很高,只有在有条件并获准开展急诊 PCI 的医疗中心方可进行,医疗费用也较高。目前,根据国内外指南推荐,对 STEMI 患者,特别是有溶栓禁忌证或出血并发症患者,几乎均考虑首选直接 PCI;对溶栓治疗未成功再通者,也应行补救性 PCI;对 AMI 并发心源性休克者，应首选在主动脉内球囊反博（IABP）支持下行直接 PCI，能使其住院病死率从早年的 80% ~90% 降至 50% 以下甚或更低。

近年来的研究显示，STEMI 从无条件的医院直接转到有条件的医院做急诊 PCI 比溶栓治疗效果更好；也可在给予溶栓治疗后立即转诊行急诊 PCI。

（1）直接 PCI：是指 STEMI 患者未经溶栓治疗直接进入导管室进行的急诊 PCI。研究表明，直接 PCI 比溶栓治疗疗效好也更安全：再通率高，TIMI 3 级血流率高，可明显降低病死率、心血管事件率和出血性卒中的发生率。

直接 PCI 与溶栓治疗不同，对时间延误患者（除心源性休克和高危患者外）也能获益。直接 PCI 使患者获益与溶栓的时间依赖性不同，是非时间依赖性的，除了再灌注治疗效率高外，还由于其减少了心脏破裂并发症和颅内出血的发生率。此外，就直接 PCI 而言，缺血时间延迟只对休克患者和高危患者增加病死率，而对非休克和低危患者不增加死亡率。

直接 PCI 的基本原则：①只开通 IRCA，虽心源性休克可以但不是必须例外。最近 PAMI 研究显示，IRCA 和非 IRCA 同时急诊 PCI 比只处理 IRCA 的近远期预后更好，主要是因为对照组的非 IRCA 严重狭窄病变在恢复期常规未行延迟 PCI 所致，实际上是反映了完全血运重建优于部分血运重建的结果。在我国临床实践中都会常规于 AMI 恢复期出院前对非 IRCA 严重狭窄病变行延迟或择期 PCI，非但不会使患者失去长期预后的获益，还会比急性期处理更安全，是最佳策略；②只对血流 ≤TIMI 2 级堵塞血管行 PCI，而对已恢复正常血流 TIMI 3 级者，则无 PCI 指征，即不行 PCI，特别是患者胸痛已基本消失，同时上抬的 ST 段也已明显回落或已接近等电位线者，应当等到 AMI 恢复期行延迟 PCI。因为对 TIMI 3 级血流行 PCI，并发冠状动脉栓塞、无再流或慢血流的风险较大，对患者反而不安全；③对血栓性和复合性病变者应使用远端保护装置，包括抽吸导管、滤网导管和 GP Ⅱ b/ Ⅲ a 受体拮抗药。可有效防范和避免冠状动脉栓塞、无再流或慢血流影响心肌再灌注的并发症；④对高危患者，如 LAD 开口或为 CTO 病变提供了侧支循环的冠状动脉闭塞者，以及老年（≥75 岁）、女性和伴有心功能低下者，应该术前而非术中或术后插入 IABP，以保证术中和术后患者的安全；⑤对个别极高危患者恢复 TIMI 3 级血流即可。虽然急诊 PCI 包括抽吸导管、PTCA 和支架植入，但必须认识到，PTCA 有冠状动脉栓塞和无再流的风险，支架植入的冠状动脉栓塞和无再流的风险更大。因此，对个别极高危患者如为 CTO 病变提供了侧支循环的 IRCA 闭塞病变行 PCI 时，如果抽吸导管反复抽吸后已恢复 TIMI 3 级血流，则不必行 PTCA 和支架植入，以免并发冠状动脉无再流产生严重后果。同样，对近期有过活动性出血（如胃溃疡出血）的患者，只需血栓抽吸或 PTCA 即可，应绝对避免植入支架；否则，会因不能耐受双抗血小板治疗而致支架内血栓，反而是致命性的。

直接 PCI 中应注意个体化治疗的问题：①STEMI 患者伴有心源性休克、心力衰竭、血流动力学不稳定和恶性心律失常时，虽然国内外指南一致认为 Ⅰ 类指征推荐急诊 PCI，但必须认识到对此类极高危患者的 PCI 风险极大，必须术前先插入 IABP 给予循环支持，术前、术中和术后均需做好各种急救准备，包括心肺复苏的准备以及向家属充分交代危重的病情和 PCI 极高病情恶化和死亡的风险；②对老年患者（≥75 岁）的急诊 PCI，尤其是老年女性患者，均属高危和极高危者，风险大、病死率高，应给予高度重视，必要时给予 IABP 支持，并做好病情、风险的充分交代；③对于发病 ≥12 小时的 STEMI 患者，特别是老年女性患者，心脏破裂的风险很高。溶栓治疗是如此，不做急诊 PCI 是如此，做了急诊 PCI 还是如此。医师应充分认识、高度重视，做好防范和风险告知；④左主干急性闭塞的 STEMI 患者病情危重、介入风险大、预后差，应做好危重病情和介入风险交代、IABP 保驾和支持、心外科会诊、PCI 快速操作、各种急救包括心肺复苏准备和术后监护和治疗。

（2）挽救性 PCI：是指对溶栓治疗未成功的 AMI 患者行挽救性急诊 PCI 治疗，也已成为临床常规。一方面对溶栓患者 90 分钟时临床判断 IRCA 未再通者立即转送导管室行挽救性 PCI；另一方面也可对所有溶栓治疗的患者常规行冠状动脉造影检查，对其中 IRCA 未成功再通（≤TIMI 2 级血流）者行补救性 PCI。

（3）立即 PCI：是指对溶栓治疗成功，IRCA 已达 TIMI 3 级血流但又有残余严重狭窄的患者行立即 PCI。此时患者胸痛明显减轻或消失，上抬的 ST 段已回落甚至回到等电位线，已无立即 PCI 的指征。如果立即 PCI，若行单纯 PTCA，有冠状动脉急性闭塞的风险；若行支架植入，有无再流、远端栓塞和支架内血栓的风险，都会额外增加死亡和心血管事件风险，不安全。在我国，多在 AMI 恢复期（2 周左右）对 IRCA 行延迟 PCI。

（4）易化 PCI：即在全量或半量溶栓治疗，有或无 GP Ⅱa/Ⅲb 受体拮抗药抗血小板作用的基础上，再行急诊 PCI。理论上，可结合溶栓和急诊 PCI 的优势，为尽快开通闭塞的 IRCA 制订"优化或理想"治疗方案。

（5）延迟 PCI：是指对溶栓成功或错过早期再灌注治疗机会的 STEMI 患者，在其恢复期（1～7 天），对 IRCA 行择期或计划 PCI。当然，IRCA 若有严重狭窄存在，PCI 会使患者获益，这既是指南推荐的，也是临床上的常规。

不过，此时（梗死后的 1～7 天）的择期 PCI，并非最佳时机，因为冠心病病变、梗死心肌和心功能均不稳定，除了有冠状动脉血栓栓塞、无再流、支架内血栓、心肌再灌注损伤的风险外，还有心脏破裂的风险，均可以影响预后甚至致死，应充分认识、高度重视，给予个性化处理。择期 PCI 最佳时机的选择是临床上不可规避的问题，应该是最少发生上述并发症风险，特别是应当规避心脏破裂的风险，至少 TIMI 3 级血流率应达到 95%，按此标准，最佳时机应在 2 周左右，个别需要 4 周，在伴有心力衰竭和心功能低下者甚至更长。应当牢记：延迟 PCI 仍有 10% 是很高危的，临床上应加以甄别。

另外，对于冠状动脉多发病变的延迟 PCI，为了患者安全，原则上应当优先处理 IRCA 再处理非 IRCA，只有在顺利（无并发症）完成前者 PCI 基础上，才可"碰"后者。要知道对于非 IRCA 血管病变延迟 PCI 风险更大，一旦出现冠状动脉血栓栓塞、无再流和支架内血栓等严重并发症，即便并发小面积心肌缺血，引起非梗死区域心肌功能障碍，都可能造成整体收缩功能（梗死区和非梗死区相加）的急剧严重下降致心力衰竭、休克，甚至心血管崩溃而死亡。故对左心室收缩功能低下（如广泛前壁 AMI，LVEF≤40%）的高危患者，拟行非 IRCA 的延迟 PCI 前，应进行充分风险评估。然后，可选择 IABP 保驾支持下与 IRCA 同次或分次行延迟 PCI，或推迟到 2～3 个月后行择期 PCI 以规避风险；对于无法规避风险或还需植入多个支架者（如≥3 个）花费太多，或患者经济状况一般难以承受者，应建议行外科 CABG 术。

（6）GP Ⅱb/Ⅲa 受体拮抗药：急诊 PCI 用机械方法开通复合血栓病变的血管，植入致血栓的支架，因此术前、术中和术后防治血栓是第一要务。GP Ⅱb/Ⅲa 受体拮抗药包括单克隆抗体阿昔单抗、非肽类类似物替罗非班和肽类依替巴肽三类，能强效抑制血小板"激活、黏附、聚集"三环节中的最终聚集的药理作用，从源头抗栓，在 STEMI 急诊 PCI 中使用能够有效防治冠状动脉血栓、栓塞和无复流以及支架内血栓的形成，从而有效降低 PCI 后的缺血事件和病死率，还能改善心肌灌注、保护缺血心肌，已成为高危患者特别是高危病变（血栓、复合）患者急诊 PCI 中的常用药。由于急诊 PCI 时都是在双抗血小板和肝素化基础上使用 GP Ⅱ b/ Ⅲ a 受体拮抗药，故出血风险不言而喻，肝素量应从常规 100 U/kg 降至 70 U/kg，对出血风险高的患者，如高龄、低体重和女性等应减量使用，并密切观察、监测和处理出血并发症情况。主要并发症有出血和血小板减少。治疗原则：停药、观察出血情况，必要时输血小板。血小板减少需除外血小板凝聚和肝素诱导的血小板减少症（HIT）。

（7）抽吸导管和远端保护装置：急诊 PCI 的球囊扩张和支架植入都可因挤压斑块引起冠状动脉远端栓塞而影响心肌灌注，抽吸导管和远端保护器装置则有望解决这一问题。远端保护装置用于大隐静脉桥血管 PCI 能使患者明显获益，用于自身冠状动脉病变也能使 75% 的患者吸出血栓及粥样斑块碎片。

尽管急诊 PCI 已成为 STEMI 再灌注治疗的首选和最佳方案，但还有一定的风险，包括疾病本身的死亡风险和并发症风险。AMI 的死亡风险从患者进入医院急诊室起，在院内救治和转运整个全程都持续存在，必须有严格的防范和急救措施。并发症包括用药相关和 PCI 操作相关并发症。前者是指用双联抗血小板至少 4 周（裸金属支架、BMS）或 1 年（药物洗脱支架、DES）＋术中、术后肝素化抗凝或另加第三种抗血小板药物（血小板糖蛋白 Ⅱ b/ Ⅲ a 受体拮抗药，即 GP Ⅱ b/ Ⅲ a 受体拮抗药）所产生的大出血、小出血并发症，如消化道大出血甚至脑出血。PCI 操作相关并发症包括穿刺血管并发症，如出血、血肿、动静脉瘘和假性动脉瘤；冠状动脉血管并发症，如冠状动脉损伤夹层、急性闭塞、因栓塞产生的无再流、慢血流；急性（＜24 小时）、亚急性（1～30 天）、晚期（1～12 个月）和晚晚期（＞12 个月）支架内血栓形成；还有冠状动脉破裂穿孔、心脏压塞和其他心血管损伤等。上述疾病本身和并发症风险一旦发生均可致命，因此应做好风险评估、预警、防范和急救工作。

3. 急诊冠状动脉旁路移植术（CABG）

虽然 CABG 也是治疗 CHD 的成熟技术，然就 STEMI 治疗早期再灌注而言，因术前准备需要长时间耽搁，以及术后监护的特殊性，不可能成为首选，只是为冠状动脉多支或左主干闭塞病变、急诊 PCI 禁忌或极高危者提供了选择。当然，左主干闭塞病变伴或不伴心源性休克的患者行急诊 PCI 的技术已不是问题，但术后的病死率依然很高，急诊 CABG 的病死率也不低。另外，AMI 并发机械并发症，如室间隔穿孔、乳头肌断裂和亚急性心脏破裂，是外科修补和 CABG 的绝对适应证，但是需考量手术时机。因为即使手术成功，患者的病死率也会很高。最后，此类患者多异常危重，并发症多，对急诊 CABG 技术和团队要求很高，对术者极具挑战，需要术者做好自我评价和慎重选择。

4. 再灌注治疗的选择

一般来说，实际上是在溶栓治疗和急诊 PCI 之间选择，依据前述两种方法进行比对，虽然临床上可以简单地认为应首选 PCI，次选溶栓治疗，然而理论上需要考虑：①发病到开始治疗的时间，优选快速实施者；②风险评估，包括死亡和出血风险，对病情危重和出血风险高者应优选急诊 PCI；③转运到能做 PCI 中心的时间，使溶栓不成功者有最终行补救 PCI 的机会。

归根结底还需根据医院的实际服务能力来定：①有能力行急诊 PCI 的医院，应以急诊 PCI 为主，溶栓治疗为辅。也就是说对所有 STEMI 患者都应考虑行急诊 PCI 治疗，只有来院早、发病时间短（<3 小时）、导管室被长时间（>1 小时）占用、有 PCI 禁忌证（如阿司匹林、肝素药物过敏）、患者因风险拒绝急诊 PCI 或经济条件不允许才可选择溶栓治疗；②不能行急诊 PCI，只能行溶栓治疗的医院，应以溶栓治疗为主，转院行补救性 PCI 为辅。也就是说对所有 STEMI 患者只要没有禁忌证，均应行溶栓治疗，只是需要在溶栓治疗后做好转院的准备，一旦临床溶栓不成功立即转运到有能力行急诊 PCI 的医院行补救性 PCI。对有溶栓禁忌证或高危患者也可建议安排直接转院行急诊 PCI 治疗；③既不能行急诊 PCI 又不能给予溶栓治疗的医院，应首选尽快转院行急诊 PCI 或溶栓治疗。

急诊 PCI 一旦完成或溶栓成功者，应将患者转运到 CCU 进行监护和救治。重点进行心电、血压监测，给予特护，完善各项急诊检查并给予药物治疗以顺利度过危险期。待病情稳定后（通常为 3~7 天，有并发症时间更长）再转至普通病房进一步恢复、检查、治疗和健康教育后出院。

四、CCU 监护治疗

AMI 急性期患者，无论有无实施再灌注治疗，都应立即收住 CCU 监护和救治，时间约 1 周。CCU 是专门收治 STEMI 患者的重症病房，按标准设有监护急救床位、专业人员、护理队伍、监护设施和急救设备；能使 AMI 患者放心而安静地卧床休息，接受专业的监测、护理和治疗，可对 AMI 各种并发症给予包括心肺复苏的急救，以及循环和呼吸的辅助和支持。CCU 还应检查 ECG、心肌酶学和损伤标志物、胸片、超声心动图、三大常规（血、尿、大便）、生化全套、血气分析等；以监测患者的生命体征、循环状态，并给予抗血栓和心肌缺血治疗，保护心肌、缩小梗死范围，防治并发症和控制危险因素等相关药物治疗和健康教育。

1. 一般治疗

当患者入住 CCU 后，应给予安静的环境，使其卧床休息，给予心电、血压、呼吸和指氧饱和度监测；维持静脉通道并给予标准生命体征或血流动力学等稳定的用药治疗；安排并指导饮食、起居、活动和宣教；做好心脏功能、血流动力学、循环状态和预后的检查和评估；做好各种并发症的预防和处理；帮助患者度过危险期，以利于恢复。

2. 抗血小板治疗

根据 AMI 的冠状动脉病理生理特点，抗血小板治疗是 AMI 抗血栓治疗的基石，又是急诊 PCI 和恢复期 PCI 所必需的。血小板激活、黏附和聚集是 STEMI 冠状动脉血栓性闭塞的源头和基础，抗血小板治疗就是抗血小板聚集，从源头抗血栓对于 AMI 治疗具有举足轻重的作用。因此，所有 AMI 患者（包括溶栓治疗和急诊 PCI 者）均应给予双联抗血小板治疗。可给阿司匹林负荷量 0.3 g，每日 1 次（嚼服），然后减至 100 mg，每日 1 次终身服用，和氯吡格雷负荷量 300 mg（4~6 小时达效）~600 mg（2 小时达效），然后 75 mg，每日 1 次，1 年。最新的 ADP 受体 $P2Y_{12}$ 位点抑制药还有替格瑞洛和普拉格雷，抗血小板疗效更好，然而后者出血风险也更高，对我国患者应用时，需要首先评价其出血风险。对阿司匹林过敏者可选用另一种磷酸二酯酶抑制药西洛他唑 50 mg，每日 2 次。至于 GP Ⅱb/Ⅲa 受体拮抗药阿昔单抗、替罗非班、依替巴肽，主要用作急诊 PCI 后的维持作用，适合血栓性和复合性病变，防治冠状动脉血栓、栓塞及冠状动脉和心肌无再流，改善心肌灌注和功能。

就急诊 PCI 患者而言，双联抗血小板治疗是基础，与支架后扩张以避免贴壁不良一起，能使急性和亚急性 BMS 支架内血栓（见前述）从初期的 10% 降至 0.5% 左右，也能有效预防 DES 的晚期和晚晚期支架内血栓（约每年 0.6%）。若有氯吡格雷抵抗或阿司匹林抵抗或过敏，可改用替格瑞洛或加用西洛他唑。

3. 抗凝治疗

即抗凝血酶（凝血因子 II a）治疗，使纤维蛋白原不能转化成纤维蛋白而阻止血栓形成，是 AMI 抗栓治疗中的主体治疗。抗凝治疗能有效阻止血中大量纤维蛋白原在冠状动脉内破裂病变处转变成纤维蛋白而形成血栓性堵塞；保障溶栓治疗成功后保持 IRCA 通畅；在 AMI 急诊和恢复期 PCI 术中预防冠状动脉血栓性闭塞和支架内血栓；还可预防深静脉血栓形成、肺栓塞及左心室血栓形成和脑栓塞。故目前临床上对所有 AMI 患者只要无禁忌证，均应给予肝素等抗凝治疗。抗凝血药主要包括间接凝血酶抑制药和直接凝血酶抑制药，前者包括肝素、低分子量肝素和戊糖肝素，后者则包括水蛭素、比伐卢定和阿加曲班。

肝素即普通肝素是最早用于治疗 AMI 的抗凝血药，其疗效在溶栓治疗前时代就已经确定，也是溶栓和急诊 PCI 再灌注治疗中的主要抗凝血药。肝素通过与抗凝血酶结合，"抓住"凝血酶 II a 因子使其失活，主要抗 II a 因子起抗凝作用。不良反应有出血、肝素诱发的血小板减少症（HIT）、骨质疏松症、转氨酶升高和药物疹。拮抗药鱼精蛋白 1 mg 可中和 100 U 肝素。

低分子量肝素（LMWH）是普通肝素经酶和化学解聚作用后的部分片段，相对分子质量约为 5 000，是普通肝素的 1/3，抗凝机制同普通肝素，但由于相对分子质量小，与抗凝血酶结合后可结合但"抓不住"凝血酶，凝血酶的结合位点更易结合 Xa 因子而灭活之。所以，LMWH 可抗 II a 因子，但抗 X a 因子更强。LMWH 的抗凝特点有：高抗 X a/ II a 值〔（2~4）∶1〕，高生物利用度（90%），稳定可靠的抗凝效果，可以皮下注射使用。与普通肝素相比，LMWH 虽不能增加早期 IRCA 开通率，但能够降低开通 IRCA 的再闭塞率、再梗死和再缺血事件的发生率，尤其降低溶栓治疗后再梗死的发生率。

X a 因子拮抗药戊糖肝素是合成的肝素与抗凝血酶结合戊糖片段，相对分子质量仅为普通肝素的 1/3（1 728），通过与抗凝血酶结合，只能抓住并拮抗 X a 因子活性，而无抗 II a 因子作用。皮下注射后生物利用度为 100%，又无血浆蛋白和内皮细胞相结合，半衰期长达 17 小时，临床一次给药即可。因为从肾排泄，禁用于肌酐清除率 <30 mL/min 者，并慎用于 < 50 mL/min 者。ACS 患者用量为 2.5 mg/d，皮下注射。PCI 者疗效在戊糖肝素则不如普通肝素，因为无抗 II a 活性作用。不良反应有出血，且无拮抗药；无 HIT 的不良反应。

凝血酶直接抑制药包括水蛭素、阿加曲班和比伐卢定，均因半衰期短，需要静脉输注给药。水蛭素用于溶栓治疗者，与普通肝素相比可降低再梗死发生率（25% ~35%），但不降低病死率，出血发生率显著增加。其主要不良反应是出血。目前，该类药主要用于因肝素 HIT 的替代抗凝治疗。

抗凝血药选择：根据循证医学结果，STEMI 溶栓治疗的抗凝原则上按方案选择；急诊 PCI 术中抗凝可选普通肝素、LMWH 和比伐卢定，术后多选普通肝素或 LMWH；对于未行再灌注治疗者，多常规使用 LMWH 和戊糖肝素。应注意出血并发症的防治，出血高危患者（如高血压、低体重、女性、肾功能不全等）应减量使用。

4. 其他药物治疗

对 STEMI 患者，除了上述抗血小板和抗凝治疗的抗冠状动脉血栓并保持冠状动脉通畅外，还需要应用下列药物，保护缺血心肌，缩小梗死面积，保护心功能，从而改善预后。

（1）硝酸酯：包括三硝酸甘油酯［即硝酸甘油（NTG）］、二硝酸异山梨酯（如消心痛）和单硝酸异山梨酯（如异乐啶、依姆多、欣康等），是抗心肌缺血的经典用药，也是治疗 AMI 的基础用药。硝酸酯强大扩张冠状动脉和容量血管的增加冠状动脉供血和去心室负荷作用是其抗心肌缺血的基础；在 STEMI 患者，它除了可以抗心肌缺血、止痛（如前述）外，还能缩小梗死面积，降低左心室舒张末压、肺毛细血管楔压从而改善心功能，预防心室扩张和重构；也有抗血小板的作用。因此，临床上对所有 STEMI 患者，都应给予硝酸酯进行抗缺血治疗。

硝酸酯制剂有舌下含服、口腔喷雾、口服和静脉制剂，STEMI 早期应给予 NTG 1～2 片舌下含服，以除外冠状动脉痉挛性闭塞致 AMI 的可能；然后给予静脉滴注，以 5～10 μg/min 开始，逐渐加量，直到平均压在正常血压者降低 10%，高血压者降低 30%，收缩压不得低于 90 mmHg 为止，再维持 24～48 小时；然后改用口服制剂，必要时长期服用。

硝酸酯的不良反应有低血压，在容量不足和右心室梗死时更易发生，以及反射性心率增快和头胀痛。值得注意的是，NTG 引起的低血压同时多伴有心率减慢，而非增快，应尽快给予升压处理。虽然可以通过立即停用 NTG、扩容或抬高下肢，甚至给予阿托品处理，但最快速有效的方法是静脉快速注射多巴胺 3～5 mg，以迅速纠正低血压状态，然后再给予补液等辅助处理，否则有心搏骤停的风险。

少见不良反应有高铁蛋白血症，在长时间大量使用 NTG 时可能发生，临床可表现为昏睡、头痛，同时会损害红细胞的携氧功能。应注意预防。

（2）β 受体阻滞药：在 AMI 时，β 受体阻滞药通过减慢心率和降低心肌收缩力和血压，从而降低心肌氧耗量而抗心肌缺血、缩小梗死面积，还通过抑制交感神经过度激活而预防室性心律失常。因此，AMI 早期 β 受体阻滞药（静脉 + 口服方案）应用时，注意避免心力衰竭和传导阻滞禁忌证，方能使患者获益；此外，对我国 AMI 患者，给药方法和剂量都应给予个体化实施；缺血性胸痛和室性心律失常时使用疗效最佳。

临床常用的 β 受体阻滞药有美托洛尔、阿替洛尔、卡维地洛和艾司洛尔，其选择原则是有内源性拟交感活性的 β 受体阻滞药对冠心病二级预防有害，故不能用于 STEMI。

β 受体阻滞药的不良反应有低血压、房室传导阻滞、心力衰竭加重或产生休克，应密切监护，做好防范和急救，特别是应注意避免禁忌证使用。

（3）肾素—血管紧张素—醛固酮系统抑制药：根据大量实验和临床研究结果，肾素—血管紧张素—醛固酮系统（RAAS）抑制药包括血管紧张素转换酶抑制药（ACEI）、血管紧张素 II 受体拮抗药（ARBs）和醛固酮拮抗药，均能从不同环节阻断 RAAS，在降血压（ACEI 或 ARBs）或利尿的基础上，产生改善血流动力学、预防心室重构和治疗心力衰竭的作用，是用于治疗 AMI 的基本原理和机制。

ACEI 治疗 AMI，所有临床研究包括心功能低下（LVEF <40%）（SAVE 研究）和非选择性 AMI（ISIS-4、GISSI-3、CONSENSUS-II 和 CGS 研究）都一致显示能够降低病死率 20%，同时显著减少心力衰竭的发生，而且这些获益是在阿司匹林和 β 受体阻滞药获益基础上的再获益，只是 ACEI 按临床研究需要用到最大耐受量。ACEI 禁忌证有：低血压、已知药物过敏和妊娠。不良反应包括低血压、干咳和罕见的血管神经性水肿。因不良反应而不能耐受 ACEI 者可选择 ARBs。ARBs 与 ACEI 合用疗效不叠加，ARBs 的不良反应同 ACEI，只是咳

嗽的发生率很低。

因此，对所有 AMI 伴有心力衰竭或心功能低下（LVEF≤40%）、前壁大面积心肌梗死或大片节段性运动异常者，均应在 24 小时内给予 RAAS 拮抗药治疗，首选 ACEI，不能耐受者可给予 ARBs，或根据具体情况二选一，外加醛固酮拮抗药，终身服用，应警惕高钾血症。对于无上述情况者，出院即可不用。

（4）钙通道阻滞药：包括二氢吡啶（硝苯地平）和非二氢吡啶类（维拉帕米、地尔硫䓬），虽有抗心肌缺血的作用，但对 STEMI 并无帮助。

（5）控制血糖：AMI 时，由于血内儿茶酚胺、糖皮质激素、胰岛素和游离脂肪酸水平增高，血糖升高很常见，应给予胰岛素控制血糖，使高血糖控制到接近正常水平。

（6）心肌保护药：STEMI 再灌注治疗时代，虽然解决了大血管的开通问题，但可并发微血管堵塞（栓塞、痉挛、结构破坏）导致冠状动脉血管和心肌无再灌注，即心肌无再流或慢血流；另外，成功再灌注的心肌也可由于炎症、氧化应激、钙超载、血管内皮损伤等机制而出现再灌注损伤；均可导致心肌进一步损伤和梗死面积扩大，影响预后。虽然，大量实验研究显示，腺苷、尼可地尔、他汀、抗炎免疫抑制甚至中药通心络都有明显的心肌无再流防治和心肌再灌注损伤的保护作用，但临床研究至今未找到肯定的循证依据。然而对已成功行再灌注治疗（包括溶栓或急诊 PCI）的 STEMI，在术后 2 小时内仍有 ST 段持续上抬而不回落，提示心肌无再流存在的患者，应给予大剂量他汀（如可托伐他汀 40～80 mg/d）、通心络（4 粒，每日 3 次）、尼可地尔甚至腺苷（100～300 mg/min 持续 24～72 小时）治疗，可望改善其再灌注，保护缺血再灌注损伤心肌。

5. 低血压与心力衰竭的处理

（1）血流动力学评估：由于 AMI 时，心肌坏死的直接结果是影响心肌收缩功能，进而影响循环功能。因此，对心功能和循环状态以及有无心功能和（或）循环衰竭的评价是治疗 AMI 的基础，对指导临床治疗和预后判断以及挽救患者生命非常重要。评估方法包括临床评估和血流动力学评估。

1）临床评估和 Killip 心功能分级：即根据心率、肺部啰音和胸片评估心功能状态及心力衰竭的有无；根据血压和组织灌注，如皮肤、黏膜、尿量等评估循环状态及循环衰竭有无；在此基础上组合成 Killip 心功能分级Ⅰ～Ⅳ级。Killip Ⅰ级：既无心力衰竭，也无循环衰竭；Ⅱ、Ⅲ级分别仅有中、重度心力衰竭，也无循环衰竭；Ⅳ级：既有心力衰竭也有循环衰竭，属心源性休克。

2）漂浮导管评价和血流动力学分型：即将漂浮导管（Swan-Ganz 导管）嵌入肺动脉远端测定反映左心室舒张末压的肺毛细血管楔压（PCWP）评估心功能状态和有无心力衰竭；同时用热稀释法测定心排血量（L/min）并根据不同体表面积校正后计算出心排血指数（CI），反映循环状态和有无循环衰竭。1976 年，Forrester 等报道了以 PCWP 18 mmHg 为界值反映有无心力衰竭，CI 2.2 L/（min·m²）为界值反映有无循环衰竭和 AMI 的血流动力学分型：Ⅰ型，PCWP < 18 mmHg，CI > 2.2 L/（m²·min），即无心力衰竭，无循环衰竭，临床上为血流动力学稳定型；Ⅱ型，PCWP > 18 mmHg，CI > 2.2 L/（m²·min），反映心力衰竭，临床上为心力衰竭；Ⅲ型，PCWP < 18 mmHg，CI < 2.2 L/（m²·min），仅有循环衰竭，临床上为低血压，而无肺瘀血；Ⅳ型，PCWP > 18 mmHg，CI < 2.2 L/（m·min），既有心力衰竭又有循环衰竭，临床上为典型的心源性休克。临床上所有的 AMI 患者都可以按

Killip 分级，也都可按血流动力学分型，两者之间有着紧密联系，Killip Ⅰ级和Ⅳ级与血流动力学Ⅰ型和Ⅳ型完全一致，分别为临床和血流动力学稳定者和心源性休克患者，Killip Ⅱ、Ⅲ级均为血流动力学Ⅱ型，临床上心力衰竭，而所剩下的血流动力学Ⅲ型在临床上虽只能归为Ⅳ级心源性休克，然实际上完全有别于"真性"心源性休克，属"假性"心源性休克，即"容易纠正的"或可称为"可逆性"心源性休克。典型的临床病例为下壁 AMI 伴有大面积右心室梗死时，不能使左心室充盈，产生低血压或"休克"，可通过补液扩容治疗予以纠正。很显然，血流动力学分型比临床"粗略的"Killip 分级更精确，对指导临床治疗更重要。对血流动力学稳定的 Forrester Ⅰ 型患者，无须针对性用药；对Ⅱ型患者应给予利尿、抗心力衰竭治疗；对Ⅲ型患者不可给血管扩张药，特别是硝酸酯，应给予升压药，同时给予补液等纠正血流动力学的治疗；对Ⅳ型心源性休克者，既需要升压药又需要利尿药，还需要小剂量血管扩张药（如硝普钠），以纠正复杂的血流动力学状态，并增加组织灌注。经过药物治疗血流动力学分型会随时发生转变，有助于疗效的评价。临床上虽然并非每个 AMI 患者都需要血流动力学监测和指导治疗，然而临床上对 AMI 伴有心力衰竭或休克患者在血流动力学分型不清晰，或诊断、治疗效果不好，病情特别危重，以及并发有肺部疾病、心包疾病等复杂情况时，应给予血流动力学监测，并根据监测结果指导用药治疗。应当知道，临床上对 25% 低 CI 和 15% 高 PCWP 患者难以诊断和认识。

（2）低血压（＜90/60 mmHg）：是 AMI 特别是下后壁 AMI 初期和 AMI 早期较常见的并发症，可引起冠状动脉灌注减少，加重心肌缺血，严重时可影响循环和心、脑、肾等重要器官灌注，而立即危及患者生命，需要紧急救治。低血压往往因迷走神经过度反射（Bezold-Jarisch 反射）、低血容量、药物（如硝酸甘油及其他血管扩张药）过量、右心室梗死、心源性休克以及其他少见疾病，如急性肺栓塞、出血和气胸所致。治疗应给予紧急升压，并针对上述病因急救，措施包括以下内容。

1）升压药：首选多巴胺 3 ~ 5 μg/（kg·min）静脉输注，紧急情况下（如血压 50 ~ 60 mmHg）可先静脉注射 3 ~ 5 mg（必要时可反复应用），再静脉输注维持，尽快使血压升至 ＞90/60 mmHg。如果升压药效果不好，血压持续下降，可加量使用多巴胺，同时嘱患者用力咳嗽，利用胸腔正压，维持血压。

2）阿托品：0.5 ~ 1 mg 静脉注射，5 ~ 10 分钟可重复一次，总量不超过 2.0 mg。它适用于伴有严重心动过缓和恶心、呕吐的迷走神经过度反射的患者。该方法理论上有效，但实际升压效果远不如多巴胺。

3）扩容：适用于低血容量，出血，失血，药物（如硝酸酯类）过量和下、后壁伴有右心室 MI 的患者；可在升压药维持血压 90/60 mmHg 以上的基础上行扩容治疗；可先给予生理盐水 100 mL 静脉注射，然后，根据患者血压反应和心功能状况给予快速补液，以 3 ~ 5 mL/min 静脉注射，直至血压恢复或升高，需减量或缓慢撤除升压药。同时应注意密切观察患者的体位、心率、血压、呼吸和肺部啰音的变化情况，重点监测心功能变化；若有心力衰竭征象，应立即停止扩容并给予利尿药和血管扩张药治疗。

AMI 患者经过上述处理，低血压多能迅速得以纠正。如果经过积极升压和对因处理，血压仍不能维持，提示病情危重，随时有心搏骤停的危险，应考虑有心源性休克、心脏压塞、急性肺栓塞、机械并发症等存在，应做好诊断、鉴别、对因治疗以及心肺复苏的准备。

（3）心力衰竭：是影响 AMI 预后的主要并发症之一，常见于有或无陈旧 MI 病史的大面积 MI（如广泛前壁 AMI）、AMI 伴大面积心肌缺血，如冠状动脉多支病变或左主干及其相当病变的患者，提示主要是由于左心室收缩功能衰竭所致，虽伴有舒张功能异常。心力衰竭产生的病理生理机制除大面积缺血如左主干严重狭窄或相当病变外，在大面积 AMI 时主要是左室重构、扩大和心功能进行性降低所致。收缩功能衰竭即前向性心力衰竭，是左心室因射血分数（LVEF）、每搏量（SV）和心排血量（CO）严重降低而同时产生了左心室舒张末压增高和肺瘀血、水肿；而舒张功能衰竭即后向性心力衰竭，则是由于左心室心肌僵硬度增加、舒张不开所致，只引起左心室舒张末压升高和肺瘀血、水肿，并无 LVEF、SV 和 CO 明显降低。心力衰竭的血流动力学异常属 Forrester Ⅱ 型〔CI > 2.2 L/（min·m²），PCWP > 18 mmHg〕，即临床上只有肺瘀血和肺水肿，而无组织灌注不足，其主要临床表现有呼吸困难和肺部湿啰音，并随 SV 降低和肺瘀血的程度不同而差别较大。可轻至呼吸次数增加（>20 次/分）或平卧后咳嗽，咳白色泡沫稀痰伴肺部少量细湿啰音；也可重至肺水肿的表现如极度呼吸困难、端坐呼吸、咳粉红色泡沫痰伴面色苍白、大汗淋漓、满肺水泡音和喘鸣音。X 线床旁检查有助于心力衰竭的诊断和肺瘀血或肺水肿程度的判断，特别是在心源性哮喘时，还有助于与肺源性哮喘的鉴别诊断，因为前者肺中充满液体，后者则是气体。心力衰竭的治疗目标主要是降低肺毛细血管楔压（PCWP），减轻并消除肺瘀血或肺水肿，并增加 SV 和 CO；治疗原则为利尿、扩血管和强心；治疗措施有给氧、利尿药、血管扩张药、正性肌力药等。

1）给氧：充分给氧是治疗 AMI 并发心力衰竭的基础，以纠正因为肺血容量突然增加和间质性肺水肿、潮气量减少和呼吸抑制所产生的低氧血症，以防止加重心肌缺血。临床上根据心力衰竭的轻重程度，可以给予鼻导管吸氧、面罩给氧和呼吸机面罩加压输纯氧，完全能够并应当力争使血氧分压和饱和度均达到 95 mmHg 和 95% 以上的正常水平。如果心力衰竭严重或因并发有严重肺部疾病时，给予面罩加压吸 100% 纯氧，仍不能维持氧分压（<60 mmHg）和氧饱和度（<90%），则应给予气管内插管和呼吸机正压呼吸，呼气末正压（PEEP）通气能够增加肺泡通气量，改善通气/血流，提高氧分压和氧饱和度；但同时也阻碍静脉血液回流至心脏，影响左心室充盈，需要降低 PEEP 压力，适当补充容量和减少血管扩张药如 NTG 的用量。

2）利尿并控制入量：利尿能通过排除过多潴留的钠和水，减少血容量和回心血量而减轻肺瘀血、肺水肿，并减轻呼吸困难和改善动脉血的氧合；同时，通过降低左心室充盈压（前负荷），增加 SV 和 CO，改善收缩功能和心肌供氧；其疗效明确，是心力衰竭治疗的基本用药。多静脉使用袢利尿药，如呋塞米 10~40 mg 静脉注射，如需要 3~4 小时可重复给予。给药后 30 分钟开始排尿，1~2 小时内可望排出 500~1 000 mL 尿量，心力衰竭症状也会明显减轻，然后改用口服袢利尿药每日 1 次或隔日 1 次维持使用。如果心力衰竭严重，经数日利尿治疗后效果不好时，可给予袢利尿药持续静脉滴注。

应当注意的是，静脉注射呋塞米后 15 分钟内在利尿作用起效前，会有轻度降血压作用，也可明显降低肺静脉压和减轻肺瘀血的作用，可能与其直接扩血管的作用有关。因此，血压偏低者应慎用或在严密监测下使用。此外，袢利尿药有较强的排氯、钠和钾离子作用，应当补充钾盐如氯化钾摄入，可以适当但不要太严格限制氯化钠摄入，如有低钠血症、低氯血症时，还需要补充钠盐。另外，利尿同时还需控制容量总入量（包括口服和静脉输入量），以 24 小时内 <1 500 mL 为宜，并保持 24 小时出入量的负平衡。尤其在患者利尿后口渴难耐

时，容易摄入量过多而影响治疗效果，这常常是临床难治性心力衰竭的诱因或原因。对利尿效果的评价，除了临床呼吸困难症状改善或好转和肺部湿啰音减轻或消失外，X 线胸片肺水肿渐渐吸收、肺瘀血明显减轻，肺野恢复清晰最为客观。因此，AMI 并发心力衰竭患者应每日摄床旁 X 线胸片评价对比利尿和心力衰竭治疗的效果。

3）血管扩张药：因其独特的快速改善血流动力学的作用，而常规用于 AMI 并发心力衰竭患者的治疗，包括并发乳头肌功能不全二尖瓣反流和室间隔穿孔的患者。经典血管扩张药有硝酸酯类、硝普钠、α 受体拮抗药、ACEI 和 ARBS，甚至钙通道阻滞药也可以认为是不同机制的血管扩张药。血管扩张药的治疗作用取决于扩张静脉还是动脉，以扩张静脉为主的静脉扩张药（如硝酸酯类）通过减少回心血量而产生减轻肺瘀血和肺水肿的主要作用，同时通过降低心脏前负荷产生改善心功能和抗心肌缺血的作用；而动脉扩张药（如硝普钠）则是通过降低心脏后负荷，增加 SV 和 CO，而产生增强心功能的主要作用，同时降低左心室充盈压而产生减轻肺瘀血和肺水肿的作用。血管扩张药通常需要静脉给药，首选硝酸甘油、二硝酸异山梨酯或 5-单硝酸异山梨酯，先给小剂量，渐渐加量，硝酸甘油的用法同前述。如果血流动力学改善不明显也可加用硝普钠 5 ~ 10 μg/min 静脉输注，逐渐加量直到收缩压降低 10 ~ 20 mmHg（>90/60 mmHg）为止，维持此剂量。血流动力学明显改善后可使用口服血管扩张药 ACEI 或 ARBS，并逐渐加量至靶剂量。血管扩张药的不良反应主要是低血压，因此使用时应严密监测血压的变化，一旦血压降低，应立即减量或停用。

4）正性肌力药或强心药：心力衰竭发作时血压不高，提示心脏收缩功能严重受损，是使用正性肌力药或强心药的强指征。正性肌力药有洋地黄制剂，β 受体激动药和磷酸二酯酶抑制药。洋地黄对于 AMI 并发心力衰竭患者一般不使用，因为其强心作用远弱于因交感神经过度激活已产生的强心作用，而且在 AMI 早期特别是存在低钾血症时有诱发心律失常的风险，目前仅用于 AMI 伴有快速室上性心律失常（如心房扑动或颤动者）、AMI 非急性期心力衰竭患者。常用的 β 受体激动药有多巴胺和多巴酚丁胺，均能通过激动 β 受体，增强心肌收缩力，增加 SV 和 CO，产生抗心力衰竭作用；首选多巴胺，一般使用 1 ~ 3 μg/（kg·min）静脉输注，并根据需要逐渐加量至 10 ~ 20 μg/（kg·min）；因为多巴胺还有扩张肾动脉、改善肾功能的有益作用；在更大剂量［>5 μg/（kg·min）］而且更长时间使用时致心律失常的不良反应很弱，安全性较好。而多巴酚丁胺强心作用与多巴胺相当，而无其缩血管和增快心率的不良反应。开始用量 2.5 μg/（kg·min）静脉输注可逐渐加量至 30 μg/（kg·min）。多巴胺和多巴酚丁胺的不良反应有窦性心动过速、血压升高，故有潜在心肌缺血风险，因此使用中应密切监测 ECG、心率、血压，必要时行血流动力学监测。如果心率 >100 次/分，或 ECG ST 段明显压低，或出现室上性或室性心律失常时，应及时减量或停用。对于磷酸二酯酶抑制药，兼有正性肌力和血管扩张作用的非儿茶酚胺、非洋地黄制剂，包括氨力农和米力农，主要适用于心力衰竭治疗效果不好、血压不低、可能通过正性肌力和扩血管治疗获益的长时间心力衰竭患者。米力农需先给负荷量 0.5 μg/（kg·min）（10 分钟内）静脉注射，然后以 0.375 ~ 0.75 μg/（kg·min）静脉注射维持，若患者血压在临界水平则应减量或不给负荷量。

6. 心源性休克的处理

心源性休克是 AMI 后泵衰竭最严重的类型，80% 是由于大面积 MI 或心肌缺血所致，其余是由于机械并发症（如室间隔穿孔、乳头肌断裂或右心室 MI）所致；其预后很差，早年病死率高达 80%，即使在再灌注治疗时代也高达 50% ~60%。冠状动脉严重狭窄病变是心源性休克的病理基础。尸检发现，2/3 的心源性休克患者所有 3 支冠状动脉均有 >75% 的严重狭窄病变，并且均累及 LAD；几乎所有心源性休克患者梗死相关冠状动脉都有血栓性堵塞并引起左心室心肌重量 >40% 范围的心肌坏死。另外，心肌坏死也有从梗死区延伸到缺血区的零碎坏死的特点，使心肌酶学持续升高；也可由于一次大面积心肌梗死（如广泛前壁心肌梗死）后梗死区扩展重构所致。理论和临床结合可以发现，心源性休克患者的冠状动脉病变特点应该是 1 支 IRCA 急性血栓性闭塞时引起了双支冠状动脉供血区域（更大范围）的心肌缺血或梗死，包括：①IRCA 为另一支血管提供了侧支循环；②IRCA 是 LAD 或为 LAD 提供了侧支循环的血管；③IRCA 是 LM。当然，在大面积 AMI 基础上出现了机械并发症，则无异于临界勉强维持心功能的基础上"雪上加霜"，使心功能很快陷入休克状态而失代偿。

典型的血流动力学类型为 Forrester IV 型 [CI < 2.2 L/（m^2·min），PCWP > 18 mmHg]。临床表现为持续（>30 分钟）低血压（SBP < 80 mmHg）、低组织灌注（神志模糊、皮肤湿冷苍白、四肢冰凉、少尿和酸中毒）以及肺水肿（呼吸困难、肺部湿啰音和 X 线的肺水肿表现）。治疗原则为升压、增加 CO 和组织灌注以及降低 PCWP 减轻肺水肿。措施如下：

（1）升压药：升血压 ≥90/60 mmHg 是维持心、脑、肾等重要脏器灌注并维持生命的前提。首选多巴胺 5 ~10 μg/（kg·min），甚至 10 ~20 μg/（kg·min）或更大量静脉维持输注，以确保血压达到或接近 90/60 mmHg。必要时加用间羟胺或肾上腺素。在严重低血压的紧急情况下，可先静脉弹丸式注射多巴胺 2.5 ~5 mg，间隔 3 ~5 分钟可重复应用，使血压恢复至 90/60 mmHg 以上，再给予静脉维持输注。如大剂量多巴胺仍不能维持血压，应加用肾上腺素 2 ~10 μg/min 维持静脉滴注，多能使血压水平维持在 >90/60 mmHg。如果肾上腺素仍不能维持血压，则意味着患者很快死亡，除非找到其特殊原因如心脏压塞和肺栓塞等给予及时纠正。心源性休克时，去甲肾上腺素因具有较强 α 受体激动的缩血管作用而不主张使用，除非外周阻力不高（如 <1 800 dyn·s/cm^5）时才考虑试用。

（2）血管扩张药：心源性休克低血压时，还同时存在着外周微血管的强烈收缩，故血管扩张药不但非禁忌，而且有使用指征，只是必须在升压药的基础上试用。首选硝普钠，也可用硝酸甘油，用量宜小，以 5 ~20 μg/min 静脉维持输注。可扩张小动脉（阻力血管）而增加心排血量和组织灌注，同时可降低 PCWP 而减轻肺瘀血或肺水肿，从而改善血流动力学状态。尤其与大剂量多巴胺合用效果更好，还能抵消其 α 受体兴奋引起的缩血管作用而改善组织灌注。临床上常能观察到，在升压药的基础上使用小剂量硝普钠，血压可不下降甚至会略升高，脉搏可稍强以及组织灌注明显改善。硝酸甘油除了对心肌灌注或供血有特效外，在增加其他组织灌注和改善心功能方面均不及硝普钠。

（3）主动脉内气囊反搏（IABP）：对于心源性休克患者，与血流动力学不定和药物不能控制的心肌缺血发作一样，有 IABP 循环支持的强指征，且不论介入与否，均应经股动脉插入气囊导管给予反搏治疗。通过舒张期和收缩期气囊充气与放气，可明显增加冠状动脉血供和心肌灌注并降低心室射血阻力，使 SV、CO 增加 20% ~30% 或更多，可为循环提供有效支持并产生有益的血流动力学效应。因此 IABP 对于对上述升压药物治疗无反应、血流动力学不稳以及为外科手术或介入治疗需做冠状动脉造影的心源性休克患者是最为重要的治疗基础。IABP 的不良反应有穿刺部位出血、穿刺下肢缺血、血小板减少、溶血、血栓栓塞和气囊破裂等并发症，在老年、女性和有外周动脉疾病患者更多见；而且 IABP 本身并不能改善心源性休克患者的预后。

（4）再灌注治疗：包括溶栓、急诊 PCI 或 CABG，特别是前两者及其联合应用使梗死相关冠状动脉早期再通和有效再灌注，可使心源性休克患者的住院病死率降至 35% ~ 50%，是目前治疗 AMI 伴心源性休克的首选方法。

近年来，国际上已有使用经动脉穿刺左心辅助导管泵装置或体外膜肺装置（ECMO）支持下抢救严重心源性休克成功的报道，为此类极重度患者的抢救提供了典范和希望。也有对严重心源性休克长期脱离不了 IABP 支持患者给予心脏移植成功的病例和选择。

7. 右心室梗死的处理

临床上右心室心肌梗死（RVMI）较为常见，主要是在左心室下、后壁梗死基础上合并发生的基础上，伴有右心室导联（$V_3R ~ V_5R$）ST 段上抬是由于右冠状动脉近端闭塞使右心室支供血中断的结果。右心室心肌梗死的诊断主要依据心电图表现，在下、后壁 STEMI Ⅱ、Ⅲ、F 和 $V_7 ~ V_9$ 导联 ST 段上抬 >1 mm 可诊断。而在前壁 STEMI（$V_1 ~ V_4$ ST 段上抬）基础上的右心室导联 ST 段上抬则不可诊断，因为前壁 AMI 的 IRCA 是 LAD，不会影响右心室供血致心肌梗死，而且在解剖学的横断面上，前壁 AMI 在前间隔部位恰巧与右心室前壁部位重叠地反映到右胸导联上，并非右心室梗死的结果，除非 ST 段上抬幅度 $V_5R > V_4R > V_3R$。RVMI 对血流动力学的影响主要取决于对右心室收缩功能的影响及程度，轻到中度降低，对减轻 AMI 时的肺瘀血和左心室充盈压，改善和保护左心室收缩功能反而有益；只有重度右心室收缩功能降低，致左心室充盈不足而影响到左心室 SV 和 CO 时，才会出现严重血流动力学异常。

扩容治疗（同前）应当避免扩容过度致肺水肿，应密切监测心率、呼吸、血压和肺啰音的变化；如果快速扩容量 >1 000 mL，低血压的纠正仍不满意时，应当考虑血流动力学监测，指导扩容和治疗。当然临床上也有在陈旧前壁心肌梗死基础上发生再次下壁 STEMI 伴 RVMI，即左心功能低下基础上又有右心室梗死的 Forrent Ⅲ 型心源性休克时，则扩容的容量窗较窄，虽需要扩容以维持血压，但所能承受的扩容量又低，更容易发生肺水肿，这就需要小心扩容与少量利尿药交替进行，以平衡能维持血压又不产生心力衰竭的理想血流动力学状态。

需要注意的是，不是所有下、后壁 STEMI 伴有 RVMI 者均需要扩容治疗。只有 RVMI 伴有低血压或休克患者才需扩容，血压正常或不低者无须扩容，只需慎用或小剂量使用 NTG 即可。

8. 心律失常的处理

（1）室性心律失常：室性心律失常包括室性期前收缩（PVCS）、室性加速性自主心律、室性心动过速（VT）和心室纤颤（VF），是 AMI 后第一个 24 小时内，特别是最初数小时内常见的并发症，也是引起 AMI 早期猝死的主要原因。

1）PVCS：再灌注治疗时代 PVCS 发生率已明显降低，以及传统认为可预示室颤的高危 PVCS 已不再有预示作用，以往预防性使用抗心律失常药物已无必要而且可能有害。AMI 发生 PVCS 时，通常也不急于使用药物"抗"，而是先确定有无心肌缺血、电解质和代谢紊乱的存在而纠正。在 AMI 初期有 PVCS 伴有室性心动过速时，提示交感神经激动过度，应使用 β 受体阻滞药治疗。AMI 早期静脉内使用 β 受体阻滞药能有效减少室颤的发生。AMI 时只有发生频发、成对、连发、多源和 RonT PVCS，提示心电不稳定或不除外更严重室性心律失常发生时，临床上才应立即处理。首选利多卡因 50 ~ 100 mg 静脉缓慢注射，接着 1 ~ 4 mg/min〔20 ~ 50 μg/（kg·min）〕静脉维持注射，多有效，并于 3 ~ 6 小时后加服美西律（慢心律）0.1 g，每日 3 ~ 4 次以渐渐替换静脉用药。不良反应有头晕、口眼发麻和耳鸣等神经系统症状，个别会出现神经、精神症状。若无效，可加用 β 受体阻滞药或改用胺碘酮。

2）室性加速性自主心律：又称非阵发性 VT，心室率在 60 ~ 120 次/分，往往与窦性心律交替或竞争出现，这种心律通常是良性的，多发生在前壁 AMI 冠状动脉再通成功后，提示与冠状动脉再通相关，多能自行终止，一般不必处理，严密观察即可；必要时可给予阿托品提高窦性心率或用利多卡因抑制。

3）VT：包括非持续性 VT 和持续性 VT，前者即使发生在 AMI 早期也与死亡风险无关，后者则常发生在 AMI 晚期，多与大面积透壁 AMI 和心功能不全有关，易致血流动力学恶化，并增加住院期间病死率。VT 一旦发生就需立即处理，非持续性 VT 通常给予药物治疗，而持续性 VT 则取决于心室率和血流动力学状态。心室率快（> 150 次/分）伴低血压（< 90 mmHg），则应立即行同步直流电复律（100 ~ 150 J）；若心室率较慢（< 150 次/分）且血流动力学稳定（SBP > 90 mmHg），则可选用药物复律，首选利多卡因静脉注射（方法同 PVCS），可重复 1 ~ 2 次至总量达 3 mg/kg 时再静脉维持输注（同上），并于 6 ~ 12 小时后加服美西律，再渐停静脉利多卡因；若无效则可换用胺碘酮，先给 150 mg 静脉缓慢（10 ~ 20 分钟）注射，必要时可重复应用，然后以 0.5 ~ 1.0 mg/min 速率静脉维持输注 5 ~ 6 小时，再视临床效果调整剂量或减量并常规加用口服胺碘酮。使用胺碘酮后可进一步降低心室率，有时也可转变为窦律。利多卡因的不良反应有头晕、口发麻等，多见于老年人、心力衰竭伴肝肾功能损害者；胺碘酮的不良反应有低血压、QT 间期延长、心动过缓和静脉炎，个别还有严重肝功能损害。为预防低血压发生，静脉注射应缓慢并随时调整用量。当 VT 成功转复窦律后，应当立即纠正低氧血症、低血压、酸碱平衡或电解质紊乱和洋地黄过量等基础病理生理异常状态。特别是低钾血症和低镁血症，应努力使血清钾和镁水平分别 > 4.5 mmol/L 和 > 2.0 mmol/L。若 VT 反复发作或经上述药物治疗效果不好而产生难治性 VT，则提示已产生了"交感电风暴"。急救处理除反复上述直流电复律或电除颤（如发生心室颤动时）、利多卡因、胺碘酮及其合用外，应考虑静脉 β 受体阻滞药以抗"交感电风暴"，可选用短效的艾司洛尔，以 25 ~ 200 μg/（kg·min）剂量维持静脉输注，然后换成口服制剂；并给予镇静剂以减轻或消除患者因恐惧导致的交感神经过度激活状态。此时，还应采取有效措施，努力纠正引起反复 VT 的病理生理状态，包括严重心肌缺血、低血压状态、低氧血症、心功能不全、低钾血症、低镁血症、代谢性酸中毒、QT 间期延长和心动过缓等。如发生血流动力学极不稳定，甚至心搏骤停，则应行心肺复苏和气管内插管给予呼吸机辅助呼吸。

4）VF：是 AMI 后任何时候都可能发生的最严重的致死性心律失常，直接结果是心搏骤停，是 AMI 早期心源性猝死的主要机制。临床上通常可分为原发性 VF，即在几乎无心力衰竭症状和体征情况下，突然发生的 VF，在再灌注治疗前 STEMI 住院患者中的发生率达 10%；继发性 VF，即心力衰竭或心源性休克急剧恶化至终末期时发生的 VF（临终性 VF）；晚期 VF，是 AMI 48 小时后常发生在左心室功能严重低下的大面积心肌梗死患者的 VF。前壁心肌梗死伴有持续性室性心动过速、房扑或房颤、室内传导阻滞、右心室梗死需要起搏器的 AMI 患者是发生晚期 VF 的高危患者。VF 一旦出现应立即行非同步除颤（200 ~ 300 J）。

若除颤 1 次未成功，可加大能量（最大至 400 J）再除颤，再不成功，可给肾上腺素 1 ~ 2 mg 后重复除颤。若 VF 反复发生，其原因可能有：①严重心肌缺血；②严重低氧血症或酸中毒；③严重电解质紊乱，如严重高钾血症或低钾血症；④洋地黄中毒等；⑤电交感风暴；⑥严重心功能低下或心源性休克，应予纠正。对难治性 VF 可给胺碘酮 75 ~ 150 mg 静脉注射后再除颤，对怀疑电交感风暴时可给 β 受体阻滞药。如果出现电—机械分离，在除外心室游离壁破裂后，可在心肺复苏胸外心脏按压的基础上，给予肾上腺素或葡萄糖酸钙。

VF 的预防很重要，重点措施包括：①控制心肌缺血；②纠正低氧血症；③控制心力衰竭；④纠正低钾血症，维持血钾 ≥4.5 mmol/L；⑤补镁，努力使血清镁水平接近或达到 2 mmol/L；⑥保持患者镇静状态；⑦在 STEMI 发病 12 小时内无心电监测设备和除颤器情况下才考虑预防性使用利多卡因 [以 1.5 mg/kg 静脉注射，再以 20 ~ 50 mg/（kg·min）静脉维持]。

（2）室上性心律失常。

1）窦性心动过速：几乎均与交感兴奋有关，在再灌注治疗前的时代，几乎每个前壁心肌梗死患者都会发生不同程度的窦性心动过速。常常是由于心力衰竭、低氧血症、疼痛、焦虑、发热、血容量过低、肺栓塞和某些药物的不良反应所致，个别情况与心房梗死有关。窦性心动过速可引起心肌耗氧量增加，减少心肌灌注，加重心肌缺血或坏死，故应积极处理，治疗应对因。若有心力衰竭则应予抗心力衰竭治疗，若无明显心力衰竭可使用 β 受体阻滞药，若有心肌缺血则应使用硝酸甘油 + β 受体阻滞药。

2）房性期前收缩（PAGS）：往往是心房颤动或扑动（AF、AFL）的先兆，与心力衰竭致心房扩张或心房压升高有关，应积极对因处理。

3）阵发性室上性心动过速（PSVT）：发生率很低，发生机制与心肌缺血的关系不确定，可能独立于缺血之外，但临床上往往因心率过快可使心肌缺血加重，故应立即处理。若伴有低血压、心肌缺血或心力衰竭，则应立即行同步直流电复律（25 ~ 50 J）。若无心力衰竭且血流动力学稳定，可给维拉帕米（5 ~ 10 mg）或美托洛尔（5 ~ 15 mg）或地尔硫䓬（15 ~ 20 mg）静脉缓注而转复，无效者可使用胺酮酮。用药过程应严格监测血压、心率、心电图和心功能变化。

4）心房扑动和心房颤动（AFL 和 AF）：是心房受交感神经和（或）压力刺激的后果。往往见于大面积前壁 AMI 并发心力衰竭患者，并提示预后不良；也可见于并发心包炎、右心室梗死和心房缺血或梗死的 AMI 患者。AF 或 AFL 因心室率过快和失去了心房收缩对左心室充盈的重要作用致 SV 和 CO 明显减少，可引起低血压或血流动力学不稳定，故一旦发生均应积极处理。若心率过快致血流动力学不稳定，应立即行同步直流电复律（分别为 25 ~ 50 J 和 50 ~ 100 J 能量）。若血流动力学稳定，则减慢心室率亦可。有心力衰竭时首选毛花苷 C（西地兰）0.4 ~ 0.8 mg 分次静脉注射缓注，多能减慢心室率，也可能恢复窦性心律，无心力衰竭时可用毛花苷 C，也可用 β 受体阻滞药如美托洛尔 5 mg 静脉缓注，每 5 ~ 10 分钟可重复，总量可达 15 ~ 20 mg，然后给口服制剂。若无效可换用胺碘酮控制心室率，也有可能转复窦律，给药方案同前。同时，应强化抗心力衰竭治疗，AF 反复发作应给予抗凝治疗，以减少脑卒中的危险。

5）交界区性心律失常：多见于下壁 AMI 且多为短暂性，包括交界区心律和加速性交界区心律（即非阵发性交界区性心动过速，心率在 70 ~ 130 次/分）。前者是窦性心动过缓时的逸搏心律，后者则多见于有洋地黄中毒者，治疗应对因。若心率不快又无血流动力学损害，则不必特殊处理；若心率过慢，血流动力学不稳定，则应行临时起搏。

（3）缓慢心律失常。

1）窦性心动过缓：在下壁、后壁 AMI 早期最为常见，与迷走张力增强有关，常伴有低血压或血压偏低（SBP < 90 mmHg）。单纯窦性心动过缓而不伴低血压患者，只需观察，不必处理。如果心室率太慢（< 40 次/分）特别伴有低血压时，则应立即处理。可给阿托品 0.5 ~ 1 mg 静脉注射，间隔 5 ~ 10 分钟可重复使用，至总量达 2 mg 为止。伴有低血压者应首选多巴胺 3 ~ 5 mg 静脉注射后 + 持续输注，使血压 > 90/60 mmHg 后，缓慢心律失常可同时得以纠正。上述处理若无效应做好临时起搏的准备。

2）房室传导阻滞（AVB）：心肌缺血损伤可累及房室结和室内传导系统各水平，而产生房室和室内传导阻滞，由于房室结供血主要来自右冠的房室结动脉，束支供血则来自左前降支系统，故前者主要见于下壁、后壁 AMI，后者则主要见于前壁大面积 AMI，特别在 AMI 初起或未能成功再灌注治疗者的急性期。AVB 是发生在房室结或交界区水平的传导阻滞，主要见于下壁、后壁 AMI 患者，由于供应房室结动脉的右冠状动脉堵塞所致。它分为一度、二度、三度，其中二度又分为 I 型和 II 型，诊断主要依据 ECG，一度和二度 I 型 AVB 极少发展为三度。即使是完全性 AVB，心率不是特别过慢者只需观察，不必处理，一般也不需要临时起搏治疗，但需注意避免药物的影响（如 β 受体阻滞药、洋地黄或钙通道阻滞药过量）。如果患者症状明显、心率很慢（< 50 次/分）时，可给予阿托品（同前）以提高心率。二度 II 型（QRS 无规律脱落）和三度 AVB（房室分离）者因心率很慢，起搏点位置低且不稳定，随时有心脏停搏的风险，临床上统称为高度 AVB，需立即给予临时起搏治疗。对于心率很慢、血压偏低或不稳定，甚至已出现过心源性脑缺血发作者，可使用异丙肾上腺素（0.5 ~ 1 μg/min）持续静脉输注，在维持心室率的基础上给予临时起搏，对已出现心搏骤停者应给予心肺复苏。

3）束支传导阻滞（BBB）：是指在束支及其分支水平产生的心室内传导阻滞，包括左束支传导阻滞（LBBB）、右束支传导阻滞（RBBB）和左前分支、左后分支传导阻滞。通常右束支和左后分支由冠状动脉 LAD 和 RCA 双重供血，而左前分支则仅由 LAD 的室间隔支供血。在再灌注治疗前时代，束支及其分支传导阻滞的发生率为 5% ~ 10%，而再灌注治疗时代的发生率已降至 2% ~ 5%。AMI 新发生的束支传导阻滞无论是 RBBB 还是 LBBB，几乎都是由 LAD 堵塞所产生的广泛前壁 AMI 的结果，病死率高，预后差，主要与梗死面积大和并发了泵衰竭（心力衰竭或心源性休克）有关，当然束支传导阻滞本身特别是 LBBB 也是导致心室收缩不同步，使心功能进一步降低的直接原因。新发生单纯 LBBB、RBBB 及单纯左前、左后分支传导阻滞引起完全 AVB 的风险很小，本身不需治疗，更不需临时起搏治疗。而新的双束支传导阻滞如完全性 RBBB + 左前半（LAB）或左后半（LPB）分支传导阻滞及其伴 PR 间期延长（三束支阻滞）或完全 RBBB 与完全性 LBBB 交替时，发生完全 AVB 的风险很高，均应立即行临时起搏；而出现新的单束支传导阻滞并伴有 PR 间期延长或事先存在的双束支传导阻滞伴 PR 间期正常者，则应在密切观察的基础上，随时做好临时起搏治疗的准备。

4）永久性起搏治疗：AMI 患者最终需要植入永久起搏器以预防心脏停搏很少，主要指征如下：①住院期间持续性完全性 AVB；②房室结功能严重损害或仍有间歇性二度 II 型或三度 AVB；③新发束支传导阻滞出现了高度 AVB；④其他因传导系统功能损害而符合永久起搏器植入指征的患者；⑤有植入 ICD 和心力衰竭同步治疗指征者。

9. 机械并发症的处理

（1）左心室游离壁破裂：当临床上怀疑有心脏破裂的可能性，应及时行床旁超声心动图检查，有可能发现已经发生但未完全破裂的心室壁，及时给予外科紧急修补手术；也可能发现心包中量以上积血，及时给予心包穿刺和限量引流（以维持血压≥90/60 mmHg），或在此基础上行紧急外科修补术，有可能挽救患者的生命。

左心室游离壁破裂往往是灾难性的，一旦发生破裂，则会无例外地立即表现为心搏骤停和电机械分离（有心电活动而无机械泵功能），当已出现心脏压塞，如果不能恢复机械活动，则会很快死亡。故在确诊之前仍应立即行心肺复苏，并行超声心动图检查，以对心脏压塞和心脏破裂确诊；然后行心包穿刺引流以证实诊断和暂时缓解心脏压塞；同时，急请外科会诊，考虑外科急诊修补治疗。若病情能相对稳定，情况允许应做冠状动脉造影，然后送外科行急诊室壁修补和 CABG 术。

（2）左心室室壁瘤、假性室壁瘤：左心室室壁瘤的风险有心力衰竭、恶性心律失常和动脉系统栓塞，预后差。治疗通常有药物治疗（如 β 受体阻滞药、ACEI/ARB、醛固酮拮抗药）、抗重构治疗和外科行室壁瘤切除术。有恶性心律失常病史或 LVEF 很低者则有植入 ICD 的指征；如无恶性心律失常也可植入左心室伞样重构减容装置；如有动脉栓塞史者则应加华法林抗凝治疗。

假性室壁瘤一旦确诊，应尽快行手术切除和修补，以免再破裂而死亡。

（3）室间隔穿孔：一旦确诊，均应在 IABP 下先行冠状动脉造影，再行外科修补和CABG 术。导管介入方法行伞样封堵器封堵术对稳定危重患者病情有帮助。室间隔穿孔的 30天内病死率很高，其预后取决于梗死范围、穿孔大小和血流动力学状态及其稳定。

（4）乳头肌断裂：一旦确诊，就应立即着手行急诊外科修补手术。由于乳头肌断裂一旦发生，随后血流动力学会很快恶化，因此应尽快插入 IABP，并给予纠正低血压、抗心力衰竭，甚至抗休克治疗，必要时插入漂浮导管行血流动力学监测，并指导用药治疗；尽快稳定血流动力学，做好外科修补的术前准备。乳头肌断裂的手术包括二尖瓣置换和冠状动脉旁路移植术，预后取决于早期手术、休克的时间和左心功能损害的程度。

10. 其他并发症的处理

（1）梗死后心绞痛和再次心肌梗死：梗死后心绞痛属于不稳定型心绞痛，应给予积极处理。关键是应明确其是否为 IRCA 缺血，IRCA 植入支架者应高度怀疑支架内血栓形成。诊断依据：胸痛时 ECG 的 ST 段压低或上抬，以及舌下含服 NTG 使胸痛缓解后 ST 段恢复。如果胸痛时或缓解后 ECG ST 段无明显变化则应当考虑非心肌缺血原因，如心包炎、肺栓塞、心脏扩展甚至心腔破裂，应做好鉴别诊断。治疗应给予舌下含服和静脉给予 NTG 等抗心肌缺血治疗，必要时如怀疑支架内血栓，应行急诊冠状动脉造影和急诊 PCI 治疗。

再梗死，不论是原部位（4 周内称延展，IRCA 堵塞所致）还是非原部位（非 IRCA 堵塞所致）；是 STEMI 还是 NSTEMI，只要有典型的持续严重胸痛 >20 分钟伴 ECG ST 段上抬或压低，且舌下含服 NTG 1~2 片不能缓解者，均应疑诊为再次心肌梗死，均应按 AMI 处理，包括抗心肌缺血、溶栓或急性 PCI。如果疑为支架内血栓时，应首选急诊 PCI；还应按常规于胸痛后 4~6 小时、10~12 小时和 20~24 小时抽血检查心肌酶学和 cTnT 或 cTnI。若疑为非心脏性胸痛，还应做好鉴别诊断。

（2）心包积液、心包炎和梗死后综合征：心包积液多通过超声心动图检查而发现或诊断，在前壁大面积心肌梗死或并发心力衰竭的 AMI 患者常见。大多数心包积液为少量，也无血流动力学损害，如果积液有中量及以上，则应警惕心室壁破裂可能或已发生心包出血；如果临床上有心脏压塞征，则是由于心室壁破裂或出血性心包炎所致。有心包积液不一定就是心包炎。治疗一般无须特殊处理，但应停用抗凝血药，评价和预防心室破裂，并严密观察病情变化和心包积液的吸收情况。虽然某些情况下 AMI 时的心包积液需要数月才能吸收，但大多数在数日至数周就能完全吸收。

心包炎的临床特征包括持续胸痛、特征性向两肩胛区放射、深吸气加重，坐起或前倾位减轻或消失，伴有心包摩擦音。如果超声心动图检查发现心包积液时，则应停用抗凝治疗以防心脏压塞的可能，以及数月后可能的心包缩窄发生。治疗应使用阿司匹林，只是用量比常规大。在美国为 650 mg，每 4~6 小时 1 次，用 3~5 天，国内尚无类似的使用经验，不可使用非甾体抗炎药，因为会干扰心肌瘢痕的形成和梗死心肌的愈合。

梗死后综合征或 Dressler 综合征，早年发生率高达 3%~4%，实际上少得多。临床特征为心包积液伴全身不适、发热、白细胞计数升高，红细胞沉降率快，尸检可发现心室局部纤维性心包炎伴多核白细胞浸润。发病机制不清，心脏自身抗体升高提示与自身免疫有关。治疗用大剂量阿司匹林（同上），但 AMI 4 周内避免使用激素和非甾体抗炎药。

（3）附壁血栓和动脉栓塞：左心室附壁血栓，即附着于 AMI 梗死区域心腔内的血栓，发生率因积极的抗血小板和抗凝治疗，已从早年的 20% 降至 5% 左右。梗死区域心内膜炎症的致血栓性和节段运动异常的血流淤滞性，是左心室附壁血栓形成的病理生理基础。临床可表现为血栓栓塞症，也可无特殊表现，通过超声心动图检查而发现和诊断。左心室附壁血栓在超声心动图下可见两种类型：团块型或附壁型，前者呈团块状可动，似更易栓塞，与梗死面积大小不一定有关；而后者则呈平层状，成片附着在心室壁内，多见于大面积透壁 AMI 伴大室壁瘤形成者，似乎更结实。左心室壁附壁血栓一旦确诊，就应规范抗凝治疗 3~6 个月，以防动脉栓塞的并发症。而且在 1~3 个月内血栓多会溶解，少数附壁血栓可能难以完全溶解而易于机化。相对于左心室室壁瘤而言，附壁血栓形成事实上可起左心室减容、严重节段运动异常减轻、预防左心室重构和心力衰竭的有益作用。

（4）出血并发症：对于 AMI 患者，无论是已行或未行前述溶栓治疗和急诊 PCI 的 AMI 患者，尤其是老年患者，由于强化血小板和抗凝治疗，常见消化道出血（有溃疡病史或应激性溃疡）和脑出血（多年高血压基础加上抗栓治疗）。

五、二级预防

AMI 患者二级预防的目的是预防冠状动脉粥样硬化病变的进展、再次心肌缺血或梗死以及心力衰竭的发生，即预防主要心脑血管病事件（MACCE）的发生。重点措施包括：①严格控制危险因素，如高血压、血脂异常、糖尿病等；②改善不良习惯，倡导健康生活方式，如戒烟、戒酒、戒肥腻，宜清淡（低脂、低盐）饮食，控制体重，加强运动（心功能好者）等；③坚持药物治疗，包括抗心肌缺血、预防心室重构和心力衰竭、预防支架内血栓（双联抗血小板）、稳定粥样硬化斑块及控制粥样病变进展（他汀类）等；④加强健康教育，定期门诊随访，纳入社区管理等，努力改善 AMI 患者的长期预后。

（陈　洁）

第八章

上消化道大出血

第一节　发病原因与发病机制

上消化道出血（UGIH）是指屈氏韧带以上的消化道（食管、胃、十二指肠、胰腺、胆道）疾病引起的出血，也包括胃—空肠吻合术后的上段空肠等部位的病变引起的出血。上消化道出血分为食管胃底静脉曲张性出血与急性非静脉曲张性上消化道出血。上消化道大出血一般指：①在数小时内失血量超过 1 000 mL 或循环血量的 20%；②一次性出血量超过 500 mL，出现直立性头晕，心率 > 120 次/分，收缩压 < 90 mmHg；③比原来基础血压低 25% 以上；④24 小时内需输血 2 000 mL 以上；⑤1～2 天血红蛋白（Hb）< 70 g/L，红细胞计数（RBC）< 3 × 10^{12}/L，血细胞比容 < 25%。上消化道大出血的临床表现主要是呕血和黑便，常伴血容量减少引起的急性周围循环衰竭。上消化道大出血是上消化道及全身疾病常见的严重并发症之一，如不及时诊治，尤其是高龄和有严重伴随病的患者易导致死亡，病死率约为 10%。因此，迅速确定病因、出血部位，准确估计出血量并及时处理，对预后有重要意义。

一、病因

1. 上消化道疾病

（1）食管疾病：如食管癌、食管炎、食管贲门黏膜撕裂综合征（Mallory-Weiss 综合征）、食管裂孔疝、食管器械损伤、食管化学损伤等。

（2）胃、十二指肠疾病：如消化性溃疡、急性糜烂出血性胃炎或十二指肠炎、胃癌、胃血管异常、胃手术后病变、胃黏膜脱垂、胃黏膜平滑肌瘤、淋巴瘤、壶腹周围癌等。

2. 上消化道邻近器官与组织的病变

（1）胆道疾病：如胆道感染、胆囊或胆管癌、胆道受压坏死等。

（2）肝脏疾病：如肝硬化、肝癌、肝脓肿或肝血管瘤、肝外伤等。

（3）胰腺疾病：如急性胰腺炎、胰腺癌等。

（4）其他：如主动脉瘤破入食管、胃或十二指肠，纵隔肿瘤或脓肿破入食管等。

3. 全身性疾病

（1）血液病：如血友病、血小板减少性紫癜、白血病、弥散性血管内凝血。

（2）血管性疾病：如过敏性紫癜、动脉粥样硬化、多种原因引起的血管炎等。

（3）其他：如急性胃黏膜损伤（多由酒精、非甾体抗炎药以及严重创伤、烧伤、大手术后、休克等各种应激引起）、尿毒症、结节性多动脉炎、流行性出血热、钩端螺旋体病等。

按照发病率高低，常见急性 UGIH 的病因依次为：消化性溃疡、食管胃底静脉曲张破裂、应激性胃黏膜病变（如糜烂性出血性胃炎）和消化道肿瘤，其中消化性溃疡出血大约占所有急性 UGIH 的 50%。

二、发病机制

UGIH 的基本病理改变是消化道黏膜层、肌层，甚或浆膜层的血管因糜烂、坏死、溃疡或破裂而出血。由于病因不同，其出血机制也不尽相同。

（1）消化性溃疡出血，多为十二指肠球后溃疡或胃小弯穿透性溃疡侵蚀较大血管所致。

（2）肝硬化引起的 UGIH，主要是食管胃底静脉曲张破裂出血，其次为门脉高压性胃病及肝源性溃疡，均与门脉高压有关。此外，因肝脏合成凝血因子减少或脾功能亢进时血小板减少以及毛细血管脆性增加所致的凝血机制异常，直接或间接促进了 UGIH。

（3）急性胃黏膜病变引起的 UGIH，主要是因药物及各种应激因素破坏了胃黏膜屏障功能，氢离子逆弥散，侵袭血管，产生多发性糜烂和浅表溃疡所致。

（4）上消化道肿瘤发生缺血性坏死、表面糜烂或溃疡、侵袭血管而出血。

（5）其他原因引起的 UGIH，也是因病变侵袭血管，血管破裂，血管功能受损，血小板减少，凝血因子减少而致的出血、凝血功能障碍引起。

（廖 强）

第二节　临床表现与诊断

一、临床表现

（一）症状与体征

上消化道大出血的临床表现主要取决于病变的性质、部位、出血量和出血速度。

1. 呕血与黑便

呕血与黑便是 UGIH 的特征性表现。不管出血部位在幽门上还是下，只要出血量大，就可出现呕血与黑便。大出血时呕出的血液呈鲜红色或暗红色或兼有血块。如在胃内停留时间长，多为棕褐色或咖啡色，为血液经胃酸作用而形成正铁血红素所致。黑便可呈柏油样，黏稠而发亮，为血红蛋白中的铁经肠内硫化物作用而形成硫化铁所致。出血量很大时，粪便可呈暗红色甚至鲜红色，似下消化道出血，大便性状为血量多、粪质少、血与粪便均匀混合。食管胃底静脉曲张破裂出血具有突然起病、出血量大、易反复、难以控制等特点。

2. 其他表现

可有上腹部不适、急性上腹疼痛、反酸、饱胀、恶心、肠鸣音亢进等表现。在休克控制后常伴有低热，一般 <38.5 ℃，可持续 3~5 天。发热可能是失血性周围循环衰竭后引起丘脑下部体温调节中枢功能不稳定所致，但其确切发热机理尚不清楚。

（二）并发症

1. 急性周围循环衰竭

出血量较大，在短时间内出血量超过 1 000 mL 时，患者常出现周围循环衰竭的症状，除头晕、乏力、心悸外，常伴冷汗、四肢厥冷、脉搏细弱、心跳加速、心音低钝、呼吸气促、血压下降等失血性休克表现。少数患者在出血后有一过性晕厥或意识障碍，为暂时性或一过性脑缺血所致。部分患者尤其是老年患者，可有烦躁不安的表现，为脑缺氧所致。应特别注意，老年患者因动脉硬化，即使出血量不大，也可出现意识障碍。

2. 失血性贫血

大量出血后，因血管及脾脏代偿性收缩，血细胞比容及血红蛋白可暂时无明显改变。随后，组织液渗入血管内，使血液稀释，一般经 3 ~ 4 小时可出现贫血。

3. 其他

肝硬化引起的大出血极易引起水、电解质紊乱和肝性脑病等并发症。

二、辅助检查

1. 血常规

血红蛋白、红细胞计数、血细胞比容降低，呈正细胞、正色素性贫血，可出现晚幼红细胞。出血 24 小时内网织红细胞增高，至出血后 4 ~ 7 天可高达 5% ~ 15%，止血后逐渐降至正常。UGIH 后 2 ~ 5 小时，白细胞增高，止血后 2 ~ 3 天恢复正常，若伴有脾功能亢进者，白细胞计数可不增高。

2. 血尿素氮

UGIH 后，血液中蛋白分解产物在肠道吸收，致血尿素氮升高，一般在大出血后数小时开始上升，24 ~ 48 小时达高峰，大多 > 14.3 mmol/L，若无明显脱水或肾功能不全的证据，仅血尿素氮升高或持续超过 3 天，提示上消化道仍有出血。此外，因血容量不足、肾血流减少、肾小球滤过率下降、氮质潴留，也可使血尿素氮增高。如无活动性出血的证据，血容量已补足，但尿量少，血尿素氮持续增高，提示肾性氮质血症、肾衰竭。

3. 内镜检查

内镜检查是病因诊断、确定出血部位和性质的关键，诊断准确率为 80% ~ 94%。还可预测再出血的危险性，并能进行镜下止血治疗。一般主张在出血后 48 小时内进行急诊胃镜检查。检查前先建立静脉通道，纠正休克，充分补充血容量，改善贫血（Hb 上升至 70 g/L），在备血、监护及相应止血措施下进行。食管胃底静脉曲张并非内镜检查禁忌。

4. 选择性动脉造影检查

对内镜检查无阳性发现或有活动性出血又不适宜进行内镜检查者，可选择血管造影，还可同时做栓塞止血治疗。可选择肠系膜上动脉插管造影检查。多主张在出血的情况下立即行造影检查，其出血的部位或病变的性质多数可获得诊断，如发现造影剂从某个破裂的血管处溢出，则该血管处即是出血的部位。当发现异常的病变血管时，可根据该异常血管造影做出是否有血管畸形的病因诊断。血管造影属侵袭性检查，有发生严重并发症的风险，对严重动脉硬化、碘过敏和老年患者禁用。

5. B 型超声波检查

如发现肝硬化、门静脉高压的特征性改变，即有利于肝硬化的诊断；如发现局部胃黏膜显著增厚则有利于胃癌的诊断。

6. CT 或 MRI 检查

对诊断肝硬化、胆道病变及胰腺病变有较大的帮助，也有利于中期、晚期胃癌的诊断。

7. X 线钡餐检查

一般而言，在大出血时不宜行 X 线钡餐检查，因有可能加重出血或再出血，故多主张钡餐检查在出血停止、病情稍稳定后进行。但此时钡餐检查的诊断阳性率明显降低，例如对急性胃黏膜病变、应激性溃疡等的诊断会发生困难，因为这些病变可在短期内恢复正常，但是钡餐检查对于食管静脉曲张、消化性溃疡或胃癌等病变，仍有重要的诊断价值。

三、诊断

首先要判断是否有上消化道出血，再判断出血的严重程度，最后做病因诊断。

1. UGIH 的诊断

根据有引起 UGIH 的原发病史，出现呕血、黑便等症状，结合体征以及相关辅助检查，可做出 UGIH 的诊断。诊断时注意，有时患者已发生 UGIH，但并无呕血与黑便，此时早期诊断常有困难，必须密切观察病情，测量血压、脉搏以及时进行胃镜或直肠指检，有助于尽早做出诊断。

2. 出血量的估计

（1）粪便隐血试验阳性，提示每日出血量 >5 mL。

（2）黑便提示每日出血量 >60 mL，柏油便提示每日出血量在 500～1 000 mL；短时间内 UGIH 超过 1 000 mL 的患者也会出现血便，同时常会伴有血容量不足的临床表现。

（3）胃内储积血量在 250～300 mL，可引起呕血。

（4）一次出血量不超过 500 mL 时，因轻度血容量减少可由组织液与脾贮血所补充，故并不引起全身症状。出血量少时呕吐物为咖啡色；出血量大时可呈暗红色或鲜红色；贲门以上食管出血，即使量不大也可以呕血，且色较鲜红。一般而言，出血量的大小与破裂血管的大小、是动脉还是静脉破裂有密切关系。较大静脉血管破裂，其出血量大；小动脉破裂的出血量也大；广泛的毛细血管渗血，其出血量一般也较大。

3. 病情严重程度分级

病情严重程度与失血量呈正相关。如根据血容量减少导致周围循环的改变来判断失血量，休克指数（休克指数＝心率/收缩压）是判断失血量的重要指标之一。根据出血程度临床分为 3 级。

（1）轻度：失血量 <500 mL，即占全身总血量的 10%～15% 时，无明显的脉搏加快、血压降低等全身表现，部分患者可出现头晕、心慌。休克指数为 0.5。

（2）中度：失血量 500～1 000 mL，占全身总血量 20% 左右时，可出现血压下降，但收缩压仍在 80 mmHg 以上；脉搏增快，每分钟达 100 次左右；血红蛋白降至 70～100 g/L；可出现暂时性晕厥、口渴、心烦、少尿以及短暂性休克。休克指数为 1。

（3）重度：失血量 >1 500 mL，占全身总血量的 30% 以上时，血压下降，收缩压 <80 mmHg 或较基础血压下降 25% 以上；脉搏 >120 次/分，血红蛋白 <70 g/L；可出现神志恍惚、面色苍白、四肢厥冷、冷汗、少尿或无尿等失血性休克的表现。休克指数 >1.5。

4. 判断出血是否停止

有下列迹象，应认为有继续出血或再出血，需及时处理。①反复呕血或黑便次数增多，粪质稀薄，甚至呕血转为鲜红色，黑便变成暗红色，伴有肠鸣音亢进；②周围循环衰竭的表现经补液、输血而血容量未见明显改善或虽暂时好转而又恶化。经快速补液、输血，中心静脉压仍有波动或稍有稳定继之又下降；③红细胞计数、血红蛋白测定与血细胞比容继续下降，网织红细胞计数持续增高；④在补液和尿量足够的情况下，血尿素氮持续或再次增高；⑤胃管内抽出新鲜血。

5. 出血病因和部位的诊断

（1）若有慢性周期性、节律性上腹疼痛，特别是出血前疼痛加重，出血后疼痛减轻或缓解，考虑消化性溃疡，必要时紧急做胃镜检查，可对食管、胃、十二指肠等病变的性质和出血情况明确诊断。

（2）若有服用阿司匹林等药物史、酗酒史或应激状态者，可能为急性胃黏膜损害。

（3）既往有病毒性肝炎、血吸虫病或慢性酒精中毒病史，并有肝病与门脉高压的临床表现者，可能是肝硬化所致出血。由于脾常在上消化道出血后暂时收缩，诊断时不应过分强调脾肿大的依据。

（4）对中年以上的患者，近期出现上腹痛，伴有食欲减退、消瘦者，应警惕胃癌的可能性。

（5）出血后短期内发现血清胆红素增高，应考虑胆道出血、肝硬化或壶腹肿瘤等。

（孙　黎）

第三节　治疗

一、一般治疗

患者应绝对卧床休息，保持安静，平卧并将下肢抬高。头偏向一侧，保持呼吸道通畅，避免将血液误吸入气管。吸氧、禁食，密切观察呕血、黑便、尿量、神志、皮肤与甲床色泽、肢体温度、周围静脉特别是颈静脉充盈情况。定时复查红细胞计数、血红蛋白、血细胞比容与血尿素氮，密切观察心电监护，尽可能进行中心静脉压测定，以指导液体输入量。必要时留置胃管，观察出血情况。

二、补充血容量

1. 紧急输液

（1）立即配血。

（2）尽快建立静脉通道，最好经锁骨下静脉插管。

（3）输液速度：先快后慢。

（4）液体种类及选择：可用生理盐水、平衡液、等渗葡萄糖液、血浆或其他血浆代用品、浓缩红细胞、全血。失血后因血液浓缩，应首先静脉快速滴注平衡液或胶体液，最好维持血红蛋白浓度在 100 g/L、红细胞比容在 30%；若失血量较大，Hb 浓度 <70 g/L 时，可输浓缩红细胞；严重活动性大出血（急性失血量超过总量的 30%）时，应尽早输入足量新

鲜全血。

（5）输液量：输入液体或血的量应根据病因、尿量、血压、有无心肺病史。有条件的最好结合中心静脉压调整输液、输血的量及速度。

2. 输血指征

（1）收缩压 <90 mmHg 或较基础收缩压降低幅度 >30 mmHg。

（2）血红蛋白 <70 g/L，血细胞比容 <25%。

（3）心率 >120 次/分。

3. 血容量已补足指征

四肢末端由湿冷青紫转为温暖、红润；脉搏由快、弱转为正常、有力；收缩压接近正常，脉压 >30 mmHg；肛温与皮温差从 >3 ℃转为 <1 ℃；中心静脉压（5～13 cmH$_2$O）。UGIH 的死亡很大程度上与年龄和严重并发症有关。

三、止血

1. 内镜下止血

对于急性非静脉曲张性上消化道大出血，内镜下止血为首选，可对出血灶喷洒凝血酶或 0.1% 肾上腺素、巴曲酶等，适用于胃黏膜糜烂、渗血、活检后出血、溃疡出血等，对出血量大者效果较差。还可用热探头、电凝、激光、微波止血或上止血夹。对于食管胃底静脉曲张出血，内镜下止血是控制活动性出血和预防再出血的主要措施，可局部注射硬化剂、套扎疗法，胃底静脉曲张可局部注射组织黏合剂，为手术创造条件。

2. 药物止血

适用于无法内镜治疗或止血失败者或与内镜治疗联合运用。

（1）抑酸药：抑制胃酸分泌的药物可提高胃内 pH，促进血小板聚集和纤维蛋白凝块的形成，避免血块过早溶解，有利于止血和预防再出血，又可治疗消化性溃疡。常用质子泵抑制剂（PPI）埃索美拉唑、奥美拉唑、泮托拉唑、兰索拉唑、雷贝拉唑。用法：奥美拉唑 80 mg 静脉推注，继以 8 mg/h 的速度滴注 72 小时，也可用泮托拉唑等。根据 2010 年急性非静脉曲张性 UGIH 国际共识，内镜治疗前 PPI 治疗并不能降低再出血率、手术率和死亡率，但可有效减少干预措施、降低成本、提高安全性，尤其对高风险征象者，因此可考虑内镜检查前行质子泵抑制剂（PPI）治疗以降低病灶级别、减少内镜干预，但不应延迟内镜检查。2012 年美国消化性溃疡出血诊治指南指出，内镜检查前使用 PPI 可降低病灶级别，尤其是在不能早期行内镜检查或内镜医师技术有限的情况下，对内镜治疗前 PPI 的治疗提出了有条件的推荐：内镜治疗后，基本药物治疗是用抑酸药，PPI 为目前推荐药物，疗效较为确切，要尽早应用。此外，还可用 H$_2$ 受体拮抗剂（H$_2$RA），如雷尼替丁、法莫替丁等。

（2）止血药：止血药物的疗效尚未证实，不推荐作为一线药物使用。可口服凝血酶、云南白药等；也可静脉注射维生素 K$_1$；或用去甲肾上腺素 8 mg 加入 100～200 mL 冰生理盐水口服或鼻胃管灌注；或肌内注射或皮下注射巴曲酶 1U，严重出血时同时静脉注射 1U 的巴曲酶。

（3）生长抑素及其衍生物：该药主要作用机理是减少内脏血流、降低门静脉阻力，抑制胃酸和胃蛋白酶分泌，抑制胃肠道及胰腺肽类激素分泌。该药是肝硬化急性食道胃底静脉曲张出血的首选药物之一，也可用于急性非静脉曲张出血的治疗。其特点：可迅速有效控制急性上消化道出血；预防早期再出血的发生；有效预防内镜治疗后的肝静脉压力梯度升高，从而提高内镜治疗的成功率；可显著降低消化性溃疡出血患者的手术率；对于高危患者，选用高剂量生长抑素在改善患者内脏血流动力学、出血控制率和存活率方面均优于常规剂量。因不伴全身血流动力学的改变，该类药物可安全应用于消化道出血患者，止血率为 80% ~ 90%，无明显不良反应。目前推荐：14 肽的天然（或人工合成）生长抑素和人工合成的 8 肽生长抑素奥曲肽。生长抑素的用法：静脉给予 250 μg 的负荷剂量，继之以 250 μg/h 持续静脉滴注，维持 5 天，注意该药在滴注过程中不能中断，如中断超过 5 分钟要重新给予负荷剂量。对高危患者可高剂量（500 μg/h）输注，这个剂量在改善患者内脏血流动力学、出血控制率和存活率方面均优于常规剂量，可根据患者病情多次重复 250 μg 冲击剂量快速静脉滴注，最多可达 3 次。奥曲肽的负荷用量为 100 μg，继之以 25 ~ 50 μg/h 持续静脉滴注，维持 5 天。尽管生长抑素对非食道胃底曲张静脉出血疗效不确切，由于生长抑素无明显不良反应，美国学者对等待内窥镜检查不明病因的 UGIH 患者仍推荐使用。

（4）血管升压素及其衍生物：该类药物通过收缩内脏血管，减少门脉血流量，降低门脉压，达到止血目的。常用的药物包括垂体后叶素、血管升压素、特利加压素。一般推荐血管升压素 10U 缓慢静脉推注，之后以 0.2 ~ 0.4U/min 持续静脉滴注 72 小时，根据血压调整剂量。常见不良反应有腹痛、血压升高、心律失常、心绞痛甚至心肌梗死等（高血压、冠心病者忌用）。但由于其不良反应较重，限制临床应用，尽管其衍生物特立加压素已被证实可以提高 UGIH 生存率，在欧洲已广泛应用到临床，但在美国并未被批准应用于治疗上消化道出血。常联用硝酸甘油 10 ~ 15 μg/min 静脉滴注或舌下含服硝酸甘油 0.6 mg，每 30 分钟一次，以减少血管升压素的不良反应及协同降低门静脉压。国内仍可用垂体后叶素替代血管升压素。

（5）抗生素：应当指出的是，美国肝病协会将抗生素应用 7 天作为预防再发食管胃底静脉曲张出血的重要手段，可见肝硬化合并出血的患者预防性使用抗菌药物的重要性。肝硬化合并静脉曲张出血的患者（35% ~ 66%）出现细菌感染的症状与非肝硬化住院患者（5% ~ 7%）相比更为常见。在此类患者中，预防细菌感染可降低静脉曲张再出血的风险，并可改善生存率。肝硬化合并静脉曲张出血的患者细菌感染的最主要的起因包括自发性腹膜炎、尿道感染和肺炎，常见革兰阴性菌感染。因此，对于肝硬化合并静脉曲张出血的患者应当给予 7 天的抗菌药物。选用喹诺酮类抗生素，对喹诺酮类耐药者可使用头孢类抗生素。

3. 三腔二囊管压迫止血

气囊压迫止血适用于食管静脉及近贲门部的胃底静脉破裂出血，有确切的近期止血效果。由于患者痛苦大、并发症多（如吸入性肺炎、窒息、食管炎、食管黏膜坏死、心律失常等），且随着近年来药物治疗和内镜治疗的进步，目前已不推荐气囊压迫止血作为首选措施，其应用限于药物不能控制出血时，作为暂时止血用，以赢得时间去准备更好的止血措施。三腔管压迫时间一般为 24 小时，若出血不止可适当延长至 72 小时，但不宜过长。

4. 介入治疗

经药物和内镜治疗无效时，可选择介入治疗。

（1）持续动脉注射法和动脉栓塞疗法：上消化道动脉出血的介入治疗包括持续动脉注射法和动脉栓塞疗法。持续动脉注射法是经导管持续灌注血管收缩剂，而动脉栓塞疗法是用栓塞剂阻塞出血动脉。常用的栓塞剂有自体凝血块、吸收性明胶海绵、聚乙烯醇以及无水乙醇等。

（2）部分脾动脉栓塞术（PSE）：目前普遍认为食管胃底静脉曲张与门静脉压力增高相关，而肝硬化患者门静脉血约 1/3 来自脾静脉，部分脾动脉栓塞术通过栓塞脾动脉分支减少了脾脏到门静脉的血流量，继而降低门静脉压力。与脾切除相比，部分脾动脉栓塞术更安全有效，主要表现在手术过程简单快捷，局部麻醉下就可完成。由于保存了脾脏从而保留了部分脾脏功能。

（3）经皮经颈静脉肝内门—体分流术（TIPS）：对于反复出血且应用内窥镜治疗或者药物治疗无效，可以考虑 TIPS，但由于会引起肝性脑病和置管阻塞，不推荐为食管胃底静脉曲张出血的首选。

5. 手术治疗

经上述治疗，上消化道大出血仍不能得到有效控制，脉率、血压不稳定或诊断不明且无禁忌证者，可考虑手术治疗。对于食管胃静脉曲张出血仅药物和内镜治疗无效，无法进行经颈静脉肝内门—体分流术情况下使用。

手术指征是：①大量出血并穿孔，幽门梗阻或疑有癌变者；②年龄在 50 岁以上，有心肾疾病，经治疗 24 小时以上仍出血不止者；③短时间内出血量很大，出现休克征象者；④急性大出血，经积极应用各种止血方法仍出血不止，且血压难以维持正常者；⑤近期反复出血，其溃疡长期不愈合；⑥门静脉高压，反复大出血或出血不止者。

四、内镜的应用

内镜检查是目前上消化道出血进行病因诊断和判断出血部位的首选方法。除明确出血部位和病因诊断外，还可通过内镜进行止血治疗。内镜治疗主要适用于炎症、糜烂、溃疡、食管胃底静脉曲张、血管畸形、损伤、肿瘤等导致的渗血，上消化道手术治疗或内镜治疗出现的局部出血，局部食道等部位出现撕裂而出现的出血以及全身性疾病、血液病等发生的出血。而对于休克患者、不适于内镜插入的患者、内镜治疗无效的患者、经内镜治疗后出现再出血情况严重的患者，则不适于勉强进行内镜治疗。

大多数 UGIH 应在 24 小时内行内镜治疗，但是高危和低危患者则推荐不同。对血流动力学稳定、无严重多病共存的低危患者是否应早期胃镜检查有不同意见。但是早期胃镜检查，能明显缩短住院时间和减少住院费用。急诊内镜检查一般在入院 12～24 小时进行，对急性大出血患者应尽快进行，急诊内镜检查有很高的诊断率，并可看到 90% 的出血病灶。此外，早期内镜检查还可预测复发出血的危险性和实施早期治疗。

内镜检查可以迅速了解出血部位、程度、性质，还能及时进行直视下止血治疗，包括内镜下局部用药法、热凝固法、药物喷洒法、金属夹法等。

1. 局部用药法

在内镜直视下，经内镜注射针将某种止血或硬化药物注射于出血灶内，达到止血的目的。常用的药物有：无水乙醇、高渗钠—肾上腺素溶液、1:10 000 肾上腺素注射液、5% 鱼肝油酸钠及 1% 乙氧硬化醇、1% 加四烃基硫酸钠、巴曲酶等。药物可直接注射于出血血管内，也可在出血部位周围选 3～4 处注射。这种方法适用于血管显露的活动性出血。有效的数据显示最初有效率可达 95% 左右。《急性非静脉曲张性上消化道出血诊治指南（2015，南昌）》禁止单独注射肾上腺素，因为证据表明使用热凝止血效果明显好于单独注射肾上腺素；如要使用药物，则需联合一种热凝或机械止血方法，这样可以提高热凝或机械止血的效果。

2. 热凝固法

热凝固法可使局部产生高热，使蛋白凝固、组织水肿、血管收缩并激活血小板，血管内腔变小或闭塞，进而血栓形成而达到止血效果。现常用的有微波法、Nd-YAG 激光照射法、热探头法和高频电凝法。

（1）微波法：是指通过热能使组织蛋白、血管及组织发生凝固从而达到止血目的。一般采用电极与出血部位接触，反复凝固。拔出电极时为防止组织发生粘连，可采用解离电流通电后再拔出，其有效率可达 92% 左右，其优势在于手术时间短、操作简便、定位准确、不损伤肌层、对人体无害、不良反应小等。但术中患者可能会感到轻微灼烧感，大而深的溃疡易发生穿孔，且在操作上要求使用电极头、时间均要合适，以防止拔出电极后再次出血。

（2）激光法：是指利用激光的光凝固作用，使血管内膜发生血栓，从而达到止血的效果。用于内镜下止血的有氩激光及石榴石激光，止血成功率在 80% ~ 90%，但对治疗食管静脉曲张出血的疗效尚有争议。激光治疗出血的并发症不多，有报道曾有发生穿孔、气腹以及照射后形成溃疡进而导致迟发性大出血的病例。但如患者胃积血多，血凝块可吸收激光，反而影响其止血效果，而且光束如不能达到出血源，也会对止血效果产生影响。激光法对技术要求及设备要求均较高，疗效与其他凝固法相近，因此没有在临床得到广泛推广。

（3）热探头法：利用热探头的电极达到蛋白质凝固、止血的作用，其止血率可达 97% 左右，对操作技术要求较高，如血管喷血情况时热量易造成分散流失，较为严重的并发症为胃穿孔。热探头法较激光、电凝等方法安全，对组织的损伤少。

（4）高频电凝法：电凝止血必须确定出血的血管才能进行，不能盲目操作。因此，要求病灶周围干净。如胃出血，电凝止血前先用冰水洗胃；对出血凶猛的食管静脉曲张出血，电凝并不适宜。操作方法是：用凝固电流在出血灶周围电凝，使黏膜下层或肌层的血管凝缩，最后电凝出血血管。单极电凝比双极电凝效果好，首次止血率为 88%，第 2 次应用止血率为 94%。但这种方法如视野不清可能影响止血效果，且对操作技术要求较高，因而使用受到一定限制。

3. 药物喷洒法

主要适用于黏膜糜烂渗血、肿瘤破溃渗血、面积较大但出血量不大或球后溃疡不易注射的上消化道出血患者，应选用止血疗效显著的药物。一般应首先清除凝血块，暴露出血病灶，再喷药。本法对溃疡病活动性出血或黏膜病变出血效果显著。常用的止血药物：8% 去甲肾上腺素、凝血酶、5% ~ 10% 孟氏液（碱式硫酸铁溶液）、生物蛋白胶等。这种方法操作简便，可直接作用于出血部位，凝血时间短，无毒副作用。这种方法仅适用于少量出血，且止血效果不稳定，血块易脱落，有发生再次出血的可能。

4. 机械压迫法

（1）金属夹法：其原理是将特制的金属钛小夹子经内镜活检孔送入消化道管腔，对准出血部位，直接将出血的血管或撕裂的黏膜夹住，起到机械压迫止血及"缝合"作用，伤口愈合后金属夹子会自行脱落，夹子一般在 1 周后自行脱落，随粪便排出体外。该法适用于直径 <3 mm 的血管破裂出血及局灶性出血，尤其适用于消化道溃疡出血，对小动脉出血的治疗效果更好，也可用于曲张静脉破裂出血。操作时应注意深浅度。这种方法成功率可达

100%，且无并发症发生，是一种安全、经济实用的治疗方法。

（2）食管曲张静脉套扎术：近年来，皮圈结扎法的应用范围在逐渐扩大，除治疗静脉曲张出血外，已成为内镜治疗消化道非静脉曲张出血的一种新方法。本法对杜氏病出血尤其适用。1986年Stiegmann等首次报道其原理如同内痔吸引套孔法，于内镜前端安置一套叠硬塑圈，内套圈内联结一尼龙线经活检孔送出，外侧部套一橡皮圈，内镜负压吸住曲张静脉，拉紧套圈时即将橡皮圈推出套住曲张静脉，如此反复可全部结扎粗大的曲张静脉，止血率达90%。其优点是不引起注射部位出血，无系统性并发症，此法近年来受到推崇；缺点是细小突出不显著的曲张静脉无法结扎。

（3）缝合止血法：主要适用于胃肠小动脉出血，如息肉及黏膜下肿瘤摘除术后基底部中央小动脉出血。对溃疡渗血及弥漫性出血不宜应用。

5. 冷冻止血法

采用液氮或液体二氧化碳作为冷冻液，用冷冻杆接触和喷射冷冻气体的方法，能够迅速极度地降温，从而使局部组织坏死、凝固达到止血目的。但因操作比较复杂，需要特制的仪器，所以应用并不十分广泛。

6. 超声探头法

通过内镜活检孔利用超声探头成像指示内镜治疗的一种方法。多普勒超声探头可清楚地发现黏膜下的出血血管，利用探头可进行硬化剂注射，以达到快速、准确止血的目的。

7. 内镜下不同方法联合治疗

为了提高上消化道出血的内镜治疗效果，国内外不少学者采取不同方法联合治疗，取得了比单一方法治疗更好的效果。主要治疗方法有局部喷洒药物加注射药物治疗、高频电凝加局部药物注射等。

（武育卫）

第九章

胃癌

第一节　发病原因与病理分期

胃癌是全球常见的恶性肿瘤，约占胃恶性肿瘤的95%以上。预后相对较差，严重威胁人类健康。根据国际癌症研究机构的统计数据，2012年全球胃癌新发病例约95.1万例，因胃癌死亡病例约72.3万例，位于恶性肿瘤发病率第5位、死亡率第3位。超过70%的胃癌新发病例在发展中国家，约50%的病例发生在亚洲东部，主要集中在中国。中国胃癌发病例数和死亡例数分别占全球的42.6%和45.0%，在全球183个国家中位于发病率第5位、死亡率第6位。

男性胃癌发病率远高于女性，约是女性的2.4倍。胃癌发病率随年龄的增长而增加，35岁以下较低，35岁以后快速上升，于80~84岁年龄组达到高峰，≥85岁有所下降。我国胃癌的发病率在不同地区之间有很大差异，农村地区胃癌发病率和死亡率分别是城市地区的1.3倍和1.4倍。北方地区的甘肃、宁夏、青海及东北等地高发，湖南、广西、广东、云南、贵州、四川发病率较低。

一、常见病因

胃癌的发生是一个多步骤、多因素进行性发展的过程。在正常情况下，胃黏膜上皮细胞的增殖和凋亡之间保持动态平衡。这种平衡的维持有赖于癌基因、抑癌基因及一些生长因子的共同调控。多种因素会影响上述调控体系，共同参与胃癌的发生。到目前为止没有十分准确的病因，但其发病主要和下面这些因素有关。

1. 环境和饮食因素

环境因素在胃癌发生中起重要作用。某些环境因素，如火山岩地带、高泥炭土壤、水土含硝酸盐过多、微量元素比例失调或化学污染可直接或间接经饮食途径参与胃癌的发生。流行病学研究提示，多吃新鲜水果和蔬菜、使用冰箱及正确储藏食物，可降低胃癌的发生。经常食用霉变食品、咸菜、腌制烟熏食品，以及过多摄入食盐，可增加危险性。长期食用含硝酸盐较高的食物，硝酸盐在胃内被细菌还原成亚硝酸盐，再与胺结合生成致癌物亚硝胺。此外，慢性胃炎及胃部分切除者胃酸分泌减少，有利于胃内细菌繁殖。老年人因泌酸腺体萎缩常有胃酸分泌不足，有利于细菌生长。胃内增加的细菌可促进亚硝酸盐类致癌物质产生，长期作用于胃黏膜将导致癌变。

2. 幽门螺杆菌感染

幽门螺杆菌（Hp）感染与胃癌的关系已引起关注。Hp 感染与胃癌有共同的流行病学特点，胃癌高发区人群 Hp 感染率高，Hp 抗体阳性人群发生胃癌的危险性高于阴性人群。1994 年世界卫生组织（WHO）宣布 Hp 是人类胃癌的 I 类致癌原。

胃癌可能是 Hp 长期感染与其他因素共同作用的结果，其中 Hp 可能起先导作用。Hp 诱发胃癌的可能机制有：①Hp 导致的慢性炎症有可能成为一种内源性致突变原；②Hp 可以还原亚硝酸盐，$N-$亚硝基化合物是公认的致癌物；③Hp 的某些代谢产物促进上皮细胞变异。

3. 遗传因素

胃癌有明显的家族聚集倾向，家族发病率高于人群 2~3 倍。著名的 Bonaparte 家族的例子很好地说明了遗传因素在胃癌发病中的作用。浸润型胃癌有更高的家族发病倾向，提示该型与遗传因素有关。一般认为遗传素质使致癌物质对易感者更易致癌。

4. 癌前状态

胃癌的癌前状态分为癌前疾病和癌前病变，前者是指与胃癌相关的胃良性疾病，有发生胃癌的危险性，后者是指较易转变为癌组织的病理学变化。

（1）癌前疾病。

1）慢性萎缩性胃炎。

2）胃息肉：炎性息肉约占 80%，直径多在 2 cm 以下，癌变率低；腺瘤性息肉癌变的概率较高，特别是直径 >2 cm 的广基息肉。

3）胃溃疡：癌变多从溃疡边缘发生，多因溃疡边缘的炎症、糜烂、再生及异型性增生所致。

4）残胃炎：毕Ⅱ式胃切除术后，癌变常在术后 10~15 年发生。

（2）癌前病变。

1）肠型化生：肠化有小肠型和大肠型两种。大肠型化生又称为不完全肠化，其肠化细胞不含亮氨酸氨基肽酶和碱性磷酸酶，被吸收的致癌物质易于在细胞内积聚，导致细胞异型性增生而发生癌变。

2）异型性增生：胃黏膜腺管结构及上皮细胞失去正常的状态出现异型性改变，组织学上介于良恶性之间。因此，对上述癌前病变应注意密切随访。

二、病理类型

（一）大体类型

根据胃癌大体形态，临床上可分为早期胃癌和进展期胃癌。

1. 早期胃癌（EGC）

凡是病变仅侵及胃黏膜或黏膜下层，不论病灶大小和有无淋巴结转移均称为早期胃癌。癌灶直径 5.1~10 mm 的早期胃癌称为小胃癌，约占早期胃癌的 15%，癌灶直径在 5 mm 以下的早期胃癌称为微小胃癌，约占早期胃癌的 10%，一点癌（或称为超微小胃癌）是指胃镜检查黏膜活检证实为癌，而在手术后切除的胃标本上未能找到癌的病例。直径大于 40 mm 的早期胃癌称为浅表广泛型早期胃癌，此型胃癌的定性诊断与病变范围的确定同等重要，因为容易造成手术切缘的癌残留。早期胃癌的肉眼形态可分为 3 型：隆起型、浅表型以及凹陷型。

2. 进展期胃癌（AGC）

又称中晚期胃癌，是指病变超过黏膜下层，侵犯肌层甚至更远处。进展期胃癌常有淋巴结转移、邻近组织器官的浸润或远隔脏器的转移，分期较晚。Borrmann 分型法将 AGC 分为 4 型。

（1）结节型或巨块型（Borrmann Ⅰ型）：较为少见，为进展期胃癌的 6%～8%。突入胃腔的癌肿外形呈结节状、巨块状、菌伞状或菜花状，也为隆起型进展期胃癌。癌肿具有明显的局限性。癌肿边界清楚，癌周胃壁浸润范围也较小，镜检观察，一般多在 10 mm 以内。

（2）溃疡局限型（Borrmann Ⅱ型）：本型占进展期胃癌的 30%～40%。癌肿呈略隆起的溃疡型，癌周为环堤，呈局限型。癌肿基底与健胃界限也很清楚。镜检观察，癌周胃癌浸润范围不超过 20 mm。

（3）溃疡浸润型（Borrmann Ⅲ型）：此型最常见，占进展期胃癌的 45%～48%。癌中心为溃疡，癌周环堤有明显的癌组织向周围浸润，环堤为边缘不清楚的斜坡状。环堤基底与健胃界限不清楚。

（4）弥漫浸润型（Borrmann Ⅳ型）：约占进展期胃癌的 15%。癌细胞与胃壁各层弥漫型浸润生长，胃壁增厚，不向胃腔内隆起也不形成溃疡。肿瘤组织与健胃界限不清楚，临床上很难确定，当肿瘤组织浸润累及全胃时，整个胃壁肥厚，胃腔缩小而僵硬，呈皮革状，称为皮革状胃癌（皮革胃）。本型胃癌恶性程度高，较早发生淋巴转移。

（5）不能分型的胃癌（BorrmannⅤ型）：少见。主要包括两种类型的肿瘤，其一为不能列入 Borrmann Ⅰ～Ⅳ型中的任何一型的胃癌，形态特征为癌肿向胃腔内突出，呈结节型，但其基底部有浸润，顶部可有浅表溃疡。另一种为类似早期胃癌的进展期胃癌，即在术前胃镜、术后大体标本观察时，均诊断为早期胃癌，但病理组织学检查确诊为进展期胃癌，另外极其罕见地向胃外生长的胃癌也应列入此型。

（二）组织学类型

在组织学上，有若干不同的分类方法，主要有以下几种。

1. 世界卫生组织（WHO）分类法

（1）乳头状腺癌。

（2）管状腺癌。

（3）低分化腺癌。

（4）黏液腺癌。

（5）印戒细胞癌。

（6）未分化癌。

（7）特殊型癌：包括类癌、腺鳞癌、鳞状细胞癌、小细胞癌等。目前我国胃癌的组织学分型多采用上述分类方法。

2. 芬兰 Lauren 分类法

（1）肠型胃癌（表9-1）。

（2）弥漫性胃癌（表9-1）。

（3）混合型胃癌。

表 9-1　肠型胃癌和弥漫性胃癌的比较

项目	肠型胃癌	弥漫性胃癌
组织发生学	肠上皮化生上皮	正常胃黏膜上皮
流行病学	胃癌高发区多见，与环境因素有关	胃癌低发区多见，与遗传因素有关
性别	男性多见	女性多见
年龄	多发于老年	多发于中青年
好发部位	胃窦、贲门	胃体
大体类型	结节型多见，其次为溃疡局限型和溃疡浸润型	溃疡浸润型多见，其次为结节型和溃疡局限型
浸润范围	局限	广泛
癌旁黏膜	广泛萎缩性胃炎伴肠上皮化生	无或小片萎缩性胃炎伴肠上皮化生
预后	较好	较差

三、分期

我国现在胃癌的分期标准主要参照国际抗癌联盟（UICC）和美国癌症联合会（AJCC）共同通过的胃癌分期标准。这一分期标准主要特点是：强调肿瘤的浸润深度，转移淋巴结至原发癌边缘的距离，以及将第 12、第 13、第 14、第 16 组等淋巴结转移（N_3、N_4）作为远处转移（M）。

1. T：肿瘤浸润深度

T_1：浸润至黏膜或黏膜下。

T_2：浸润至肌层或浆膜下。

T_3：穿透浆膜层。

T_4：侵及邻近结构或腔内扩展至食管、十二指肠。

2. N：淋巴结转移状况

N_0：无淋巴结转移。

N_1：距肿瘤边缘 3 cm 以内的淋巴结转移。

N_2：距肿瘤边缘 3 cm 以外的胃周淋巴结转移，包括胃左动脉、肝总动脉、脾动脉及腹腔动脉周围淋巴结转移。

3. M：远处转移的状况

M_0：无远处转移。

M_1：有远处转移，包括第 12、第 13、第 14、第 16 组淋巴结转移。

如原发肿瘤局限于黏膜层而未累及黏膜固有层者为原位癌，以 T_{is} 表示，当肿瘤为 $T_{is}N_0M_0$ 时即为原位癌，也可称为 0 期。

根据上述定义，临床各期划分如下：

I 期

　I a：$T_1N_1M_0$

Ⅰb：$T_2N_0M_0$、$T_1N_0M_0$

Ⅱ期：$T_3N_0M_0$、$T_2N_1M_0$、$T_2N_0M_0$

Ⅲ期

Ⅲa：$T_4N_0M_0$、$T_3N_1M_0$、$T_2N_2M_0$

Ⅲb：$T_4N_1M_0$、$T_3N_2M_0$

Ⅳ期：$T_4N_2M_0$、TNM_1

（谢　屹）

第二节　临床表现与诊断

胃癌起病隐匿，早期诊断困难，待出现明显的临床症状再做出诊断时，大多已进入进展期，胃癌的早期诊断是提高治疗效果的关键。因为早期胃癌无特异性临床症状，所以临床医师应高度重视患者的非特异性症状，对于以下症状应及早进行相关检查：慢性胃炎患者的症状近期内加重，40岁以上无胃病史，近期出现上腹疼痛不适、呕血、黑便、消瘦等症状，患有慢性萎缩性胃炎伴肠上皮化生、胃息肉、胃溃疡、糜烂性胃炎以及手术后残胃，尤其有胃癌家族史。

一、临床表现

（一）症状

早期胃癌多无症状或者仅有一些非特异性的消化道症状，因此仅凭临床症状，诊断早期胃癌十分困难。

进展期胃癌最早出现的症状是上腹痛，常同时伴有食欲缺乏、厌食、体重减轻。腹痛可急可缓，开始仅为上腹饱胀不适，餐后更甚，继之有隐痛不适，偶呈节律性溃疡样疼痛，但这种疼痛不能被进食或服用抑酸药缓解。患者常有早饱感及软弱无力。早饱感是胃壁受累的表现，皮革胃或部分梗阻时这种症状尤为突出。

胃癌发生并发症或转移时可出现一些特殊症状。贲门癌累及食管下段时可出现吞咽困难，并发幽门梗阻时可有恶心呕吐，溃疡型胃癌出血时可引起呕血或黑便，继之出现贫血。胃癌转移至肝可引起右上腹痛、黄疸和（或）发热，转移至肺可引起咳嗽、呃逆、咯血，累及胸膜可产生胸腔积液而发生呼吸困难，侵及胰腺时可出现背部放射性疼痛。

（二）体征

早期胃癌无明显体征，进展期胃癌在上腹部可扪及肿块，有压痛。肿块多位于上腹偏右相当于胃窦处。如肿瘤转移至肝可使肝大并出现黄疸，甚至出现腹水。腹膜有转移时也可发生腹水，出现移动性浊音。侵犯门静脉或脾静脉时有脾肿大。有远处淋巴结转移时可扪及Virchow淋巴结，质硬不活动，肛门指检在直肠膀胱凹陷可扪及一板样肿块。一些胃癌患者可以出现伴癌综合征，包括反复发作的浅表性血栓静脉炎及过度色素沉着、黑棘皮病、皮肌炎、膜性肾病，累及感觉和运动通路的神经肌肉病变等。

二、辅助检查

（一）影像学检查

1. 胃钡餐造影

X 线征象主要有龛影、充盈缺损、黏膜皱襞的改变、蠕动异常及梗阻性改变。

2. 胃双重造影法

早期胃癌可见表面不光滑、边缘清晰，小的充盈缺损。龛影底部呈结节状，周边黏膜集中或仅表现为胃小区融合。

3. 胃癌的超声诊断

胃癌用超声内镜做术前检查，经术后手术标本的病理检查复核，对浸润深度诊断的正确率为 79.6%。其中早期胃癌的诊断准确率达 84.9%，而对转移的区域淋巴结的检出率为 55%，认为应用超声内镜检查有助于决定对早期胃癌是否施行内镜下切除术。

4. 胃癌的 CT 诊断

胃癌在 CT 的表现与胃癌各型的大体病理形态改变基本上一致。与钡餐和胃镜相比较，CT 既能显示肿瘤腔内生长情况，又能显示肿瘤向腔外生长侵犯周围器官和远处转移的情况。胃癌的 CT 分期见表 9-2。

表 9-2　胃癌的 CT 分期

分期	CT 表现
Ⅰ 期	腔内肿块，胃壁增厚小于 1 cm，无转移
Ⅱ 期	胃壁增厚超过 1 cm，无周围脏器侵犯和转移
Ⅲ 期	胃壁增厚超过 1 cm，伴有邻近器官直接侵犯，但无远处转移
Ⅳ 期	胃壁增厚伴远处转移，有或无邻近脏器侵犯

上述 CT 分期对胃癌术前手术切除性评估有重要的指导作用，凡 CT 发现有远处淋巴结转移和脏器转移或多脏器侵犯等，即 CT 认为不可切除，其可靠性大，可避免不必要的外科剖腹探查。

（二）内镜检查

1962 年日本内镜学会提示早期胃癌的概念后被国际公认，其定义指癌组织浸润深度仅限于黏膜层或黏膜下层，而不论有无淋巴结转移，也不论癌灶面积大小。如符合上述条件伴癌灶直径 5.1 ~ 10 mm 称为小胃癌（SGC），直径小于 5 mm 者为微小胃癌（MGC）。原位癌是指癌灶仅限于腺管内，未突破腺管基底膜，如内镜活检证实为胃癌无误，但手术切除标本病理连续切片未发现癌为"一点癌"。内镜下胃癌最后诊断的确定有赖于病理诊断，因此内镜下取活检更为重要。

（三）生化免疫检查

常用的肿瘤标志物有 CEA、CA19-9、CA125、CA724，但经过多年的临床实践，证实上述标志物检查阳性常见于肿瘤较大或有远处转移的进展期胃癌，对早期胃癌的诊断阳性率 < 5%，在可切除的病例中其阳性率也不超过 23%。

三、鉴别诊断

（一）与胃部良性疾病相鉴别

1. 胃溃疡

胃癌无特征性的症状和体征，特别是青年人胃癌常被误诊为胃溃疡或慢性胃炎。胃溃疡的某些典型 X 线表现可作为诊断依据，如龛影一般突出于腔外，直径在 2 cm 以内，其口部光滑整齐，周围黏膜呈辐射状，胃壁柔软可扩张等；而进展期溃疡型癌的龛影较大，且位于腔内，常伴有指压痕及裂隙破坏，局部胃壁僵硬，胃腔扩张性差等。但某些胼胝性溃疡易与溃疡型癌相混淆，这需要进一步通过胃镜活检予以鉴别。

2. 胃息肉（胃腺瘤或腺瘤性息肉）

来源于胃黏膜上皮的良性肿瘤可发生于任何年龄，但以 60~70 岁多见。较小的腺瘤可无任何症状，较大者可引起上腹部饱胀不适、隐痛、恶心。腺瘤表面黏膜又可糜烂、溃疡出血而引起黑便，临床表现可酷似胃癌。X 线钡餐检查显示为直径 1 cm 左右，边界完整的圆形充盈缺损，带蒂腺瘤推压时可移动部位。胃腺瘤常与隆起型早期胃癌相混淆，宜胃镜活检予以确诊。

3. 胃平滑肌瘤

可发生于任何年龄，多见于 50 岁以下。其瘤体多单发，2~4 cm 大小，好发于胃窦及胃体部，呈圆形或椭圆形，患者常有上腹饱胀不适、隐痛或胀痛，当肿瘤增大供血不足而形成溃疡时也可出现间歇性呕血或黑便，约有 2% 可恶变成平滑肌肉瘤。胃镜检查可与胃癌相区别，但难以决定属平滑肌瘤抑或平滑肌肉瘤。

4. 胃巨大皱襞症

与浸润型胃癌相似，好发于胃上部大小弯处。良性巨大皱襞 X 线检查可见胃黏膜呈环状或弯曲改变，而浸润型胃癌黏膜多为直线形增粗。另外，巨大皱襞症常伴有低蛋白血症，而浸润型胃癌可见恶病质。

5. 肥厚性胃窦炎

多由幽门螺杆菌感染引起，可引起胃窦狭窄，蠕动消失，胃壁有伸展性；浸润型胃癌黏膜平坦或呈颗粒变形，胃壁僵硬，低张造影，两者区别较大。

6. 疣状胃炎

多发于青年，常合并十二指肠溃疡，与胃癌较好鉴别。

7. 胃黏膜脱垂

胃黏膜脱垂症是由于异常松弛的胃黏膜逆行进入食管或脱入十二指肠球部导致胃黏膜脱垂。通过 X 线钡餐检查可确诊，腹痛呈周期性、节律性，经胃镜检查较易区别。

（二）与其他胃部恶性肿瘤相鉴别

1. 原发性恶性淋巴瘤

占胃部恶性肿瘤的 0.5%~8%。多见于青壮年，好发于胃窦、幽门前区及胃小弯。病变源于黏膜下层的淋巴组织，可向周围扩展而累及胃壁全层，病灶部浆膜或黏膜常完整。临床表现有上腹部饱胀、疼痛、恶心、呕吐、黑便、胃纳减退、消瘦、乏力、贫血等非特异性症状，乙醇常可诱发胃淋巴瘤患者腹痛的发生，少许患者伴有全身皮肤瘙痒症。具特征性的改变为弥漫性胃黏膜皱襞不规则增厚，有不规则地图形多发性溃疡，溃疡边缘黏膜隆起增厚形成大皱襞；单发或多发的圆形充盈缺损，呈"鹅卵石样"改变。

2. 胃肉瘤

占胃恶性肿瘤的 2% 左右，多见于老年，好发于胃底、胃体。瘤体一般较大，常在 10 cm 以上，呈球形或半球形，由于癌体巨大其中央部常因血供不足而形成溃疡。临床表现主要为上腹部疼痛、不适、恶心、呕吐、胃纳减退、消瘦、发热、上消化道出血，由于多数患者的瘤体巨大而在腹部可扪及肿物，局部有压痛。X 线钡餐检查可见黏膜下型胃平滑肌肉瘤，于胃腔内可见边缘整齐的球形充盈缺损，其中央常有典型的"脐样"龛影，浆膜下型者则仅见胃壁受压及推移征象；胃底平滑肌肉瘤在胃泡内空气的对比下，可见半弧形组织块影。胃镜检查时黏膜下型平滑肌肉瘤的表面黏膜呈半透明状，其周围黏膜可呈"桥形"皱襞；肿瘤向胃壁浸润时，其边界不清，可见溃疡及粗大的黏膜皱襞，胃壁僵硬，一般与胃癌不难鉴别。

此外，胃癌需与胃黏膜脱垂、胃类癌、胃底静脉瘤、假性淋巴瘤、异物肉芽肿等病变鉴别。当上腹部摸到肿块时，须与横结肠或胰腺肿块相区别，有肝转移者与原发性肝癌相区别，鉴别诊断主要通过 X 线、钡餐造影、胃镜和活组织病理检查。

（周　辉）

第三节　治疗

一、手术治疗

外科手术是治疗胃癌的主要手段，也是目前能治愈胃癌的唯一方法。因此，胃癌一经诊断，即应按照胃癌分期及个体化原则制订治疗方案，争取及早手术治疗。进展期胃癌复发率、转移率高，仍以手术为主，辅以化疗、放疗及免疫综合治疗。

二、放射治疗

以往一直认为胃癌不适合放射治疗，理由是胃癌大多数为腺癌，而腺癌具有对放射不敏感及容易远处转移的特点，同时正常胃黏膜及周围重要器官难以耐受杀灭癌细胞的根治剂量，故对胃癌很少采用放射治疗。虽然随着放射生物学的进展和放射治疗设备技术的改进，人们对放射治疗胃癌的效果进行了重新评价，并逐步开展了术前、术中和术后放射治疗，收到了积极的效果，但迄今为止尚无研究证明放射治疗在胃癌治疗中的好处。胃癌放射治疗仍是姑息性和辅助性的。

1. 晚期胃癌

（1）适应证：手术探查或姑息性手术，胃未切除者。

（2）设野：设前、后二野加左侧野照射。

（3）剂量：45Gy/5 周，每次 1.8Gy，每周 5 次；缩野追加 10~15Gy。

2. 术前放射治疗

（1）适应证：适用于估计手术切除困难，而且病理组织学相对敏感的 II 期、III 期患者。

（2）设野：原则同上。

（3）剂量：35～40Gy/4 周，放射治疗后 2～3 周手术为宜。

3. 术中放射治疗

（1）适应证：术中放射治疗是一种有效清除腹腔内手术野亚临床转移灶的方法，适用于 Ⅰ 期以外的胃癌患者，其原发灶已被切除且无远处转移。

（2）设野：胃癌已被切除，尚未吻合前，在保护腹内重要脏器的情况下，对手术野进行一次大剂量照射。

（3）剂量：一次性用电子线照射 15～20Gy。

4. 术后放射治疗

（1）适应证：术后病变残留或残端有癌的患者。

（2）设野：原则上应该参考术前情况（如 X 线钡餐、CT 及超声检查等），充分包括瘤床及相应淋巴引流区。应当在术中对残留病变区域留置银夹标志。

（3）剂量：50～60Gy/（5～6）周，术后 3 周开始放射治疗。

三、化学药物治疗

由于诊断水平的局限性，目前临床收治的大部分是进展期胃癌，单纯手术疗效甚微。作为肿瘤综合治疗的重要组成部分，化疗是除手术以外治疗胃癌重要的手段。20 世纪 50 年代初，国内已开始用氟尿嘧啶、亚硝胺等药物治疗晚期胃癌，取得了一定的成效。70 年代初，随着对细胞动力学理论研究的深入，各类抗癌药物对细胞增殖周期的不同作用逐渐为所人们了解，同一增殖群细胞并非处于相同的增殖周期，因为同时应用不同作用时相的抗癌药物可发生协同作用，增强疗效，同时减少了癌细胞耐药性的产生，联合化疗逐渐替代了单药化疗。

（一）单药化疗

氟尿嘧啶是单一药物治疗胃癌研究最多的一种药物，有效率在 20% 左右，主要不良反应有黏膜炎、腹泻、骨髓抑制、手足综合征（见于持续滴注）。丝裂霉素 C 是一种抗肿瘤抗生素，特别是在日本被广泛地应用于胃癌的治疗中，有效率为 30%，主要毒性反应是延迟性、累积性骨髓抑制。阿霉素是一种蒽环类抗生素，是治疗胃癌的主要药物之一，该药单药有效率为 17%，剂量限制性毒性是心肌损害。顺铂是近几年对胃癌治疗评价较高的药物之一，单药有效率为 19%。奥沙利铂是第三代铂类抗癌药，细胞毒作用比顺铂更强，且与顺铂及卡铂无交叉耐药，于 20 世纪 90 年代末开始广泛应用于胃癌的治疗中。紫杉类药物作用靶点是微管，通过抑制微管的聚集与拆散的平衡，抑制癌细胞分裂，单药有效率在 20% 以上，近几年已较多地应用于晚期胃癌的治疗。对于胃癌一般公认的结果是，单一给药疗效较联合化疗差，毒性较轻，因此单一药物化疗主要适用于病症较轻或不适宜联合化疗者。目前常用单一药物有效率一般为 15%～20%，低于 10% 的药物不能参与联合方案。

（二）联合化疗

1. 辅助化疗

临床实践发现，即使是治愈性手术且无淋巴结转移的胃癌患者（T_3、N_0、M_0），至少也有 50% 的患者可能在 1 年内复发转移并死于本病。一旦有淋巴结转移，则疗效更差。因此，对于有潜在转移倾向的患者术后辅助化疗是必要的。辅助化疗是对已接受手术治疗可能治愈

（如已将病灶整块切除，无肿瘤远处转移，手术切缘未见癌细胞）的患者的附加治疗，部分术后残留有大量癌细胞或切缘有癌细胞患者的术后治疗不应称为辅助性的。

胃癌辅助化疗的目的，主要是消除手术后存在的亚临床病灶。以巩固手术为目的，减少术后复发。早期胃癌根治术后原则上不需要化疗，有以下高危因素时要求辅助化疗：①病理类型恶性程度高；②病灶面积大于 5 cm；③有淋巴结转移；④有脉管癌栓；⑤多发癌灶；⑥年轻患者（40 岁以下）。对以上高危因素仅存在其中 1 项可考虑术后单药辅助化疗，有 2 项以上者应行联合化疗，对癌灶侵犯肌层以下的进展期胃癌，术后应行联合化疗。

对于术后何时开始化疗，各国执行起来差异很大。在一些肿瘤中心，尤其在日本，胃癌的化疗是在术后立即开始，而在美国一般在术后 4～6 周开始。从理论上讲，手术后应尽快开始辅助化疗，大量的临床研究表明，原发灶切除后，肿瘤转移标记指数增加了（意味着增加了细胞杀伤潜能）。因此，一些研究者强调，辅助性治疗应在术后立即开始，拖延至 4～8 周开始全身治疗，则可能使转移病变长成病灶，消除起来更加困难。目前我国专家建议，一般手术后 3 周开始术后辅助化疗，连续 4～6 个周期。

临床常见的联合化疗方案有很多种，目前较为常用及临床受到广泛推荐的方案见表9-3。

表 9-3　胃癌常用化疗方案

名称	药物名称	剂量	给药方式	实施计划
FAM 方案	MMC	10 mg/m²	静脉推注	第 1 天
每 4 周重复	ADM	20 mg/m²	静脉推注	第 1 天
	氟尿嘧啶	300 mg/（m²·d）	静脉滴注（6～8 小时）	第 2～第 6 天
EAP 方案	VP-16	120 mg/（m²·d）	静脉滴注	第 4～第 6 天
每 4 周重复	ADM	20 mg/（m²·d）	静脉推注	第 1、第 7 天
	DDP	40 mg/（m²·d）	静脉滴注	第 2、第 8 天
ELF 方案	VP-16	120 mg/（m²·d）	静脉滴注	第 1～第 3 天
每 4 周重复	氟尿嘧啶	500 mg/（m²·d）	静脉滴注（6～8 小时）	第 1～第 4 天
	DDP	30 mg/（m²·d）	静脉滴注	第 5～第 7 天
MELF 方案	MMC	10 mg/m²	静脉推注	第 1 天
每 4 周重复	VP-16	120 mg/（m²·d）	静脉滴注	第 1～第 3 天
	CF	200 mg/（m²·d）	静脉滴注	第 4～第 8 天
	氟尿嘧啶	300 mg/（m²·d）	静脉滴注（6～8 小时）	第 4～第 8 天
LFP 方案	CF	200 mg/（m²·d）	静脉滴注	第 1～第 5 天
每 4 周重复	氟尿嘧啶	1 000 mg/（m²·d）	静脉滴注（持续）	第 1～第 5 天
	DDP	20 mg/（m²·d）	静脉滴注	第 1～第 5 天
UFTM 方案	UFT	3～4 粒/次	口服，每日 3 次	第 1～第 42 天
每 6 周重复	MMC	10 mg/（m²·d）	静脉推注	第 1、第 22 天
LFEP 方案	CF	200 mg/（m²·d）	静脉滴注	第 1～第 3 天

名称	药物名称	剂量	给药方式	实施计划
	氟尿嘧啶	600 mg/（m² · d）	静脉滴注（6～8小时）	第1～第3天
	EPI	50 mg/m²	静脉滴注	第1天
	DDP	20 mg/（m² · d）	静脉滴注	第1～第3天
FAMTX方案	HD-MTX	1 500 mg/m²	静脉滴注	第1天
每4周重复	氟尿嘧啶	1 500 mg/m²	静脉滴注	第1天（MTX后1小时）
	CF	15 mg/m²	口服，每日4次	第1～第2天
	ADM	30 mg/m²	静脉推注	第14天
L-OHP（Oxaliplatin）+				
LVFU方案	L-OHP	100 mg/m²	静脉滴注（2小时）	第1天
每2周重复	CF	200 mg/（m² · d）	静脉滴注（2小时）	第1～第2天
	氟尿嘧啶	400 mg/（m² · d）	静脉滴注（2小时）	第1～第2天
	氟尿嘧啶	600 mg/（m² · d）	静脉滴注（22小时）	第1～第2天
LFH方案	CF	200 mg/（m² · d）	静脉滴注（2小时）	第1～第5天
每3周重复	氟尿嘧啶	500 mg/（m² · d）	静脉滴注（6～8小时）	第1～第5天
	HCPT	10 mg/（m² · d）	静脉滴注（4小时）	第1～第5天
PTX + FP方案	PTX	150 mg/m²	静脉滴注（3小时）	第1天（常规预处理）
每3周重复	氟尿嘧啶	700 mg/（m² · d）	静脉滴注（6～8小时）	第1～第5天
	DDP	20 mg/（m² · d）	静脉滴注（2小时）	第1～第5天
Docetaxel + DDP方案	Docetaxel	85 mg/m²	静脉滴注	第1天（常规预处理）
每3周重复	DDP	75 mg/m²	静脉滴注	第1天（注意水化处理）

2. 新辅助化疗

指对高危的胃癌患者在手术前进行联合化疗，其目的是降低临床分期，提高手术切除率。一般在手术前行2～3个周期的联合化疗，然后再行手术治疗。新辅助化疗对胃癌的治疗目前还未广泛展开，目前的临床资料显示，新辅助化疗并未增加手术的并发症和死亡率。由于术前对一些肿瘤的分期判定较困难，化疗效果只能降低估计分期。最新的研究结果表明，只要将化疗药物剂量仔细调整，其毒性是可以耐受的，且并未增加术后并发症的发生率和死亡率。

（三）特殊形式化疗

1. 腹腔内化疗

胃癌腹膜和肝脏转移十分常见，常见的复发转移部位是切除部位、肝脏和腹膜表面。如果以上部位的复发减少或得到控制，胃癌患者的生存期和生存质量将得到改善。有动物模型试验研究表明，剖腹术后，腹膜肿瘤种植或腹腔内立即扩散的危险性增加了。因此，手术后发生腹膜种植和腹腔内播散的危险性很高，术后早期进行腹腔内化疗（IPCT）是合理的。

腹腔内化疗直接作用于上述复发和转移部位，使腹膜表面与腹腔内药物充分接触，药物对腹膜表面微小转移灶的缓解率达 100%。从肿瘤细胞增殖动力学方面看，此时肿瘤负荷最小，瘤细胞增殖迅速，对化疗药物敏感性高。因此，腹腔内化疗对预防胃癌术后的腹腔内复发和转移有一定的疗效，而且能增加局部疗效而不影响全身治疗。

胃癌腹腔内化疗常用药物有氟尿嘧啶、MMC、DDP 和 ADM 等。有研究者对 248 例患者术后进行前瞻性随机对照研究，试验组患者术后早期给予 MMC 和氟尿嘧啶腹腔灌注，对照组单做手术。结果显示，Ⅰ期、Ⅱ期患者的 5 年生存率无显著差异，而Ⅲ期患者的 5 年生存率分别是 49.1% 和 18.4%，差异具有显著性（$P=0.011$）。因此认为，Ⅲ期胃癌术后行腹腔内化疗可明显延长生存期。

2. 持续性腹腔温热灌注化疗

在胃癌术后转移的诸多部位中，腹膜种植性转移约占 50%，而且是患者致死的直接因素。近 10 年来，许多国家开展了持续性腹腔内温热灌注化疗（CHPP），以期能降低胃癌的腹腔内转移率。常用药物为氟尿嘧啶、DDP、MMC 等。CHPP 是一种毒性小而又有效的治疗方法，凡是胃癌患者无重要脏器转移，且原发灶已切除，有下列情况之一者，均需作 CHPP 治疗：①肿瘤已侵犯至浆膜或浆膜外；②发现肉眼可见的腹膜种植较小或已被切除者；③术后腹膜转移伴有中少量腹水者。然而需要说明的是，CHPP 仅对小的腹膜癌灶有效。目前 CHPP 还有许多未解决的问题，如治疗方案的优化、疗程的确定、疗效的评价、给药装置和载体的改进等均需进一步探索。

四、免疫治疗

常用于胃癌的免疫治疗药物有云芝多糖肽（PSK）、OK432 香菇多糖等。PSK 是一种从草益菌属杂色菌中提取的多糖，其作用机制尚不完全清楚。PSK 单独应用效果不明显，但与化疗合用时可提高疗效。OK432 是 Su 株链球菌加热并经青霉素处理后菌体的冻干粉末，可增加 NK 细胞、自身肿瘤杀伤细胞（ATK）和粒细胞的活性，促进淋巴因子分泌。香菇多糖是由香菇子实体中分离并纯化的一种抗肿瘤多糖，能促进免疫活性细胞、淋巴因子分泌，与化疗合用可提高疗效，明显延长晚期无法切除或复发的胃癌患者的生存期，且生活质量也明显改善。

（张　岘）

第十章

重症急性胰腺炎

第一节　发病原因与发病机制

急性胰腺炎（AP）是指多种病因引起的胰酶激活，以胰腺局部炎症反应为主要特征，伴或不伴有其他器官功能改变的疾病。临床上，大多数患者的病程呈自限性，20%～30%患者病情凶险。总体病死率为5%～10%。

重症急性胰腺炎（SAP）是指急性胰腺炎伴有脏器功能障碍或出现坏死、脓肿或假性囊肿等局部并发症者。上腹部明显的压痛、反跳痛、肌紧张、腹胀、肠鸣音减弱或消失等，腹部包块，偶见腰肋部皮下瘀斑征和脐周皮下瘀斑征。可以并发一个或多个脏器功能障碍，也可伴有严重的代谢功能紊乱，包括低钙血症（血钙 < 1.87 mmoL/L）。增强 CT 为诊断胰腺坏死的最有效方法，B 超及腹腔穿刺对诊断有一定帮助。该病死亡率为20%，伴有严重并发症的患者死亡率可高达50%。

暴发性急性胰腺炎是重症急性胰腺炎的一个特殊类型，是指凡在起病 72 小时内经正规非手术治疗（包括充分液体复苏）仍出现脏器功能障碍，常继发腹腔间隔室综合征者。

一、常见病因

重症急性胰腺炎的病因较多且存在地区差异。在确诊急性胰腺炎基础上，应尽可能明确其病因，并努力去除病因，以防复发。

1. 胆道结石

近年来的研究表明，重症急性胰腺炎中有 70% 是由胆道微小结石引起的，这种微小结石的成分主要是胆红素颗粒，其形成与肝硬化、胆汁淤积、溶血、酗酒、老龄等因素有关。微小结石的特点是：①大小不超过 4 mm，不易被 B 超发现；②胆红素颗粒的表面很不规则，一旦进入胰管，容易损伤胰管而引起炎症和感染；③胆石的大小与急性胰腺炎的危险性成反比，微小胆石引起的急性胰腺炎比大结石引起的急性胰腺炎更为严重。若临床上怀疑此病，可做急诊内镜逆行胰胆管造影（ERCP）或十二指肠引流，将收集到的胆总管内的胆汁进行显微镜检查，即可明确诊断。

2. 高脂血症

近年来，高脂血症引起胰腺炎明显增多，尤其是体形肥胖伴有高血脂、脂肪肝和家族性高血脂病史的患者。目前认为高脂血症胰腺炎的发生与血胆固醇无关，而与血甘油三酯

（TG）密切相关。甘油三酯在 5. 65～11. 30 mmol/L 且血清呈乳状的胰腺炎称为高甘油三酯血症性胰腺炎。脂蛋白酶（LPL）是内、外源性脂肪代谢的关键酶，可将乳糜微粒和极低密度脂蛋白中的甘油三酯水解成甘油和脂肪酸，对血三酰甘油的清除起着重要作用。家族性LPL 缺乏或家族性脂蛋白 C II（ApoC II）缺乏可导致机体脂代谢障碍，引起血甘油三酯水平的增高。

3. 酗酒或暴饮暴食

患者以男性青壮年为主，暴饮暴食和酗酒后，可因大量食糜进入十二指肠，酒精刺激促胰液素和胆囊收缩素释放而使胰液分泌增加，进而引起乳头水肿和肝胰壶腹括约肌痉挛，最终导致重症急性胰腺炎发病。

4. 其他病因

如壶腹乳头括约肌功能不良、药物和毒物、逆行性胰胆管造影（ERCP）后、十二指肠乳头旁憩室、外伤、高钙血症、腹部手术后、胰腺分裂、壶腹周围癌、胰腺癌、血管炎、感染（柯萨奇病毒、腮腺炎病毒、获得性免疫缺陷病毒、蛔虫症）、自身免疫系统异常（系统性红斑狼疮、干燥综合征）、α_1-抗胰蛋白酶缺乏症等。

二、发病机制

1. 胰腺的自身消化

重症急性胰腺炎的发病机制主要是胰液对胰腺及其周围组织自身消化的结果。正常人胰液在体内不发生自身消化，是因为有几种防御机制：①胰管上皮有黏多糖保护层；②胰腺腺泡有特异的代谢功能，可阻止胰酶侵入细胞内；③进入胰腺的血流中有中和胰酶的物质等。此外，胰蛋白酶等大部分胰酶在分泌时以不激活的状态存在，即以酶原的形式存在，此时无自身消化作用。上述的正常防御功能遭到破坏，如胰管阻塞、刺激胰酶分泌的作用突然增加，感染的胆汁或十二指肠液侵入腺泡等因素，均可导致胰管内压增加、腺泡破裂、暴发性地释放出所有胰酶，包括蛋白酶、脂肪酶和淀粉酶等，从而造成了胰酶的自身消化。

此外，在急性胰腺炎时许多酶系统也被激活：①胶原酶可使炎症扩散；②弹性硬蛋白酶可损害血管壁，引起出血；③蛋白水解酶复合体可使组织坏死进一步蔓延、扩散；④脂肪酶可以使胰周脂肪组织（如肠系膜根部、小网膜囊、腹膜后间隙、肾床、主动脉两侧、盆腔等）形成脂肪坏死区，钙离子和坏死的脂肪结合形成皂化斑，这是血钙下降的原因之一。同时，胰腺本身的坏死组织分解溶化后可产生血管活性物质，如血管舒缓素、激肽及前列腺素等，使周围血管张力降低，加上胰周大量液体渗出、血容量锐减、血压下降均可进一步造成循环功能紊乱以及肾脏损害。此外，坏死毒素中尚有心肌抑制因子和休克肺因子，可以引起心、肺功能的损害。各器官功能障碍还可涉及肝脏和中枢神经系统等，所有这些病变统称为"酶性休克"。

2. 细胞因子在致病中的作用

炎性细胞因子在急性胰腺炎导致的全身性炎症中起重要作用。在急性胰腺炎中炎性细胞因子互相关联和累积，可导致血管渗漏、低血容量、多系统器官衰竭等危象的发生。研究证明，急性胰腺炎受损的胰腺组织作为抗原或炎症刺激物，激活了巨噬细胞而释放出炎症介质，造成细胞因子网络和免疫功能紊乱，很可能就是急性胰腺炎易于从局部病变迅速发展为全身炎症综合征（SIRS）以及多系统器官衰竭的重要原因。

近年来人们注意到白细胞及其代谢产物，如细胞质、弹性蛋白酶等酶类物质和氮氧化合物等在加重胰腺的炎症反应中可能起一定作用，可导致多系统并发症的发生，同时还注意到微循环障碍可能是引起胰腺坏死的重要因素。

（金　凤）

第二节　临床表现与诊断

一、临床表现

1. 腹痛

腹痛是重症急性胰腺炎的主要临床表现之一，持续时间较长，如有渗出液扩散入腹腔内可致全腹痛。少数患者，尤其是年老体弱者可无腹痛或仅有轻微腹痛，对于这种无痛性重症急性胰腺炎应特别警惕，很容易漏诊。

2. 黄疸

如黄疸呈进行性加重，又不能以急性胆管炎等胆道疾病来解释时，应考虑有重症急性胰腺炎的可能。

3. 休克

常有不同程度的低血压或休克，休克既可逐渐出现，也可突然发生，甚至在夜间发生胰源性猝死或突然发生休克而死亡。部分患者可有心律不齐、心肌损害、心力衰竭等。

4. 高热

在急性胰腺炎感染期，由于胰腺组织坏死，加之并发感染或形成胰腺脓肿，患者多有寒战、高热的症状，进而演变为败血症或真菌感染。

5. 呼吸异常

早期可有呼吸加快，但无明显痛苦，胸部体征不多，易被忽视。如治疗不及时，可发展为急性呼吸窘迫综合征。

6. 神志改变

可并发胰性脑病，表现为反应迟钝、谵妄，甚至昏迷。

7. 消化道出血

可并发呕血或便血。上消化道出血多由于急性胃黏膜病变或胃黏膜下多发性脓肿所致；下消化道出血多为胰腺坏死穿透横结肠所致。

8. 腹水

合并腹水者多为重症急性胰腺炎。腹水呈血性或脓性，腹水中的淀粉酶常升高。

9. 皮肤黏膜出血

患者的血液可呈高凝状态，皮肤黏膜有出血倾向，常有血栓形成和局部循环障碍，严重者可出现弥散性血管内凝血（DIC）。

10. 脐周及腰部皮肤表现

部分患者的脐周或腰部皮肤可出现蓝紫色斑，提示腹腔内有出血、坏死以及血性腹水。脐周出现蓝紫色斑者称为 Cullen 征，腰部皮肤出现蓝紫色斑者则称为 Grey-Turner 征。

二、并发症

1. 全身并发症

包括 ARDS、急性肾衰竭、心肌损伤、凝血功能障碍、胰性脑病、肠梗阻、消化道出血等。

2. 局部并发症

（1）急性液体积聚：发生于病程早期，胰腺内、胰周或胰腺远隔间隙液体积聚，并缺乏完整包膜。

（2）胰腺坏死：增强 CT 检查提示无生命力的胰腺组织或胰周脂肪组织。

（3）假性囊肿：有完整非上皮性包膜包裹的液体积聚，内含胰腺分泌物、肉芽组织、纤维组织等。多发生于急性胰腺炎起病 4 周以后。

（4）胰腺脓肿：胰腺内或胰周的脓液积聚，外周为纤维囊壁。

三、辅助检查

1. 血、尿淀粉酶检查

一般急性胰腺炎患者的血、尿淀粉酶均呈 3 倍以上的升高，若在升高的基础上又突然明显降低，则提示预后不良。

2. 血清正铁血红蛋白（MHA）、C-反应蛋白（CRP）检查

当腹腔内有游离血液存在时，MHA 可呈现阳性，有助于重症急性胰腺炎的诊断。坏死性出血性肠炎、肠系膜血管阻塞时也可以出现 MHA 阳性，应注意鉴别。发病 72 小时后 CRP >150 mg/L，提示胰腺组织坏死。

3. 血常规、血气分析、生化指标检查

血常规白细胞（WBC）>12.0×10^9/L，血气分析 pH <7.3，碱剩余（BE）< -3，伴发 ARDS 时氧分压 <60 mmHg，生化指标乳酸 >2.0 mmol/L，低钙血症（血钙 <1.87 mmoL/L），伴发急性肾衰竭时血肌酐（Scr）>176.8 μmol/L，伴发凝血功能障碍时 PT、APTT 时间均延长。

4. 腹部 X 线平片检查

如有十二指肠或小肠节段性扩张或右侧横结肠段充气梗阻，常提示有腹膜炎及肠麻痹的存在。前者称为警哨肠曲征，后者称为结肠切割征，多与重症急性胰腺炎有关。

5. B 超检查

可发现胰腺明显肿大、边缘模糊、不规则、回声增强、不均匀等异常，胰腺中还可有小片状低回声区或无回声区。

6. CT 检查

是诊断重症急性胰腺炎的重要手段，准确率可达 70% ~80%。可显示胰腺和胰后的图像。重症急性胰腺炎可见肾周围区消失、网膜囊和网膜脂肪变性、密度增厚、胸腔积液、腹水等病变。根据炎症的严重程度分级为 A ~E 级。A 级：正常胰腺。B 级：胰腺实质改变，包括局部或弥漫的腺体增大。C 级：胰腺实质及周围炎症改变，胰周轻度渗出。D 级：除 C 级外，胰周渗出显著，胰腺实质内或胰周单个液体积聚。E 级：广泛的胰腺内、外积液，包括胰腺和脂肪坏死、胰腺脓肿。其中 D ~E 级在临床上为重症急性胰腺炎。

四、诊断

具备急性胰腺炎的临床表现和生化改变，且具有下列之一者：局部并发症（胰腺坏死、假性囊肿、胰腺脓肿）；器官衰竭；Ranson 评分 ≥3；急性生理和慢性健康状况评分（APACHE Ⅱ）≥8；CT 分级为 D、E。

有助于重症急性胰腺炎的诊断：①有暴饮、暴食、外伤、手术、肾衰竭等诱导因素；②原有胆道疾患，突然发生持续性上腹部剧痛，并且血象和尿素氮明显升高，血钙低于正常；③凡病情危重、有黄疸和休克的急腹症或原因不明的急腹症患者，都应做血、尿淀粉酶检查；④对诊断不明的可疑病例，除常规进行 B 超检查外，还须进一步做诊断性腹腔穿刺检查，如发现腹水为血性、无臭味，镜检主要成分为红细胞，腹水中正铁血红蛋白升高、淀粉酶升高、多核细胞增多，涂片无细菌，则应考虑为重症急性胰腺炎；⑤病情复杂、诊断不能明确的急腹症患者，经内科治疗后病情仍无好转，甚至恶化，则应在 12～24 小时行急诊手术，通过剖腹探查明确诊断。

五、鉴别诊断

1. 急性胆囊炎、胆石症

急性胆囊炎、胆石症与重症急性胰腺炎有相似之处，但两者还是有明显的区别。急性胆囊炎、胆石症的疼痛多位于右上腹，并向右肩部放射，常有反复发作史，多伴有畏寒、发热、寒战及黄疸；而重症急性胰腺炎的疼痛多位于上腹部，疼痛较急性胆囊炎或胆石症更为剧烈，且向左侧腰部放射，疼痛一般不能被镇痛解痉剂所缓解。重症急性胰腺炎的血、尿淀粉酶常升高，而急性胆囊炎、胆石症患者的血、尿淀粉酶多正常，若为胆源性胰腺炎，临床上则更难鉴别，常在手术中方能明确诊断。

2. 消化性溃疡急性穿孔

本病与急性胰腺炎的鉴别诊断比较困难，但典型的胃、十二指肠溃疡穿孔患者多有慢性溃疡病史，穿孔前有长短不一的消化性溃疡发作症状，并且有突然出现的全腹痛，体格检查可发现腹壁呈板状腹，肝浊音界缩小或消失，肠鸣音消失，X 线检查可见膈下游离气体，血、尿淀粉酶正常，腹腔穿刺的抽出液内偶可见有食物残渣。

3. 胆道蛔虫症

突然发病，多见于儿童及青壮年，上腹部剑突下出现钻顶样疼痛，疼痛的发作与缓解无规律性。主要临床特点为症状严重，但体征轻微，血、尿淀粉酶正常，若合并有急性胰腺炎，则淀粉酶可升高。

4. 肠系膜血管栓塞

腹痛多位于中腹部，疼痛不如急性胰腺炎严重，但腹胀较急性胰腺炎明显，肠管坏死后腹痛可缓解或消失，有时伴有休克。

5. 急性肠梗阻

常有剧烈的腹痛并伴有呕吐，淀粉酶可升高，特别是高位绞窄性肠梗阻。肠梗阻患者腹痛的阵发性加剧较重症急性胰腺炎更为明显，腹痛时伴有肠鸣音亢进，呕吐后腹痛即可缓解。腹部检查可见肠型，腹部 X 线检查可见肠腔有多个气液平面。

6. 急性肾绞痛

急性胰腺炎有时需与左肾及左输尿管结石相鉴别，由泌尿系统结石引起的肾绞痛多为阵发性绞痛，向会阴部放射，合并有血尿、尿频、尿急、尿痛等尿路刺激症状。

7. 心肌梗死

由于重症急性胰腺炎常有心血管系统的损害，心电图上也可出现心肌梗死样改变，故与冠状动脉粥样硬化性心脏病、心肌梗死的鉴别十分重要。心肌梗死多有冠心病史，胸前有压迫感和胸闷，心电图常有各种心肌梗死表现，肌酸磷酸激酶升高，多无急腹症表现。

（赵 林）

第三节 治疗

重症急性胰腺炎的诊治工作应尽可能在重症监护病房（ICU）中进行，并采取积极有效的措施，以阻止病情的进一步恶化，尽力挽救患者的生命。

一、液体复苏

重症急性胰腺炎患者发病早期常存在液体不足。方法：①在血流动力学监测指导下，进行液体复苏，早期达到复苏目标；②中心静脉压（CVP）$8 \sim 12$ mmHg；③平均动脉压 >65 mmHg；④尿量 >0.5 mL／（kg·h）；⑤中心静脉或混合静脉血氧饱和度（SvO_2）>0.70。若 CVP 达 $8 \sim 12$ mmHg，$SvO_2 < 0.70$，则根据血红蛋白浓度，输注浓缩血细胞比容到达 0.30 以上。若 SvO_2 仍然低于 0.70，则给予多巴酚丁胺以达到复苏目标；⑥血管活性药物应用的指征：如果出现严重威胁生命的低血压，在积极液体复苏的同时，早期开始应用升压药；或者经过积极的液体复苏，平均动脉压仍然低于 60 mmHg 时用升压药。升压药首选去甲肾上腺素。

二、解痉镇痛

重症急性胰腺炎时的腹痛可使胰腺分泌增加，加重壶腹括约肌痉挛，使已存在的胰管或胆管内压力进一步升高。剧烈的腹痛还可引起或加重休克状态，甚至导致胰—心反射而发生猝死，因此迅速而有效地缓解腹痛有着十分重要的意义。止痛的方法：麻醉剂或患者控制麻醉法、丁溴东莨菪碱、硫酸镁等。

三、胰酶抑制剂

加贝酯为目前临床应用比较广泛的一种人工合成胰酶抑制剂，是从大豆中提取的小分子胰酶拮抗剂。对胰蛋白酶、缓激肽、纤维蛋白溶酶、磷脂酶 C、凝血酶、磷脂酶 A_2 均有抑制作用，还有松弛壶腹括约肌、增加肝血流量、降低肺动脉压的作用，临床应用能缓解症状，降低死亡率。

四、生长抑素

生长抑素已广泛用于重症急性胰腺炎的治疗，它能改善临床症状、减少并发症、降低死亡率，对胰瘘和肠瘘也有较好的疗效。

五、预防和治疗感染

重症急性胰腺炎发生后感染率迅速上升，病情进一步加重，为此可常规使用有效的抗菌药物。对抗菌药物的选择应注意以下几点：①要能保持抗菌药物在血液、胰液和胰组织中的浓度，该浓度足以抑制引起胰腺感染的致病菌，也可预防和控制胰腺周围、肺、肝等处的感染；②要具有透过血—胰屏障的性能，一般来说，脂溶性高、亲水性小的抗生素比较容易透过血—胰屏障，能在胰液及胰腺组织内达到有效的高浓度，如头孢拉定、头孢噻肟、喹诺酮类的环丙沙星、氧氟沙星以及甲硝唑、泰能等均属此类药物；③抗生素与血清蛋白结合率越低，游离抗生素的浓度越高，胰腺中药物的浓度也就越高；④抗生素的 pH 越高，其在胰腺组织中有效浓度就越高。

六、腹腔灌洗

属于非手术疗法，是抢救重症急性胰腺炎患者生命的重要措施，对缓解症状、控制感染和治疗多系统器官衰竭等严重并发症有良好的疗效。在施行灌洗治疗时有几点需要注意：①宜早不宜晚，应在确诊后 48 小时进行，若施行过晚炎性渗出物已在胰周、肠襻之间形成蜂窝样分隔，会影响灌洗效果；②要充分，每次灌洗时患者需平卧，以便灌洗液充分流入腹腔各个部位，特别是胰周、膈下和结肠旁沟，可尽早、尽快地将含酶、含毒素的腹水及胰腺坏死碎屑冲洗干净，这对阻止病变发展、缓解病情十分重要；③根据血生化检测指标增减加入灌洗液中的电解质、抗生素、葡萄糖等，一般不加抗凝剂，以免加重出血。

七、持续血液净化治疗

适应证：①伴急性肾功能衰竭或尿量 <0.5 mL∕（kg·h）；②早期伴 2 个或 2 个以上器官功能障碍者；③早期高热（39 ℃以上），伴心动过速、呼吸急促，经一般处理效果不明显者；④伴严重水、电解质紊乱者；⑤伴胰性脑病者或毒性症状明显者。

八、机械通气和氧疗

所有患者入院后，均应在血气检查后进行氧疗。呼吸次数 >35 次∕分，并且氧分压 <70 mmHg 或二氧化碳分压 >60 mmHg 的患者可以考虑机械通气。

九、中药治疗

早期应用通里攻下中药（如大承气汤等）对多系统器官衰竭有一定的预防作用。通里攻下的中药（如大黄等）有恢复肠蠕动、保护肠黏膜屏障功能，能减少肠源性感染及肠源性内毒素血症的发生；大黄还具有减轻胰腺出血与坏死的程度，抑酶、抑菌、导泻、解除壶腹括约肌痉挛等作用。清热解毒及活血化瘀类中药则具有改善腹腔脏器的供血、减少炎性渗出、促进炎症消散及减少脓肿形成等作用。

十、CT 引导下经皮导管引流术

以往重症急性胰腺炎一旦发生感染，首选的治疗方法是手术治疗，但手术治疗的死亡率高，特别是在脓毒败血症合并多系统器官衰竭的情况下，手术的风险极大。因此，对此类患者行非手术治疗是一种重要的可供选择的方法，CT 引导下经皮导管引流术即为其中之一。患者发病后 24~48 小时做增强 CT，以明确胰腺的坏死部位与面积；在 CT 引导下经腹腔放置 10~28F 的导管，导管放置后先抽尽腹腔内的液体，然后用生理盐水或甲硝唑冲洗，尽可能把坏死的碎屑和渗出物冲洗干净，以后每 8 小时冲洗 1 次，必要时更换不同型号的引流管。当 24 小时引流量 <10 mL，CT 证实坏死腔已消失且无瘘管存在时即可拔管。本法治疗感染性重症急性胰腺炎安全有效，需患者与经治医师的耐心与信心。目前也采用 B 超引导下进行经皮穿刺引流，这种方法可能更为实用。

十一、营养支持

重症急性胰腺炎患者可出现严重的代谢功能障碍，同时处于高代谢状态，蛋白质和热量的需要明显增多。肠内营养能使肠黏膜维持正常细胞结构和细胞间连接以及绒毛高度，使肠黏膜的机械屏障不致受损，肠道固有菌群正常生长，维持了生物屏障作用；同时肠道菌丛正常生长，维持了肠道菌群的恒定，并有助于肠道细胞正常分泌 sIgA。近年来有学者主张行早期肠内营养支持，发现重症急性胰腺炎发病 48~72 小时行肠内营养是安全、可行的，并能降低脓毒症的发生。因此在重症急性胰腺炎早期要努力恢复肠内功能，贯彻"如果肠内有功能，就应使用肠道"的原则。对于无法早期应用肠内营养的重症急性胰腺炎患者，早期行全胃肠外营养也是必要的。一般来说完全胃肠外营养可为患者提供全面的营养素，达到早期营养支持的目的，在患者的水、电解质紊乱和酸碱平衡失调得到纠正后即可使用。静脉输注脂肪乳剂是安全的，但高脂血症（特别是高甘油三酯血症）者忌用。待患者胃肠蠕动功能恢复、腹胀消失后即可进行完全胃肠内营养。

十二、手术治疗

早期采取以维护器官功能为目的的非手术治疗，无菌性坏死采用非手术治疗，胰腺和/或胰周坏死合并感染宜行手术治疗。术中有限制地清除坏死组织，术后在胰周和腹膜后用双套管持续冲洗引流，尽量去除腹膜后坏死组织和渗出物。

（刘　琨）

第十一章

缺铁性贫血

缺铁性贫血（IDA）是指由于体内贮存铁消耗殆尽、不能满足正常红细胞生成的需要时发生的贫血。在红细胞的产生受到限制之前，体内的铁贮存已耗尽，但还没有贫血，此时称为缺铁。缺铁性贫血的特点是骨髓及其他组织中缺乏可染铁，血清铁蛋白及转铁蛋白饱和度均降低，呈现小细胞低色素性贫血。

第一节　人体铁的代谢

铁是人体必需的微量元素，存在于所有细胞内。在体内除主要参与血红蛋白的合成和与氧的输送外，还参加体内的一些生物化学过程，包括线粒体的电子传递、儿茶酚胺代谢及DNA的合成。此外，约半数参加三羧酸循环的酶和辅酶均含有铁或需铁的存在。如铁缺乏，将会影响细胞及组织的氧化还原功能，造成人体多方面的功能紊乱。

一、铁的分布

人体内铁的分布如表12-1。

表12-1　正常人体内铁的分布

铁存在的部位	铁含量（mg）	占全部铁（%）
血红素铁	2 000	62.1
贮存铁（铁蛋白及含铁血黄素）	1 000（男）	31.0
	400（女）	31.0
肌红蛋白铁	130	4.0
易变池铁	80	2.5
组织铁	8	0.3
转运铁	4	0.1

正常人体内铁的总量为 3~5 g（男性约为 50 mg/kg，女性约为 40 mg/kg）。其中近2/3为血红素铁。血红蛋白内的铁占血红蛋白重量的 0.34%。肌红蛋白、各种酶和辅酶因子中含的铁和血浆中运输的铁是执行生理功能的铁。

1. 血红素铁

血红素铁约占全部铁的62.1%。血红素的功能是参与血红蛋白的功能，在肺内与氧结合，将氧运送到体内各组织中。

2. 肌红蛋白铁

肌红蛋白铁约占全部铁的4%。肌红蛋白的结构类似血红蛋白，见于所有的骨骼肌和心肌。肌红蛋白可作为氧贮存所，以保护细胞对缺氧的损伤。

3. 转运铁

转运中的铁是量最少（总量为4 mg）然而最活跃的部分。转铁蛋白（Tf）每日在24小时内至少转运8~10次。转铁蛋白是由肝细胞及单核—巨噬细胞合成的β_1球蛋白，相对分子质量为75 000~80 000 kD，678个氨基酸序列已被阐明，基因位于3号染色体上。每个转铁蛋白可结合2个铁原子（Fe^{3+}），正常情况下，仅1/3转铁蛋白的铁结合点被占据。血浆中所有转铁蛋白结合点构成血浆总铁结合力（TIBC）。转铁蛋白的功能是将铁输送到全身各组织，将暂不用的铁送到贮存铁处。

4. 各种酶及辅酶因子中的铁

包括细胞色素C、细胞色素C氧化酶、过氧化氢酶、过氧化物酶、色氨酸吡咯酶、脂氧化酶等血红素蛋白类以及铁黄素蛋白类，包括细胞色素C还原酶、NADH脱氢酶、黄嘌呤氧化酶、琥珀酸脱氢酶和酰基辅酶A脱氢酶等。这部分铁虽然仅6~8 mg，含量极少，其功能大多是可逆的转运或接受电子，对每一个细胞的代谢至关重要，是维持生命所需的重要物质。

5. 易变池铁

易变池铁指铁离开血浆进入组织或细胞间，短暂结合于细胞膜或细胞间蛋白的铁容量。正常人易变池中铁的含量为80~90 mg，约占全部铁的2.5%。

6. 贮存铁

包括铁蛋白和含铁血黄素，其功能是贮存体内多余的铁。当身体需要时，铁蛋白内的铁仍可动用为功能铁。

铁蛋白为水溶性的氢氧化铁磷酸化合物与去铁蛋白结合而成，其内部可容纳2 000个铁原子。当铁最大饱和时其质量约为800 kD。去铁蛋白单体分重（H）型和轻（L）型两种。H型单体摄取铁较L型为快，但保留较少。在肝及脾内的去铁蛋白主要是由L型单体组成。目前，人类铁蛋白的H型单体和L型单体的氨基酸序列均已被确定，其染色体位置分别在11号染色体及19号染色体上，铁蛋白的基因DNA位置也已阐明。

含铁血黄素是变性式聚合的铁蛋白，也为水溶性，含铁量占其重量的25%~30%。含铁血黄素主要存在于单核—巨噬细胞中。如果含铁血黄素大量堆积于体内其他的组织内，会损伤各系统组织的功能。含铁血黄素在显微镜下呈金黄色折光的颗粒或团块状，也可用瑞氏或普鲁士蓝染色。

二、铁的吸收

正常情况下，人体铁主要来源于食物。多数食物中都含有铁，以海带、木耳、香菇、肝、肉类、血制品及豆类中较丰富。成年人每日应从食物中摄取1~2 mg铁（食物铁的含量应为10~20 mg）。铁的吸收部位主要在十二指肠和空肠上段的黏膜。当缺铁时，空肠远端也可以吸收。

铁经肠黏膜上皮的吸收是主动的细胞内运转。但当口服大量铁剂时，铁也可被动地弥散进入肠黏膜。故在误服大量铁剂时，肠道对铁的吸收会失去控制而发生急性铁中毒。极少量的肌红蛋白铁或血红素铁可被直接吸收。大部分的血红蛋白须先经血红素加氧酶分解成铁及四吡咯后才被吸收。非血红素铁以二价的铁离子（Fe^{2+}）形式或与铁螯合物结合（防止铁变成不易溶解的沉淀）而被吸收。这种与铁螯合物结合的铁在进入碱性环境中会重新离解出来而被吸收。

食物进入肠道后，肠道黏膜细胞内的转铁蛋白分泌至肠腔内与食物中的铁结合。铁与转铁蛋白结合后，再与肠黏膜微绒毛上的受体结合而进入肠黏膜细胞。在黏膜细胞内，Fe^{2+}被铜蓝蛋白及其他亚铁氧化酶氧化为 Fe^{3+} 后，与细胞内的转铁蛋白结合，越过细胞膜进入毛细血管网，剩余部分铁与细胞内的去铁蛋白结合形成铁蛋白，存留于细胞中。3 ~ 5 天后随肠黏膜细胞的更新脱落而排出体外。

影响铁吸收的因素有：

（1）体内铁贮存量：当铁的贮存量多时，血浆铁的运转率降低，铁的吸收减少。当铁缺乏时则相反，铁的吸收量增加。当红细胞生成的速度加快时，铁吸收也增加。体内铁贮存量对肠黏膜的调节机制尚不清楚。

（2）胃肠道的分泌：铁在酸性环境中易于保持游离状态，利于被吸收。胃酸有利于食物中铁的游离。胃肠道分泌的黏蛋白及胆汁对铁有稳定和促进吸收的作用。碱性的胰腺分泌液中的碳酸氢盐可与铁形成不易溶解的复合物，不利于铁的吸收。但胰腺分泌的蛋白酶可使铁与蛋白分离，易被吸收。

（3）食物的组成：肉类食物中的肌红蛋白、血红蛋白经蛋白酶消化后，游离出的血红素铁可以直接进入肠黏膜细胞。蛋白质类食物分解后的氨基酸、酰胺及胺类均可与铁形成易于溶解的亚铁（Fe^{2+}）螯合物，使铁易被吸收。而蔬菜及谷类食物中的铁多为高铁（Fe^{3+}），易与植物中的植酸、草酸、磷酸等结合形成不溶解的铁复合物，不易被吸收。故在食谱中应有一定量的肉类，以利于铁的吸收。

（4）药物的影响：还原剂如维生素 C、枸橼酸、乳酸、丙酸及琥珀酸等均可使 Fe^{3+} 还原成 Fe^{2+} 以利于吸收。氧化剂、磷酸盐、碳酸盐及某些金属制剂（如铜、镓、镁）均可延缓铁的吸收。

三、铁的运转

进入血浆中的铁，与转铁蛋白结合后被带到骨髓及其他组织中去。血浆转铁蛋白是由肝细胞合成的 β_1 球蛋白，在血浆中的半衰期为 8 ~ 10.4 天。血中浓度为 2.5 g/L。转铁蛋白在氨基酸及碳酸盐的协同作用下，当 pH > 7 时才能与铁结合。每个转铁蛋白有两个结合铁的位点，可结合 1 个或 2 个铁离子（Fe^{3+}）。带高铁的转铁蛋白在幼红细胞表面与转铁蛋白受体（TfR）结合，通过胞饮作用进入细胞内。在 pH 条件改变成酸性（pH = 5）时，再度还原成 Fe^{2+}，与转铁蛋白分离。Fe^{2+} 在线粒体上与原卟啉、珠蛋白合成血红蛋白，多余的铁以铁蛋白形式存于细胞内，可用亚铁氰化钾染成蓝色，这类幼红细胞称为铁粒幼细胞。与铁分离后的转铁蛋白及转铁蛋白受体被排出细胞外。转铁蛋白回到血浆后可再度行使转运铁的功能。转铁蛋白携带的是单铁或双铁，钙离子、细胞磷酸化、细胞膜的胆固醇含量均可影响转铁蛋白与转铁蛋白受体的结合。

转铁蛋白受体（TfR）是一种细胞膜受体，在调节细胞铁的摄取中发挥着关键的作用。正常人 80% 以上的 TfR 存在于骨髓红系细胞上，红系各阶段细胞所表达的 TfR 数各不相同。原红细胞上可有 80 万个 TfR，到网织红细胞逐渐减少到每个细胞上只有 10 万个，成熟红细胞上则无 TfR。TfR 是由二硫键连接的双链跨膜糖蛋白，相对分子质量约为 18 kD。其基因位于第 3 号染色体的长臂。TfR 与转铁蛋白的亲和力，与转铁蛋白所结合的铁原子数量和 pH 有关。当 pH 为 7 时，转铁蛋白结合两个铁原子，TfR 对转铁蛋白的亲和力最大。

目前已知参与对 TfR 调节的因素如下。

（1）细胞的分化状态：干细胞较少表达 TfR。BFU-E 和 CFU-E 所表达的 TfR 均较少，而 CFU-E 的 TfR 较 BFU-E 多。在细胞内出现血红蛋白合成后，TfR 明显增多，待红细胞成熟后就全部消失。

（2）细胞内的血红素含量：在细胞内游离血红素含量增高时，可抑制 TfR 的表达。反之，则 TfR 的表达增加。

（3）细胞内的铁代谢：细胞内的铁调节蛋白（包括铁反应元件结合蛋白 IRP-1、IRP-2、铁调节因子、铁抑制蛋白和 p90）为 mRNA 结合蛋白，能调节细胞内 TfR、铁蛋白和其他重要铁代谢蛋白。这些蛋白均已被离析、纯化和鉴定，氨基酸序列及基因定位已被确定。

当细胞内铁过多时，胞质内的铁调节因子（IRF）与 TfR mRNA 3′译区的铁反应元件（IRE）亲和力下降，TfR mRNA 的降解增加，细胞内 TfR mRNA 减少，TfR 合成减少，使细胞摄取铁减少；当细胞处于铁缺乏时，TfR 与 IRE 结合增强，使 TfR mRNA 稳定，不被降解，TfR mRNA 数量增加，TfR 合成增多，细胞摄取铁增加。

目前，对 IRF 与 IRE 结合后如何稳定 TfR mRNA 避免被降解，以及细胞内铁如何调节 IRF 的机制尚不十分清楚。

当红细胞衰老后，从红细胞中释放出来的铁 80% 以上可被重新再利用。

四、铁吸收及利用的调控

正常成年人每日约产生 2×10^{11} 个红细胞，需要的铁量 > 20 mg。每日从肠道吸收的铁仅 1~2 mg，远不能满足需要。产生红细胞所需要的铁主要来源于单核—巨噬细胞吞噬的衰老红细胞。多年来，对于铁在肠道吸收、储备及利用的调控机制不是太清楚。近年来的研究认为，海帕西啶（肝细胞产生的肽类激素）可能是机体铁储备及循环可利用铁的生理调控因子。实验证实可通过调整肠道铁的吸收以控制体内的铁量，并通过影响巨噬细胞内铁的供给以促进红细胞的生成。

五、铁的贮存

铁以铁蛋白和含铁血黄素的形式贮存在骨髓、肝和脾的单核巨噬细胞中。在铁代谢平衡的情况下，每日进入和离开贮存池的铁量很少。铁蛋白的铁（Fe^{3+}）在机体需要时，先还原成 Fe^{2+}，与络合剂结合后，从铁蛋白中释放出来。当体内铁负荷过多时，则以含铁血黄素的形式存在。含铁血黄素内的铁以缓慢而不规则的方式重新返回细胞内铁代谢循环。

铁蛋白的合成也受 IRF（铁调节因子）的协调，当体内铁减少时，IRF 与铁蛋白 mRNA 上的 IRE（铁反应元素）结合，使铁蛋白 mRNA 停止运转，铁蛋白的合成减少（铁贮存减少），以扩大细胞内铁的利用。反之，当体内铁过多时，铁蛋白的合成增加。

六、铁的排泄

铁每日主要随胃肠道上皮细胞、胆汁等排出，泌尿生殖道及皮肤、汗液、脱落细胞也可丢失极少量的铁，总量约为 1 mg。生育年龄妇女平均每日排出的铁为 1.5 ~ 2 mg。

（何天武）

第二节　发病原因与发病机制

一、病因

人体内的铁是呈封闭式循环的。正常情况下，铁的吸收和排泄保持着动态的平衡，人体一般不会缺铁，只在铁含量不足、铁的摄入不足及慢性失血等情况下造成长期铁的负平衡才致缺铁。

造成缺铁的病因可分为铁摄入不足和铁丢失过多两大类。

（一）铁摄入不足

最常见的原因是食物中铁的含量不足、偏食或吸收不良。食物中的血红素铁容易被吸收，且不受食物组成及胃酸的影响。非血红素铁则需要先变成 Fe^{2+} 才能被吸收。蔬菜、谷类、茶叶中的磷酸盐、植酸、丹宁酸等可影响铁的吸收。成年人每日铁的需要量为 1 ~ 2 mg。男性每日 1 mg 即够，生育年龄的妇女及生长发育的青少年铁的需要增多，应为每日 1.5 ~ 2 mg。如膳食中铁含量丰富而体内贮存铁量充足，一般极少发生缺铁。

造成铁摄入不足的其他原因是药物或胃肠疾病影响了铁的吸收，某些金属如镓、镁的摄入，制酸剂中的碳酸钙和硫酸镁，溃疡病时服用的 H_2 受体抑制药等，均可抑制铁的吸收。萎缩性胃炎、胃及十二指肠手术后胃酸减少影响铁的吸收等，均是造成铁摄入不足的原因。

（二）铁丢失过多

正常人每日从胃肠道、泌尿道及皮肤上皮细胞中丢失的铁约为 1 mg。妇女在月经期、分娩和哺乳时有较多的铁丢失。临床上铁丢失过多在男性常是由于胃肠道出血，而女性则常是月经过多造成的。

胃肠道出血常见原因是由于膈疝、食管静脉曲张、胃炎（药物及毒素引起）、溃疡病、溃疡性结肠炎、痔、动静脉畸形、息肉、憩室炎、肿瘤及钩虫感染。酗酒、服用阿司匹林及类固醇和非类固醇抗炎药，以及少见的血管性紫癜、遗传性毛细血管扩张症及坏血病等，也常会有胃肠道的小量慢性失血。

其他系统的出血，见于泌尿系肿瘤、子宫肌瘤、反复发作的阵发性睡眠性血红蛋白尿症和咯血，止血凝血障碍性疾病或服用抗凝血药等。

此外，妊娠期平均失血 1 300 mL（约 680 mg 铁）需每日补铁 2.5 mg。在妊娠的后 6 个月，每日需要补铁 3 ~ 7 mg。哺乳期铁的需要量每日增加 0.5 ~ 1 mg。如补充不足均会导致铁的负平衡。如多次妊娠则更要增加铁的需要量。

献血员每次献血 400 mL 约相当于丢失铁 200 mg。约 8% 的男性献血员及 23% 女性献血员的血清铁蛋白降低。如在短期内多次献血，情况会加重。

二、发病机制

铁是人体必需的微量元素，存在于所有生存的细胞内。铁除参与血红蛋白合成外，还参加体内的一些生物化学过程，包括线粒体的电子传递、儿茶酚胺代谢及 DNA 的合成。已知多种酶需要铁，如过氧化物酶、细胞色素 C 还原酶、琥珀酸脱氢酶、核糖核酸还原酶及黄嘌呤氧化酶等蛋白酶及氧化还原酶中都有铁。如铁缺乏，将影响细胞的氧化还原功能，造成多方面的功能紊乱。

含铁酶的活性下降，影响细胞线粒体的氧化酵解循环，使更新代谢快的上皮细胞角化变性，消化系统黏膜萎缩，胃酸分泌减少。缺铁时，骨骼肌中的 α 磷酸甘油脱氢酶减少，易引起运动后乳酸堆积增多，使肌肉功能及体力下降。含铁的单胺氧化酶对一些神经传导剂（如多巴胺、去甲肾上腺素及 5-羟色胺等）的合成、分解起着重要的作用。缺铁时，单胺氧化酶的活性降低，可使神经发育及智力受到影响。缺铁时过氧化氢酶和谷胱甘肽过氧化物酶活性降低，易致细胞膜氧化损伤，红细胞的变形性差，寿命缩短。此外，缺铁时血小板的黏附功能降低，抗凝血酶Ⅲ和纤维蛋白裂解物增加，严重时可影响止血功能。

发育中的红细胞需要铁、原卟啉和珠蛋白以合成血红蛋白，血红蛋白合成不足可造成低色素性贫血。

关于缺铁与感染的关系，目前尚有不同的看法。缺铁时，巨噬细胞功能和脾自然杀伤细胞活性明显有障碍；中性粒细胞的髓过氧化物酶和氧呼吸爆发功能降低；淋巴细胞转化和移动抑制因子的产生受阻，细胞免疫功能下降。但也有人强调，铁也是细菌生长所需的物质，认为缺铁对机体有一定的保护作用。因为铁丰富较铁缺乏时更易发生感染。

（姜　睿）

第三节　临床表现与诊断

一、临床表现

缺铁性贫血的临床表现是由贫血、缺铁的特殊表现及造成缺铁的基础疾病所组成。

（一）症状

贫血的发生是隐伏的。症状进展缓慢，患者常能很好地适应并能继续从事工作。贫血的常见症状是头晕、头痛、乏力、易倦、心悸、活动后气短、眼花、耳鸣等。

（二）特殊表现

缺铁的特殊表现有口角炎、舌乳突萎缩、舌炎，严重的缺铁可有匙状指甲（反甲），食欲减退、恶心及便秘。欧洲的患者常有吞咽困难、口角炎和舌异常，称为缺铁性吞咽困难综合征（Plummer-Vinson 综合征），这种综合征可能与环境及基因有关。吞咽困难是由于在下咽部和食管交界处有黏膜网形成，偶可围绕管腔形成袖口样结构，束缚着食管的开口。常需要手术破除这些网或扩张狭窄，单靠铁剂的补充无济于事。

（三）非贫血症状

缺铁的非贫血症状表现：儿童生长发育迟缓或行为异常，表现为烦躁、易怒、上课注意力不集中及学习成绩下降。异食癖是缺铁的特殊表现，也可能是缺铁的原因，其发生的机制不清楚。患者常控制不住地仅进食一种"食物"，如冰块、黏土、淀粉等。铁剂治疗后可消失。

（四）体征

体征除皮肤黏膜苍白，毛发干枯，口唇角化，指甲扁平、失去光泽、易碎裂，约18%的患者有反甲，约10%缺铁性贫血患者脾轻度肿大，其原因不清楚，患者脾内未发现特殊的病理改变，在缺铁纠正后可消退。少数严重贫血患者可见视网膜出血及渗出。

二、辅助检查

（一）血常规

呈现典型的小细胞低色素性贫血。红细胞指数改变的程度与贫血时间和程度相关。红细胞宽度分布（RDW）在缺铁性贫血的诊断中意义很难定，正常为13.4%±1.2%，缺铁性贫血为16.3%（或>14.5%），特殊性仅为50%~70%。血片中可见红细胞染色浅淡，中心淡染区扩大，大小不一。网织红细胞大多正常或轻度增多。白细胞计数正常或轻度减少，分类正常。血小板计数在有出血者常偏高，在婴儿及儿童中多偏低。

（二）骨髓象

骨髓检查不一定需要，除非是需要与其他疾病的贫血相鉴别时。骨髓涂片表现增生活跃，幼红细胞明显增生；早幼红及中幼红细胞比例增高，染色质颗粒致密，胞质少，血红蛋白形成差；粒系和巨核细胞系正常；铁粒幼细胞极少或消失；细胞外铁缺如。

（三）生化检查

1. 血清铁测定

血清铁降低 [< 8.95 μmol/L（50 μg/dL）]，总铁结合力增高 [> 64.44 μmol/L（360 μg/dL）]，故转铁蛋白饱和度降低。由于血清铁的测定波动大，影响因素较多，在判断结果时，应结合临床考虑。在妇女月经前2~3天、妊娠的后3个月，血清铁和总铁结合力均会降低，但不一定表示缺铁。

2. 血清铁蛋白测定

血清铁蛋白低于14 μg/L，但在伴有炎症、肿瘤及感染时可以增高，应结合临床或骨髓铁染色加以判断。缺铁性贫血患者骨髓红系细胞内及细胞外铁染色均减少或缺如。

3. 红细胞游离原卟啉（FEP）测定

FEP增高表示血红素合成有障碍，用它反映缺铁的存在，是较为敏感的方法。但在非缺铁的情况如铅中毒及铁粒幼细胞贫血时，FEP也会增高。应结合临床及其他生化检查考虑。

4. 红细胞铁蛋白测定

用放射免疫法或酶联免疫法可以测定红细胞碱性铁蛋白，可反映体内铁贮存的状况，如<6.5 μg/红细胞，表示铁缺乏。此结果与血清铁蛋白相平行，受炎症、肿瘤及肝病的影响较小是其优点，但操作较复杂，尚不能作为常规使用。

（四）其他检查

为明确贫血的病因或原发病，尚需进行：多次大便隐血、尿常规检查，必要时还应进一步查肝、肾功能，行胃肠 X 线检查、胃镜检查及相应的生化、免疫学检查等。

三、诊断

仔细询问及分析病史，加上体格检查可以得到诊断缺铁性贫血的线索，确定诊断还须有实验室证实。临床上将缺铁及缺铁性贫血分为缺铁、缺铁性红细胞生成及缺铁性贫血 3 个阶段。其诊断标准分别如下。

1. 缺铁或称潜在缺铁

此时仅有体内贮存铁的消耗。符合（1）再加上（2）或（3）中任何一条即可诊断。

（1）有明确的缺铁病因和临床表现。

（2）血清铁蛋白 < 14 μg/L。

（3）骨髓铁染色显示铁粒幼细胞 $< 10\%$ 或消失，细胞外铁缺如。

2. 缺铁性红细胞生成

指红细胞摄入铁较正常时减少，但细胞内血红蛋白的减少尚不明显。符合缺铁的诊断标准，同时有以下任何一条者即可诊断。

（1）转铁蛋白饱和度 $< 15\%$。

（2）红细胞游离原卟啉 > 0.9 μmol/L。

3. 缺铁性贫血

红细胞内血红蛋白减少明显，呈现小细胞低色素性贫血。诊断依据是：

（1）符合缺铁及缺铁性红细胞生成的诊断。

（2）小细胞低色素性贫血。

（3）铁剂治疗有效。

四、鉴别诊断

主要与其他小细胞低色素性贫血相鉴别。

1. 珠蛋白生成障碍性贫血（地中海贫血）

常有家族史，血片中可见多数靶形红细胞，血红蛋白电泳中可见胎儿血红蛋白（HbF）或血红蛋白 A_2（HbA_2）增加。患者的血清铁及转铁蛋白饱和度、骨髓可染铁均增多。

2. 慢性病贫血

血清铁虽然降低，但总铁结合力不会增加或有降低，故转铁蛋白饱和度正常或稍增加。血清铁蛋白常有增高。骨髓中铁粒幼细胞数量减少，巨噬细胞内铁粒及含铁血黄素颗粒明显增多。

3. 铁粒幼细胞贫血

临床上不多见，多发于老年人，主要是由于铁利用障碍，常为小细胞正色素性贫血。血清铁增高而总铁结合力正常，故转铁蛋白饱和度增高。骨髓中铁颗粒及铁粒幼细胞明显增多，可见到多数环状铁粒幼细胞。血清铁蛋白的水平也增高。

（陆井伟）

第四节　治疗

一、病因治疗

应尽可能地去除导致缺铁的病因，单纯的铁剂补充只能使血常规恢复。如忽视原发病，则不能使贫血得到彻底的治疗。

二、铁剂的补充

铁剂的补充治疗以口服为宜，每日补充元素铁 150~200 mg 即可。常用的是亚铁制剂（琥珀酸亚铁或富马酸亚铁）。于进餐时或餐后服用，以减少药物对胃肠道的刺激。铁剂忌与茶同服，否则易与茶叶中的鞣酸结合成不溶解的沉淀，不易被吸收。钙盐及镁盐也可抑制铁的吸收，应避免同时服用。

患者服铁剂后，自觉症状可以很快消失。网织红细胞一般于服后 3~4 天上升，7 天左右达高峰。血红蛋白于 2 周后明显上升，1~2 个月后达正常水平。在血红蛋白恢复正常后，铁剂治疗仍需继续进行，待血清铁蛋白恢复到 50 μg/L 再停药。如果无法用血清铁蛋白监测，则应在血红蛋白恢复正常后，继续服用铁剂 3 个月，以补充体内应有的贮存铁量。

如果患者对口服铁剂不能耐受，不能吸收或失血速度快须及时补充者，可改用胃肠外给药。常用的是右旋糖酐铁或山梨醇铁肌内注射。治疗总剂量的计算方法是：所需补充铁 mg 数 = （150-患者 Hb g/L）×3.4（按每 1 000 g Hb 中含铁 3.4 g）×体重（kg）×0.065（正常人每千克体重的血量约为 65 mL）×1.5（包括补充贮存铁）。上述公式可简化为：所需补充铁的 mg = （150-患者 Hb g/L）×体重（kg）×0.33。首次给注射量应为 50 mg，如无不良反应，第 2 次可增加到 100 mg，以后每周注射 2~3 次，直到总剂量用完。有 5%~13% 的患者于注射铁剂后可发生局部肌肉疼痛、淋巴结炎、头痛、头晕、发热、荨麻疹及关节痛等，多为轻度及暂时的。偶尔（约 2.6%）可出现过敏性休克，会有生命危险，故给药时应有急救设备（肾上腺素、氧气及复苏设备等）。

三、预防

缺铁性贫血大多是可以预防的。主要预防方式是重视营养知识教育及妇幼保健工作，如改进婴儿的喂养，提倡母乳喂养和及时添加辅食，妊娠期及哺乳期妇女适当补充铁剂等；在钩虫流行区应进行大规模的寄生虫防治工作；及时根治各种慢性消化道出血的疾病等。

（王天航）

参考文献

［1］ 林果为，王吉耀，葛均波．实用内科学［M］．北京：人民卫生出版社，2017．

［2］ 张伯礼，吴勉华．中医内科学［M］．北京：中国中医药出版社，2017．

［3］ 倪伟．内科学［M］．北京：中国中医药出版社，2016．

［4］ 葛均波，徐永健，王辰．内科学［M］．北京：人民卫生出版社，2018．

［5］ 张文武．急诊内科学［M］．北京：人民卫生出版社，2017．

［6］ 吕坤聚．现代呼吸系统危重症学［M］．北京：世界图书出版公司，2015．

［7］ 谢灿茂．内科急症治疗学［M］．上海：上海科学技术出版社，2017．

［8］ 刘凤奎．急诊症状诊断与处理［M］．北京：人民卫生出版社，2018．

［9］ 刘大为．实用重症医学［M］．北京：人民卫生出版社，2017．

［10］ 王新花，张力，李金霞．临床危重症诊治与监护［M］．北京：科学技术文献出版社，2018．

［11］ 方铭，胡敏．实用急诊手册［M］．北京：化学工业出版社，2019．

［12］ 秦啸龙，申文龙．急诊医学［M］．北京：人民卫生出版社，2019．

［13］ 贺蓓，周新．呼吸系统疾病诊疗基础［M］．北京：中国医药科技出版社，2018．

［14］ 王辰，陈荣昌．呼吸支持技术［M］．北京：人民卫生出版社，2018．

［15］ 丹·隆戈．哈里森胃肠及肝病学［M］．钱家鸣，译．北京：科学出版社，2018．

［16］ 陈旻湖，杨云生，唐承薇．消化病学［M］．北京：人民卫生出版社，2018．

［17］ 刘晓红．老年医学诊疗常规［M］．北京：中国医药科技出版社，2017．

［18］ 赵水平．心血管疾病规范化诊疗精要［M］．长沙：湖南科技出版社，2018．

［19］ 李宪伦，段军，张海涛．临床心血管血流动力学［M］．北京：人民卫生出版社，2018．

［20］ 樊朝美．心血管病新药与临床应用［M］．北京：科学出版社，2018．